柔道整復師国家*実戦マスター*

柔道整復理論

監修 竹内義享
田口大輔／上村英記 著

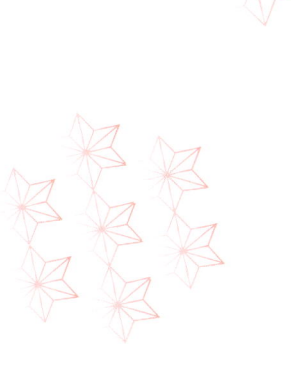

医歯薬出版株式会社

序　文

　平成4年度に行われた第1回柔道整復師国家試験の受験者数は1,066名，合格率は90.3％でありました．一方，平成23年度（第20回試験）の受験者数は6,754人と約7倍に増加していますが，合格率は77.4％と大幅な低下傾向となっています（下図参照）．また，近年の教科書改訂に伴い，問題内容や出題傾向に変化が出てくることは必至であり，難易度についても同様の傾向が続くと予測されます．傾向の一端として，柔道整復理論は必修問題の約45％，一般問題の約20％を占めており，国家試験の攻略には「柔道整復理論」の完全マスターが必須となります．

　本書は，この7年間に出題された柔道整復理論の問題をすべて洗い出し，独自に領域ごとに分類し，整理したものです．さらに，教科書の改訂に伴う新規項目は，過去問題が少ないことから，オリジナル問題を作成し追加しました．解説にあたっては，基本的なものをはじめ，臨床的な知識も加えました．国家試験を直前に控えた時期に，最も活用できるものと確信しております．学生の皆様の知識の整理に，また，臨床でご活躍の諸先生においても，本書が後進の教育や知識の整理に役立てば幸甚です．

　なお，本書の作成にあたって，問題の整理に快く協力くださった明治国際医療大学竹内ゼミの学生さん，また，限られた期間内で多大なるご尽力，アドバイスをいただいた医歯薬出版の竹内大氏に心より感謝申し上げます．

平成24年8月

明治国際医療大学保健医療学部
臨床柔道整復学I教室
田口大輔

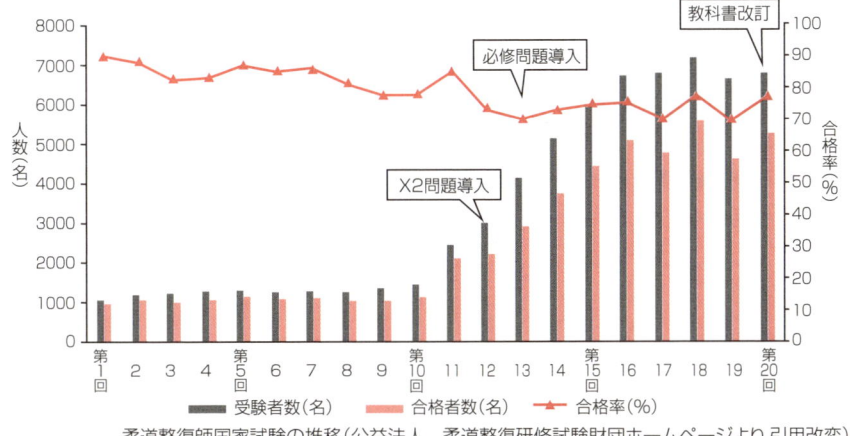

柔道整復師国家試験の推移（公益法人　柔道整復研修試験財団ホームページより，引用改変）

本書の使い方

　本書は問題ページと，それに対応する解説ページに分けられています．領域別に整理された〇×問題に解答しつつ，その場で理解不足と認められた内容を解説ページで確認できるようにしています．したがって，読書をする感覚で，自然に柔道整復理論を理解できるようにと，企画されています．

　国試直前の確認や，友人との口頭試問などに活用いただければ幸いです．

1）問題ページ

国家試験問題を〇×形式にして左ページに掲載しました．
① 第14回〜第20回までの柔道整復理論問題を〇×問題としました．
② 教科書改訂に伴う新項目については，オリジナル問題を追加作成しました．
③ 第14回〜20回までの色分けは，必修問題を赤（⑳），一般問題は黒（⑳）とし，オリジナル問題は新と表記しました．
④ 解答の前の□□□を用いて，解答後結果をチェックしてください．できるだけ，繰り返し問題解答を行ってください．

2）解説ページ

各項目において，問題の解説を右ページ（一部左ページ）に掲載しました．
① 解説ページ中で，過去に出題された用語については太文字を用いました．
② 視覚による理解を深めるため，豊富なイラストや表を多用しました．
③ 本文中，黒 C-1 は表を，赤 C-1 は図を示しています．また，左ページには【参考】として，より理解を深めていただくために図表を掲載しました．
④ 上記以外の項目や要点については，☆マークのうえ赤ワクにて扱っています．
⑤ 問題のチェック後，解答率の悪い項目については，本書の姉妹書である『柔道整復師国家試験 重要ポイント　柔道整復学，上肢・体幹編，下肢・総論編』も併せてご活用ください．

目　次

序　文 ……………… iii
本書の使い方 ……………… iv

PART 1　骨　折

上　肢　　1

- I 鎖骨・肩甲骨骨折 ……………… 2
- II 上腕骨骨折 ……………… 6
- III 前腕骨骨折 ……………… 18
- IV 手部の骨折 ……………… 32
- V 手指部の骨折 ……………… 40

下　肢　　45

- I 骨盤の骨折 ……………… 46
- II 大腿骨骨折 ……………… 50
- III 膝の骨折 ……………… 60
- IV 下腿骨骨折 ……………… 62
- V 足部・足指の骨折 ……………… 70

体　幹　　77

- I 頭部・顔面の骨折 ……………… 78
- II 脊椎の骨折 ……………… 84
- III 胸部の骨折 ……………… 90

PART 2　脱　臼

上　肢　　95

- I 上肢帯の脱臼 ……………… 96
- II 肘の脱臼 ……………… 104
- III 手部・手関節の脱臼 ……………… 108

目　次

下　肢・体　幹　　117
- I　股部・膝部の脱臼 …………………………… 118
- II　足部の脱臼 …………………………………… 124
- III　顔面・脊椎の脱臼 …………………………… 126

PART 3　軟部組織損傷

上　肢　　129
- I　肩部 …………………………………………… 130
- II　肘部 …………………………………………… 142
- III　手部・手指部 ………………………………… 152

下　肢　　161
- I　股関節 ………………………………………… 162
- II　大腿部 ………………………………………… 170
- III　膝関節部 ……………………………………… 174
- IV　下腿部 ………………………………………… 188
- V　足関節・足部 ………………………………… 192

体　幹　　203
- I　頭部・顔面部・胸部損傷 …………………… 204
- II　脊椎部損傷 …………………………………… 208

PART 4　総　論
- I　骨・関節の損傷 ……………………………… 216
- II　脱臼 …………………………………………… 230
- III　筋・腱・神経損傷，血管・皮膚の損傷 ……… 234
- IV　評価・治療法 ………………………………… 240

PART 1　骨　折

上　肢

- Ⅰ　鎖骨・肩甲骨骨折 ……………… 2
  - A．鎖骨骨折 ………………………… 2(3)
  - B．肩甲骨骨折 ……………………… 4(5)
- Ⅱ　上腕骨骨折 ……………………… 6
  - A．上腕骨近位端部骨折 …………… 6(7)
    - A-1　結節上骨折
    - A-2　結節下骨折
  - B．上腕骨骨幹部骨折 ……………… 10(11)
  - C．上腕骨遠位端部骨折 …………… 12(13)
    - C-1　上腕骨顆上骨折
    - C-2　上腕骨外顆骨折
    - C-3　上腕骨内側上顆骨折
- Ⅲ　前腕骨骨折 ……………………… 18
  - A．前腕骨近位端部骨折 …………… 18(19)
    - A-1　橈骨近位端部骨折
    - A-2　肘頭骨折
  - B．前腕骨骨幹部骨折 ……………… 22(23)
    - B-1　橈骨単独骨折
    - B-2　橈尺両骨骨幹部骨折
  - C．ガレアジ骨折・モンテギア骨折
    　 ………………………………… 24(25)
    - C-1　ガレアジ骨折
    - C-2　モンテギア骨折
  - D．前腕骨遠位端部骨折 …………… 26(27)
    - D-1　コーレス骨折
    - D-2　スミス骨折
    - D-3　骨端線離開
    - D-4　バートン骨折
    - D-5　ショウファー骨折
- Ⅳ　手部の骨折 ……………………… 32
  - A．手根骨骨折 ……………………… 32(33)
    - A-1　舟状骨骨折
    - A-2　その他の手根骨骨折
  - B．中手骨骨折 ……………………… 36(37)
    - B-1　中手骨骨頭部骨折
    - B-2　中手骨頸部骨折
    - B-3　中手骨骨幹部骨折
    - B-4　第1中手骨基部骨折
    - B-5　第5中手骨基部骨折
    　　（逆ベネット骨折）
- Ⅴ　手指部の骨折 …………………… 40
  - A．基節骨骨折 ……………………… 40(41)
    - A-1　基節骨骨幹部骨折
    - A-2　基節骨骨頭・頸部骨折
    - A-3　基節骨基部骨折
  - B．中節骨骨折 ……………………… 40(41)
    - B-1　中節骨頸部骨折
    - B-2　中節骨骨幹部骨折
    - B-3　中節骨掌側板付着部裂離骨折
  - C．末節骨骨折・マレットフィンガー
    　（ハンマー指） ……………… 40(43)
    - C-1　末節骨骨折
    - C-2　マレットフィンガー
    　　（ハンマー指）

[問題] I　鎖骨・肩甲骨骨折

※⓮などは必修問題です.

A. 鎖骨骨折 ①

【鎖骨中・外 1/3 境界部定形型骨折】

1.	青壮年では第 3 骨片を生じやすい.	⓮⑯	□□□	○
2.	小児では▶ 介達外力で複合骨折が起こりやすい.	⑲	□□□	×
3.	不全骨折が多い.	⑰	□□□	○
4.	第 3 骨片を生じることが多い.	⑳	□□□	×
5.	解剖学的整復が要求される.	⑳	□□□	×
6.	偽関節の発生が多い.	⑳	□□□	×
7.	幼少年期では若木骨折になりやすい.	⓮	□□□	○
8.	近位骨片部では急性塑性変形がみられる.	⑳	□□□	×
9.	遠位骨片の転位には▶ 大胸筋が関与する.	⑱⑳	□□□	○
10.	胸鎖乳突筋が関与する.	⑱⑳	□□□	×
11.	三角筋が関与する.	⑱	□□□	×
12.	肩甲下筋が関与する.	⑱	□□□	×
13.	棘上筋が作用する.	⑳	□□□	×
14.	大円筋が作用する.	⑳	□□□	×
15.	短縮転位は大胸筋が関与する.	⑰	□□□	○
16.	疼痛緩和肢位は▶ 頭部を患側に傾ける.	⑮	□□□	○
17.	患肢を健側の手で保持する.	⑭⑮⓳	□□□	○
18.	患側の肩幅は狭くなる.	⓳	□□□	○
19.	初検時には患側の肩が高くなる.	⑮⓳	□□□	×
20.	患側肩部が下垂している.	⑭	□□□	○
21.	初検時には頭部を健側に傾ける.	⑭	□□□	×
22.	上方凸変形がみられる.	⓳	□□□	○
23.	屈曲整復法が適応となる.	⓯	□□□	×
24.	整復中に一時的な顔面蒼白となった. 病院への緊急搬送を要する.	⑲	□□□	×
25.	成人では変形治癒もみられる.	⑰	□□□	○
26.	高齢者は手術適応となることが多い.	⑰	□□□	×
27.	早期に 120 度までの肩関節外転運動を行う.	⑯	□□□	×
28.	合併症として腕神経叢損傷が挙げられる.	⑯	□□□	○
29.	青壮年期では変形治癒は重度の機能障害を残しやすい.	⓮	□□□	×
30.	幼少年期では変形治癒は成長と共に矯正されやすい.	⓮⑳	□□□	○

I 鎖骨・肩甲骨骨折

A. 鎖骨骨折

全骨折の 10 ～ 15%

◉**好発年齢**

幼児～高齢者まで幅広い年齢層

◉**発生機序** A-1

介達外力 > 直達外力

◉**好発部位** A-1

中 1/3，中・外 1/3 境界部に多い
(直達外力では外 1/3 部)

◉**定型的転位** A-2

◉**症状** A-3

疼痛緩和肢位：頭は患側・顔は健側を向き，患肢を健側の手で支える．

◉**整復法** 整復前に，腕神経叢・鎖骨下動脈・胸郭損傷を確認する．

☆**幼児の若木骨折**では，あえて整復を行わない．

◉**固定** A-4

整復位での固定は困難(固定後，腋窩神経・動脈の圧迫に注意)

◉**合併症**

腕神経叢・鎖骨下動脈損傷，変形(特に女性)，変形性関節症(鎖骨外側端)，偽関節．

◉**保存療法の限界** A-5

・外側端骨折(烏口鎖骨靭帯断裂の場合)
・第3骨片が皮膚貫通のリスク
・整復保持が不能な粉砕骨折．

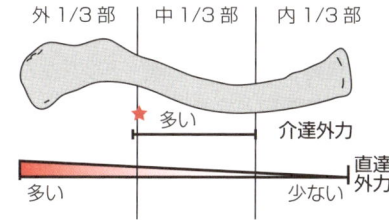

A-1 好発部位

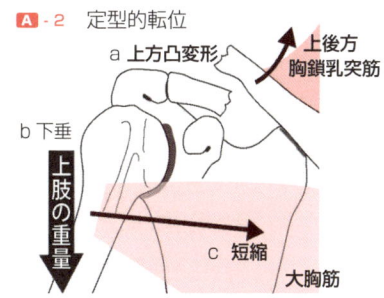

A-2 定型的転位
a 上方凸変形
b 下垂
c 短縮
上後方 胸鎖乳突筋
上肢の重量
大胸筋

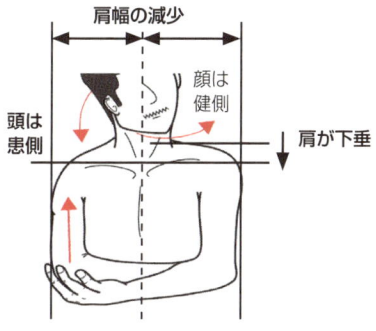

A-3 疼痛緩和肢位と症状
肩幅の減少
頭は患側
顔は健側
肩が下垂

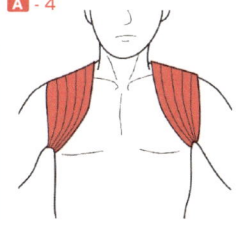

A-1	小児	成人	高齢者
骨折型	**不全骨折**	完全骨折転位 高度では第3骨片	
変形治癒	あり(漸次改善)	あり	あり
リモデリング	(++)	(+)	―
治療法	解剖学的整復は不要	保存療法	

問題 Ⅰ 鎖骨・肩甲骨骨折

※⓮などは必修問題です．

A. 鎖骨骨折 ②

【鎖骨外 1/3 部骨折】

31. 烏口鎖骨靱帯損傷の有無が予後を左右する． ⑯ □□□ ○
32. 肩鎖関節脱臼との鑑別を要する． ⑰ □□□ ○
33. 鎖骨中・外 1/3 境界部骨折より発生頻度が高い． ⑳ □□□ ×

B. 肩甲骨骨折

1．体部骨折▶ 直達外力によるものが多い． ⑯ □□□ ○
2．介達外力で発生する． ⓮ □□□ ×
3．多くは縦骨折である． ⑭⑳ □□□ ×
4．横骨折が多い． ⑯ □□□ ○
5．上角骨折▶ 前外上方転位をきたす． ⑯ □□□ ×
6．骨片転位は棘上筋の牽引による． ⑭ □□□ ×
7．骨片転位に関わるのは小円筋である． ⑮ □□□ ×
8．肩甲挙筋により転位する． ⑳ □□□ ○
9．下角骨折▶ 上内方転位をきたす． ⑯ □□□ ×
10．外上方転位を呈する． ⑯ □□□ ○
11．肩峰骨折▶ 骨片転位に関わるのは三角筋である． ⑮ □□□ ○
12．転位が著明である． ⑭⑳ □□□ ×
13．烏口突起骨折の骨片転位に関わるのは小胸筋である． ⑮ □□□ ○
14．頚部骨折では解剖頚骨折が多い． ⑳ □□□ ×

【参考】肩甲骨骨折に関与する筋

	起始	停止	神経	作用
三角筋	鎖骨，肩甲棘，肩峰	上腕骨	腋窩神経（C5,6）	上腕の外転，前方挙上（屈曲），後方挙上（伸展）
小胸筋	第 2～5 肋骨	烏口突起	内側胸筋神経（C7,8）	肩の位置を挙げる 第 2～5 肋骨を引き上げる 呼吸補助
肩甲挙筋	C1～4 横突起	肩甲骨上角	肩甲背神経（C5,6）	肩甲骨を内上方へ引き上げる
前鋸筋	第 1～9 肋骨	肩甲骨内側縁と上角・下角	長胸神経	肩甲骨を前外方へ引く 肩甲骨の固定，回転 呼吸補助
大円筋	肩甲骨下角後面	小結節稜	肩甲下神経（C5～7）	上腕を内側後方へ引く（内転，内旋）

I 鎖骨・肩甲骨骨折

☆鎖骨外1/3部骨折 A-5
烏口鎖骨靱帯損傷の有無が予後を左右する．損傷が著明な場合，骨癒合不全となるおそれがある．**肩鎖関節脱臼との鑑別**

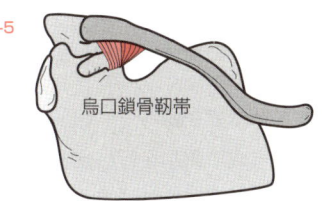

A-5
烏口鎖骨靱帯

B. 肩甲骨骨折

●分類 B-1

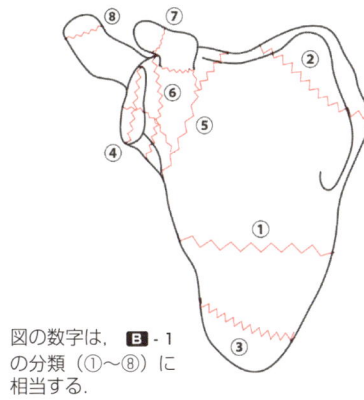

図の数字は，B-1の分類（①〜⑧）に相当する．

●骨片転位の方向 B-2

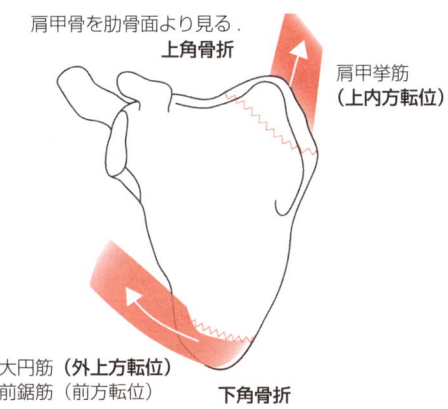

肩甲骨を肋骨面より見る．
上角骨折
肩甲挙筋（上内方転位）
大円筋（外上方転位）
前鋸筋（前方転位）
下角骨折

B-1	発生機序	症状
①体部骨折	**直達外力**	**横骨折** 転位は少ない 患肢を内転させる，呼吸により局所痛 腱板損傷の症状と類似：外転障害
②上角骨折	直達外力	**上内方転位：肩甲挙筋**
③下角骨折	直達外力	**前外上方転位**：前鋸筋，大円筋による
④関節窩骨折	直達外力：後方からの強打 介達外力：上腕骨骨頭を介して	腫脹：皮下出血のため 肩関節脱臼の合併 肩峰突出：上腕骨頭の内方移動
頚部骨折 　⑤外科頚骨折 　⑥解剖頚骨折	直達外力	**外科頚 > 解剖頚** 骨折の固有症状 肩峰突出：肩関節前方脱臼と類似
⑦烏口突起骨折	鎖骨骨折・肩関節脱臼と合併して発生	内下方転位：**小胸筋**
⑧肩峰骨折	直達外力・介達外力 裂離骨折：**三角筋の牽引力**	**転位は少ない** 骨折の固有症状

※⓮などは必修問題です.

A. 上腕骨近位端部骨折①

【骨頭骨折】

1．骨癒合が良好である. ⑱ □□□ ×
2．初期から関節運動を行わせる. ⑱ □□□ ×
3．腱板断裂と誤診されやすい. ⑰ □□□ ○
4．屈曲整復法が適応となる. ⑳ □□□ ×

【解剖頸骨折】

5．関節外骨折である. ⑳ □□□ ×
6．無腐性壊死になりにくい. ⓯ □□□ ×
7．肩関節内転・屈曲位固定する. ⑱ □□□ ×
8．関節内血腫が著明である. ⑱ □□□ ○

【上腕骨外科頸骨折】

9．関節包内骨折である. ⓱ □□□ ×
10. 皮下出血が上腕から胸部にかけて出現する. ⓰ □□□ ○
11. 高齢者に好発する. ⓯ □□□ ○
12. 介達外力によるものが多い. ⓯ □□□ ○
13. 上肢の挙上は可能である. ⓰ □□□ ×
14. 骨頭が無腐性壊死に陥りやすい. ⑰ □□□ ×
15. 腋窩神経損傷の合併がある. ⓯ □□□ ○
16. 上腕骨解剖頸骨折より発生頻度が高い. ⑳ □□□ ○
17. 噛合骨折は軋轢音を触知できる. ⓱ □□□ ×
18. 幼児が転倒し手をついた際に発生しやすい. ⓳ □□□ ×

【外転型】

19. 直達外力によることが多い. ⓲ □□□ ×
20. 三角筋部の膨隆が消失する. ⓯⓲⓴ □□□ ×
21. 遠位骨片は▶ 前内上方に転位する. ⓲ □□□ ○
22. 　　　　　　 内転位をとる. ⓱ □□□ ×
23. 上腕軸が内転位をとる. ⓰ □□□ ×
24. 骨幹軸の骨折端部は外方に向く. ⓴ □□□ ×
25. 骨折部が前内方凸変形となる. ⓴ □□□ ○
26. 肩峰と大結節との間隔は狭くなる. ⓴ □□□ ×
27. 外観は肩鎖関節脱臼と類似する. ⓲ □□□ ×
28. 初期固定では肩関節を内転位にする. ⓱ □□□ ○
29. 肩鎖関節脱臼との鑑別が必要となる. ⓱ □□□ ×

A. 上腕骨近位端部骨折

Ⅰ．結節上骨折，Ⅱ．結節下骨折，Ⅲ．骨端線離開（略）に分けられる．

◉分類

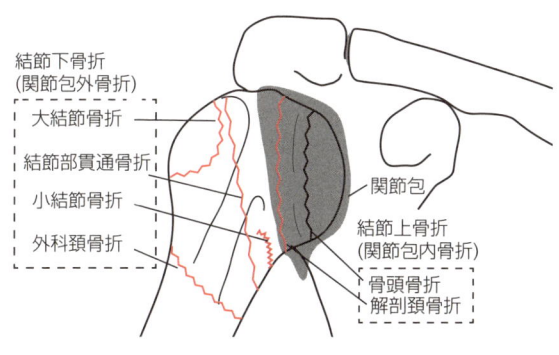

A-1 結節上骨折

		骨頭骨折	解剖頸骨折
発生機序		激突など	転倒して肩部を強打
症状	機能障害	あり	あり
	関節内血腫	あり	あり
	その他	腱板損傷・捻挫と誤診されやすい	変形・少ない
固定	肢位	外転70～80°，水平屈曲30～40°	
	期間	6～8週間	
後療法		初期は関節運動を避けて固定肢位にて等尺運動を行う	
後遺症		骨癒合は悪い 骨頭壊死（阻血性） 関節症・肩関節拘縮	

A-2 結節下骨折

1）上腕骨外科頸骨折

高齢者に多い．解剖頸より多い．

◉症状

皮下出血（上腕内側～前胸部）
運動制限：肩関節

☆嵌合骨折の場合
・わずかな自動運動は可能
・皮下出血をみることは少ない．
・骨癒合は良好

※⓮などは必修問題です.

A. 上腕骨近位端部骨折②

【内転型】

30. 初検時，骨折部が前外方凸変形する. ⑲ □□□ ○
31. 三角筋の膨隆がなくなる. ⓰ □□□ ×

【大結節骨折】

32. 裂離骨折として発生する. ⑭⑲ □□□ ○
33. 肩関節前方脱臼に合併する. ⑭⑲ □□□ ○
34. 上腕二頭筋長頭腱脱臼を合併する. ⑲ □□□ ×
35. 転位の残存はインピンジメントに関与する. ⑰ □□□ ○
36. 肩関節外転位で固定する. ⑲ □□□ ○
37. 肩関節内転・内旋位で固定する. ⑭ □□□ ×

【小結節骨折】

38. 骨片転位は肩甲下筋が関与する. ⑰ □□□ ○
39. 棘下筋の牽引によって発生する. ⑭ □□□ ×
40. 上腕二頭筋短頭腱の脱臼を合併する. ⑭ □□□ ×
41. 肩関節後方脱臼に合併することが多い. ⑰ □□□ ○

【参考】1　肩関節前方脱臼との鑑別（外観が類似する）

	上腕骨外科頚骨折（外転型）	肩関節前方脱臼
年齢	高齢者	成人
外観	**腫脹（血腫のため）**	膨隆消失（三角筋部）
骨頭位置	正常 肩峰下に骨頭を触知できる	異常 肩峰下が空虚になる
運動	肩関節運動制限 わずかな自動運動可能（嚙合骨折）	弾発固定

【参考】2　ハンギングキャスト

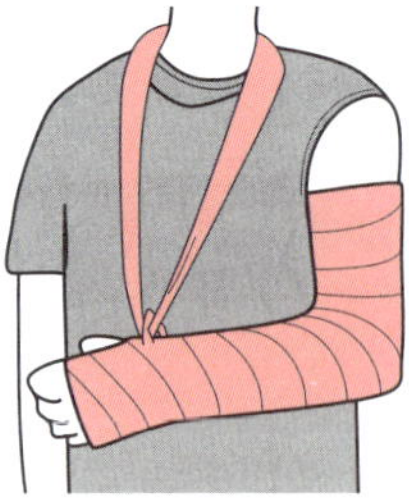

【参考】3　外転位固定（ミッテルドルフ三角副子）

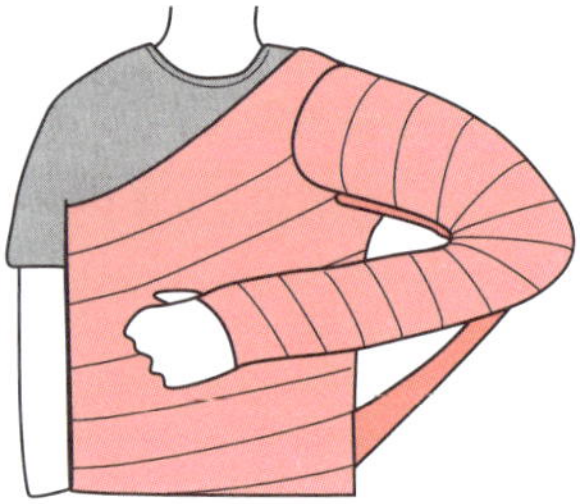

Ⅱ 上腕骨骨折

A-2 上腕骨外科頸骨折の骨片転位

A 肩峰
B 大結節

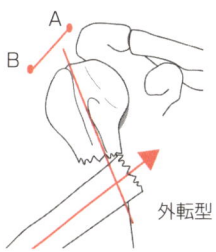
外転型

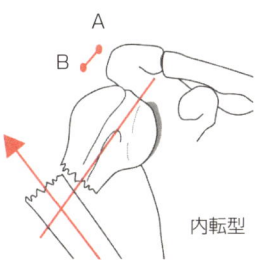
内転型

A-2	外転型	内転型
発生機序	介達外力で発生	
	外転位で転倒	内転位で転倒
骨幹軸	**内側を向く**	外側を向く
骨折部	**前内方凸**	**前外方凸**
近位骨折端	内転	外転
遠位骨折端	**外転**	内転
A肩峰―B大結節間の距離 A-2	**広くなる**	接近する
上腕軸	**外転**	内転
固定【参考】2, 3	**内転位固定**	外転位固定（ミッテルドルフ三角副子）
	ハンギングキャスト固定	
合併症	**腋窩神経損傷**	

●予後

骨癒合に4〜6週間を要する．
青壮年では良好(8〜12週間で機能回復)

肩関節拘縮（特に高齢者）
変形性関節症
高齢者になるほど，予後不良となる．

2）大結節骨折・小結節骨折　A-3

A-3		大結節骨折	小結節骨折
発生機序	直達外力	単独骨折	単独骨折
	裂離骨折	棘上筋の牽引	肩甲下筋の牽引
合併する脱臼		肩関節前方脱臼	肩関節後方脱臼
固定肢位		肩関節外転・外旋位	肩関節下垂・内旋位
合併症・後遺症		インピンジメントに関与	上腕二頭筋長頭腱脱臼を合併

※⓮などは必修問題です.

B. 上腕骨骨幹部骨折

1. 介達外力での発生では横骨折が多い. ⑰⑲ □□□ ×
2. 直達外力での骨折には粉砕骨折もある. ⑭ □□□ ○
3. 捻転骨折は介達外力で発生する. ⓮ □□□ ○
4. 螺旋状骨折では遠位骨片は内旋転位する. ⑰ □□□ ×
5. 軽度の短縮変形でも ADL 障害の大きな要因となる. ⑰ □□□ ×
6. 末梢神経損傷は上腕二頭筋機能不全である. ⑭ □□□ ×
7. 偽関節形成は軋轢音を証明できる. ⑭ □□□ ×
8. ハンギングキャスト固定は持続的な牽引力が加わる. ⓯ □□□ ○
9. 幼児ではハンギングキャスト固定を行う. ⑲ □□□ ×
10. 横骨折の治療はハンギングキャスト法である. ⑭ □□□ ×
11. 整復操作に伴う橈骨神経麻痺を合併することがある. ⑲ □□□ ○
12. 下垂手を呈することがある. ⑯⑰ □□□ ○
13. 内反変形を残しやすい. ⑲ □□□ ○

【三角筋付着部より近位骨折】

14. 骨折部が前外方凸変形する. ⑲ □□□ ×
15. 近位骨片の転位に▶ 大胸筋は関与する. ⑮ □□□ ○
16. 大円筋の関与が少ない. ⑮ □□□ ×
17. 小円筋の関与が少ない. ⑮ □□□ ○
18. 広背筋は関与する. ⑮ □□□ ○

【三角筋付着部より遠位骨折】

19. 遠位骨片は前上方に転位する. ⑯ □□□ ×
20. 肩関節外転位で固定する. ⑯ □□□ ○
21. 偽関節の発生しやすい部位である. ⑯ □□□ ○

【参考】 腕相撲骨折の発生機序

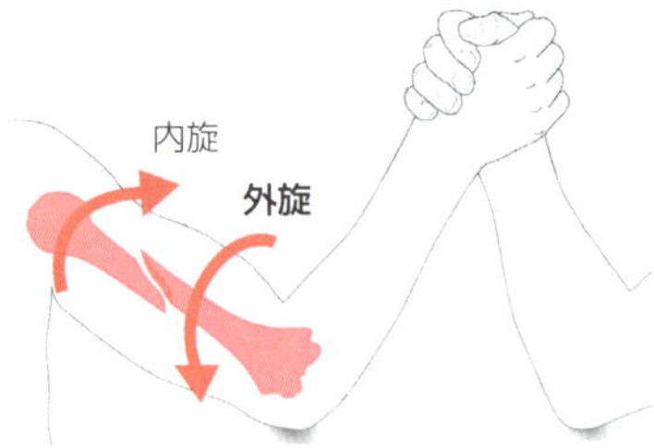

B. 上腕骨骨幹部骨折

青壮年に多い．上腕から前腕内側に皮下出血

●発生機序
直達外力：多い（**横骨折・粉砕骨折**）．
介達外力：投球・腕相撲骨折【参考】，外旋転位

●分類 B-1 B-1

●固定
原則は整復位

●後療法
初期安静期から後療法を開始．機能的装具を利用して，筋萎縮や関節拘縮を予防（偽関節・遷延治癒の考慮）．

●予後
予後不良：偽関節

☆偽関節の多い理由
1. 横骨折による接触面積が小さい．
2. 緻密質である．
3. 固定が困難である．

●合併症 B-2
橈骨神経麻痺（下垂手）．
多少の短縮があっても機能障害は少ない．
内反変形

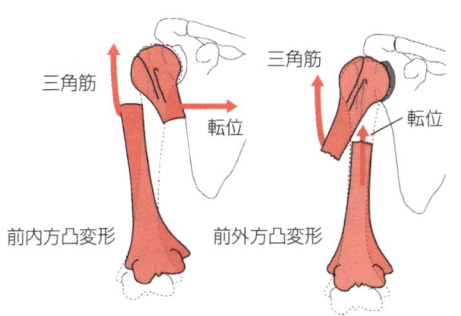

B-1 三角筋付着部による分類

近位の骨折：前内方凸変形
遠位の骨折：前外方凸変形

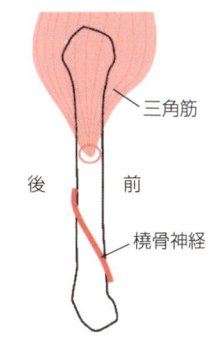

B-2 橈骨神経の走行

上腕骨を外側よりみる

B-1	三角筋付着部より近位	三角筋付着部より遠位
近位骨片	内方・内旋転位 **大胸筋・大円筋・広背筋**	外前方転位 三角筋
遠位骨片	外上方転位 三角筋・上腕二頭筋・上腕三頭筋・烏口腕筋	**後上方**転位 上腕二頭筋・上腕三頭筋
変形	**前内方凸**	前外方凸 外転副子（ミッテルドルフ三角副子）
	斜骨折でハンギングキャストの適応	
固定肢位	内転位固定 （急性期）肩関節0°〜軽度外転位 （徐々に）外転位を強める	**外転位固定** 肩関節外転70°，水平屈曲30〜45°，肘関節直角，前腕中間位
固定期間	斜骨折：8週間，横骨折：10週間	

※⑭などは必修問題です．

C．上腕骨遠位端部骨折 ①

【上腕骨顆上骨折】

No.	問題	出題	チェック	解答
1．	幼少年期に好発する．	⑮	□□□	○
2．	伸展型骨折，屈曲型骨折ともに幼少期に好発する．	⑯	□□□	○
3．	伸展型が多い．	⑮	□□□	○
4．	キャリングアングルの減少は内反転位を示す．	⑲	□□□	○
5．	遠位骨片の後方転位は自家矯正されやすい．	⑲	□□□	○
6．	小児では▶ 偽関節発生頻度が高い．	⑱⑲	□□□	×
7．	伸展型が多くみられる．	⑰	□□□	○
8．	内反変形は自家矯正される．	⑰	□□□	×
9．	上腕長の短縮は起こらない．	⑱	□□□	×
10．	ヒューター線が乱れる．	⑰	□□□	×
11．	ヒューター線上に肘頭が位置する．	⑮⑯	□□□	○
12．	ヒューター三角は乱れない．	⑱	□□□	○
13．	下垂手は起こらない．	⑱	□□□	×
14．	フォルクマン拘縮は起こらない．	⑱	□□□	×
15．	固定5日目に再転位した．病院への緊急搬送を要する．	⑲	□□□	×
16．	末梢骨片の外旋を残すと内反肘を後遺する．	⑲	□□□	×
17．	合併症に阻血性拘縮がある．	⑲	□□□	○

【伸展型】

No.	問題	出題	チェック	解答
18．	肘関節部に強力な後方凸の屈曲力が作用して発生する．	⑭⑯	□□□	×
19．	受傷直後の所見で肘関節の前後径が増大している．	⑳	□□□	○
20．	骨折線は▶ 後下方から前上方に走る．	⑭⑱	□□□	×
21．	前方から後上方に走行する．	⑯	□□□	○

【参考】1

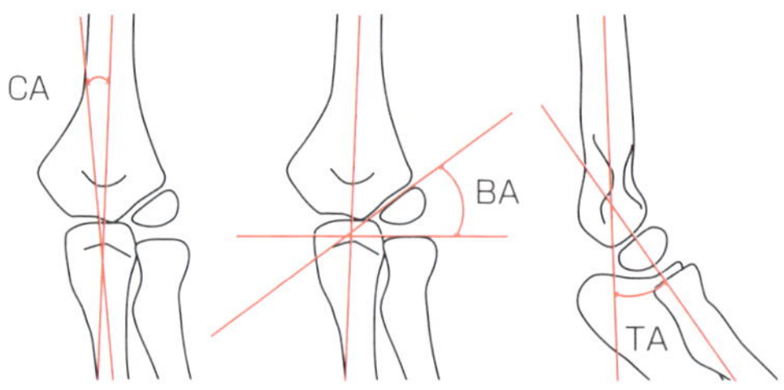

運搬角（CA）
正常：5～10°
骨折：減少（内反肘）

バウマン角（BA）
正常：10～20°
骨折：減少（内反肘）

前方傾斜角（TA）
正常：45°
骨折：減少（伸展型では）

【参考】2

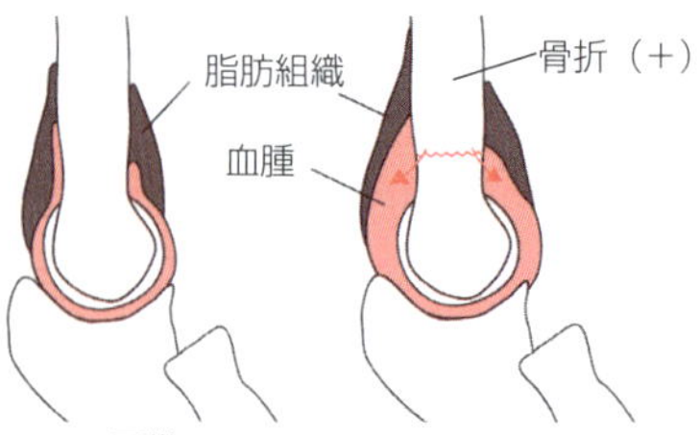

ファッドパッドサイン
血腫が脂肪組織を移動させて現れる透亮像

C. 上腕骨遠位端部骨折

上腕骨遠位端部骨折には顆上骨折（近位型・遠位型）・内側上顆骨折・外側上顆骨折・通顆骨折・内顆骨折・外顆骨折などがある.

頻度：**顆上骨折＞外顆骨折＞内側上顆骨折**である.

C-1 上腕骨顆上骨折

●特徴

肘周辺部の骨折では最も多い.

特に，**幼少年期**に多い.

●分類

発生機序から分類　C-1,2　C-1

●症状

骨折症状

機能障害：肘関節運動不能(屈伸運動)

肘関節の変形：**厚さと幅の増大**

肘関節後方脱臼と類似　C-2

神経損傷：特に正中・橈骨神経が多い.

●整復前の注意

骨片転位：神経損傷・血管損傷

骨化性筋炎：暴力的手技（他動運動による）

肘屈曲障害：TAの不完全な整復

変形治癒：**内反肘が多い**(自家矯正不能)

X線像による評価：【参考】1,2

●後遺症

阻血性拘縮：循環障害から発生

（フォルクマン拘縮：**前腕屈筋群**に発生）

C-1
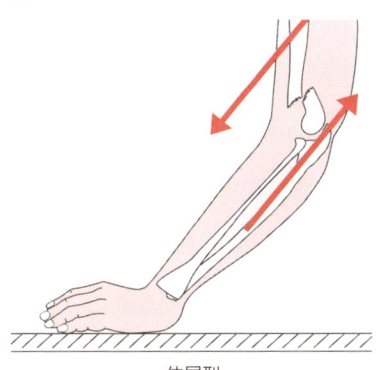
伸展型

C-2
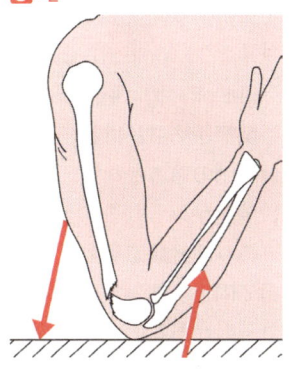
屈曲型

C-1	伸展型（多）	屈曲型
発生機序	肘伸展位で手をつく	肘屈曲位で肘部を強打
骨折部にかかる力	**前方凸**	後方凸
骨折線	**前方から後上方**	**後方から前上方**
転位	遠位骨片：後上方　肘関節後方脱臼と類似	遠位骨片：前上方
固定	肘90〜100°屈曲　前腕回内位	肘80〜90°屈曲　前腕中間位

※⓮などは必修問題です.

C. 上腕骨遠位端部骨折 ②

【伸展型つづき】

22. 骨折線は前上方から後下方に走行する . ⓴ □□□ ×
23. 肘関節前方脱臼と外観が類似する. ⑱⓴ □□□ ×
24. ソルター・ハリス分類のⅡ型である. ⓴ □□□ ×
25. 遠位骨片が近位端の後上方に転位する. ⑱ □□□ ○
26. 前腕回外位で固定する. ⓱⑱ □□□ ×
27. 固定肢位は肘関節 90 ～ 100 度屈曲位，前腕回内位である. ⑭ □□□ ○
28. 内旋転位の残存は内反肘変形を引き起こす. ⓮⓴ □□□ ○
29. 関節内骨折のため偽関節が好発する. ⓮ □□□ ×

【屈曲型】

30. 顆上骨折は屈曲型骨折が多い. ⑭ □□□ ×

骨折線は▶

31. 後方から前下方に走行する. ⓱ □□□ ×
32. 前方から後上方に走行する. ⓯ □□□ ×

【上腕骨外顆骨折】

33. 高齢者に好発する. ⓯⓱ □□□ ×
34. 上腕骨顆上骨折より発生頻度が高い. ⑳ □□□ ×
35. 内反力でプルオフ（pull off）損傷が発生する. ⑱ □□□ ○
36. プルオフ（pull off）型は肘関節部に外転力が働いた際にみられる. ⑯ □□□ ×
37. 小骨片に手関節屈筋群が付着している. ⑳ □□□ ×
38. 回転転位は手術の適応となる. ⑯ □□□ ○
39. 肘部外側に腫脹がみられる. ⑯ □□□ ○
40. ソルター・ハリス分類でⅤ型が多い. ⑱ □□□ ×
41. 前腕回外位で固定する. ⑰ □□□ ○
42. 合併症に外反肘がある. ⑲ □□□ ○
43. 偽関節の発生頻度が高い. ⑱ □□□ ○
44. 内反肘を生じやすい. ⑱ □□□ ×
45. 橈骨神経麻痺を起こす. ⑱ □□□ ×
46. 後遺症として遅発性尺骨神経麻痺がみられる. ⑱ □□□ ○

C-2 上腕骨顆上骨折(伸展型)と肘関節後方脱臼との相違点

	上腕骨顆上骨折 (伸展型)	肘関節後方脱臼
好発年齢	幼小児	青壮年
他動運動	異常可動性	弾発性固定
肘頭位置	正常位	高位
上肢長	**短縮**	不変
疼痛	限局性圧痛	連続的脱臼痛
腫脹	早期	漸次

C-2 上腕骨外顆骨折

関節包内骨折である. 幼小児に多い.

●発生機序　C-3

●転位
靱帯付着近位～橈骨窩・滑車溝, あるいは小頭核の内側を通る(関節内骨折).
回転転位があれば手術の適応　C-4

●症状
ソルター・ハリス分類のⅣ型が多い.

・腫脹: 外顆部に著明
・疼痛: 外顆部に限局性圧痛
・機能障害: 肘関節運動は可能
・異常可動性・軋轢音: 外顆部に骨片を触知

●固定
肢位: 肘関節直角位, 前腕中間〜**回外位**

C-3 上腕骨外顆骨折の発生機序

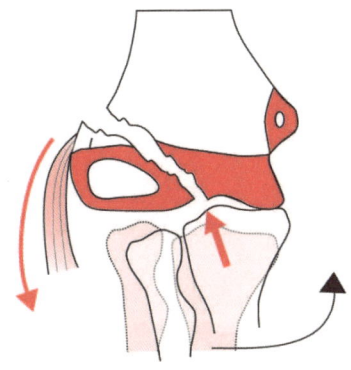

プルオフ (pull off)
肘関節伸展位で**内転力**,
前腕伸筋群の牽引作用

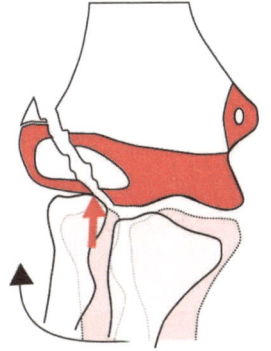

プッシュオフ (push off)
肘関節伸展位で**外転力**, 橈骨頭が突き上げる

問題 Ⅱ 上腕骨骨折

C. 上腕骨遠位端部骨折 ③

【上腕骨内側上顆骨折】

47. 肘関節脱臼に合併するものが多い. ⑭ □□□ ○
48. 小骨片に手関節屈筋群が付着している. ⑳ □□□ ○
49. 前腕回外位で固定する. ⑰ □□□ ×

【通顆骨折】

50. 遅発性尺骨神経麻痺を残すものが多い. ⑭ □□□ ×

【上腕骨内顆骨折】

51. 関節外骨折である. ⑳ □□□ ×

参考問題

1. 下図について考えられる現症は▶ 伸展運動制限である. ⑭ □□□ ×
2. 屈曲運動制限である. ⑭ □□□ ○
3. 内反肘である. ⑭ □□□ ×
4. 外反肘である. ⑭ □□□ ×

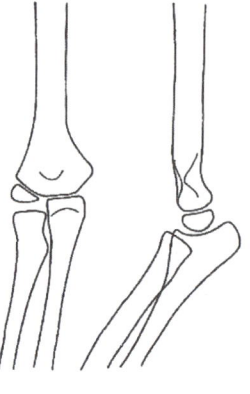

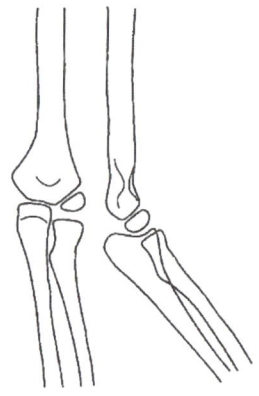

患側　　　　　　　健側

受傷後3か月のX線写真のシェーマ

●参考問題の解説
患側の前方傾斜角（TA）は減少しており，肘関節の屈曲が制限される（p12【参考】1参照）.

| Ⅱ 上腕骨骨折 |

C-4 回転転位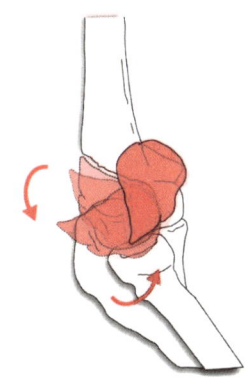

C-5 フローマンサイン：尺骨神経麻痺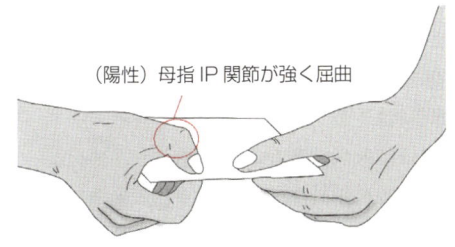

（陽性）母指IP関節が強く屈曲

●後遺症
偽関節：小児骨折で最も多い．
変形治癒：成長障害により**外反肘**
遅発性尺骨神経麻痺→フローマンサイン陽性 C-5

C-3 上腕骨内側上顆骨折
関節包外骨折である．少年期〜思春期に多い．

●発生機序
介達外力：多い．肘が外転を強制され，前腕屈筋・内側靭帯の牽引により発生
肘関節脱臼に合併

●転位
前腕屈筋・円回内筋の牽引により前下方へ転位
12〜15歳では，骨端線離開の型を呈する．

☆骨片の関節内介在は観血療法の適応

●固定
肘関節90°屈曲
（転位のない場合）前腕中間位
（転位のある場合）**前腕回内位**

●後遺症
肘関節伸展障害，前腕回内制限，尺骨神経麻痺

問題 III 前腕骨骨折

※⓮などは必修問題です．

A. 前腕骨近位端部骨折 ①

【橈骨近位端部骨折】
1. 肘関節伸展外反位で手をついて発生する． ⓮ ☐☐☐ ◯
2. 前腕回旋運動時に激痛がある． ⓮ ☐☐☐ ◯

【橈骨頭骨折】
3. 成人では解剖的整復が必要である． ⓮ ☐☐☐ ◯
4. 橈骨頭粉砕骨折は高齢者に好発し，骨壊死を起こしやすく，人工骨頭置換術が行われている． ⑳ ☐☐☐ ×
5. 肘関節伸展位で固定する． ⑳ ☐☐☐ ×

【橈骨頚部骨折】
6. 肘関節伸展位で手掌をついて転倒した際に起こる． ⓱ ☐☐☐ ◯
7. 骨片が後方に突出する． ⓳ ☐☐☐ ×
8. 小児では ▶ 橈骨頚部が内方へ傾斜する． ⓮ ☐☐☐ ×
9. 合併損傷として尺骨近位部骨折がある． ⓮ ☐☐☐ ◯
10. 橈骨頭骨折が多い． ⓱ ☐☐☐ ×
11. 橈骨頭の傾斜転位は自家矯正する． ⓱ ☐☐☐ ×
12. 肘関節屈曲，前腕回外位にて固定する． ⓱ ☐☐☐ ◯
13. 小骨片に手関節屈筋群が付着している． ⑳ ☐☐☐ ×

【参考】橈骨近位端部骨折の転位

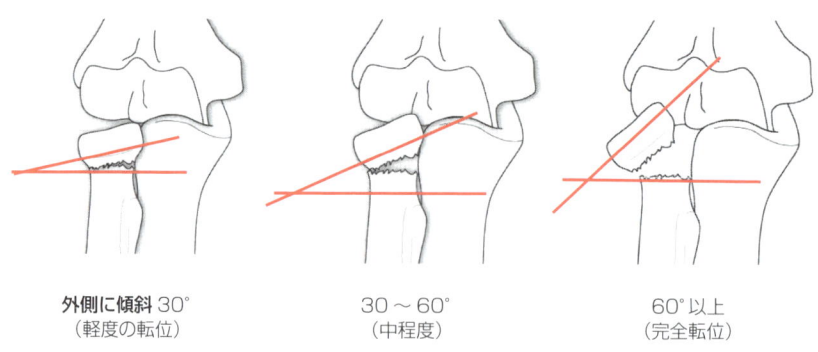

外側に傾斜 30° 　　30～60°　　　60°以上
（軽度の転位）　　（中程度）　　（完全転位）

☆小児の場合 30°以上の傾斜があれば観血療法の適応
（成人の場合）傾斜転位は自家矯正されることはほとんどないことから，橈骨頭の切除を推奨している．

Ⅲ 前腕骨骨折

A. 前腕骨近位端部骨折

A-1 橈骨近位端部骨折

関節内骨折
- 橈骨頭骨折＝成人　A-1
- 橈骨頚部骨折＝小児　A-2

●発生機序
直達外力：少ない．
介達外力：**肘伸展・外反位**（前腕回内位）で手をつき長軸方向への衝撃が加わり発生．肘関節脱臼に合併

●骨折型　A-1【参考】

●症状
腫脹軽度，関節内血腫，回旋制限，**回旋時痛著明**，完全伸展時に激痛，肘は外反変形

●固定
解剖学的整復が必要．
肢位：肘関節 90°屈曲・前腕回外位
範囲：上腕近位端〜MP 関節
期間：（小児）2〜3 週間
　　　（成人）3〜4 週間

●合併症
上腕骨小頭・内側上顆・**肘頭**の骨折
肘関節後方脱臼

●後遺症
肘屈曲障害
関節内遊離体（脱臼による）
外反肘変形

A-1　橈骨頭骨折の骨折型

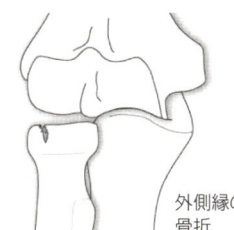
外側縁の骨折

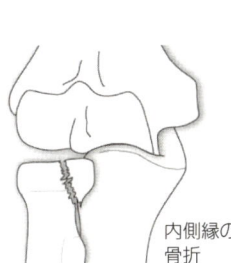
内側縁の骨折

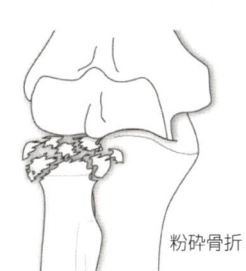
粉砕骨折

A-2　橈骨頚部骨折

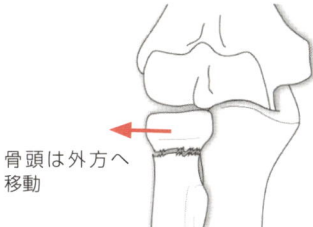
骨頭は外方へ移動

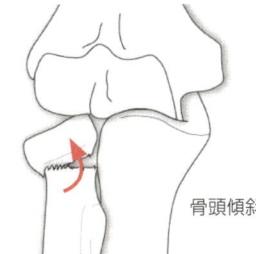
骨頭傾斜
骨頭は外方へ傾斜

※⓮などは必修問題です．

A. 前腕骨近位端部骨折 ②

【肘頭骨折】

14. 高齢者に多い骨折である．　⑮ □□□ ×
15. 小児に多くみられる．　⑯ □□□ ×
16. 肘関節伸展位で手掌をついて転倒した際に起こりやすい．　⑰ □□□ ○
17. 螺旋状骨折である．　⑱ □□□ ×
18. 粉砕骨折は介達外力で発生する．　⑭ □□□ ×
19. 肘関節自動屈曲は可能である．　⑯ □□□ ○
20. 上腕三頭筋腱が索状に突出する．　⑲ □□□ ×
21. 近位骨片は延長転位を呈する．　⑯ □□□ ○
22. 屈曲整復法が適応となる．　⑳ □□□ ×
23. 固定肢位は肘関節伸展位，前腕回外位である．　⑭⑰⑳ □□□ ○
24. 完全骨折は初期固定を良肢位としない．　⑱ □□□ ○
25. 合併症に遅発性尺骨神経麻痺がある．　⑲ □□□ ×
26. 正中神経麻痺の合併が多い．　⑯ □□□ ×

A-2 肘頭骨折

成人 > 小児

ほとんどが関節内骨折

● 分類　A-3
● 発生機序

直達外力：**粉砕骨折**となることもある．

介達外力：**過伸展で肘頭が肘頭窩に衝突**．裂離骨折（上腕三頭筋による）

● 症状

疼痛，腫脹，陥凹の触知

変形：近位骨片が後上方へ延長転位（肘関節部後方脱臼の外観とは 明らかに異なる）．

運動障害：肘関節の**自動屈曲は可能**であるが，自動伸展は制限される．

● 整復

肘関節を伸展位とし，遠位方向に直圧を加え，近位骨片を遠位骨片に適合させる．

● 固定

範囲：上腕骨近位端 ～ MP 関節の手前

肢位：**肘関節ほぼ伸展位，前腕回外位**

● 合併症

肘関節前方脱臼，**尺骨神経麻痺**

A-3　肘頭骨折の分類

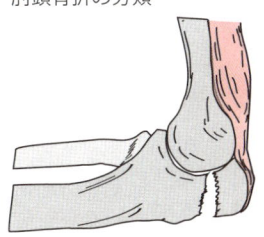

1．完全骨折
通常，尺骨長軸に対し垂直・斜めに骨折線

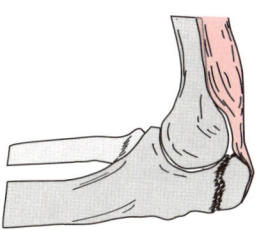

2．裂離骨折
上腕三頭筋による
近位骨片：**上方（延長）転位**

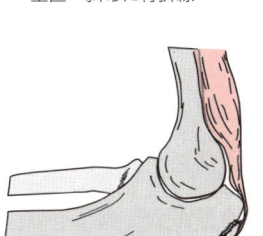

3．関節外型
野球肘後方型として疲労骨折を生じることもある．

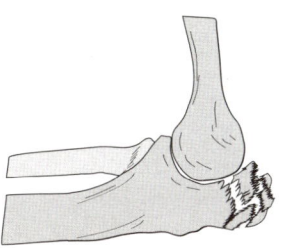

4．粉砕型：直達外力

※⓮などは必修問題です.

B. 前腕骨骨幹部骨折 ①

【橈尺両骨骨幹部骨折】

1．小児では介達外力で複合骨折が起こりやすい．　⑲　□□□　×
2．後遺症には▶　偽関節がある．　⑮⑯　□□□　○
3．　内反肘がある．　⑯　□□□　×
4．　橋状仮骨がある．　⑮⑯　□□□　○
5．　コンパートメント症候群がある．　⑯　□□□　○
6．　阻血性拘縮がある．　⑮　□□□　○
7．　肘関節屈曲障害がある．　⑮　□□□　×
8．橈尺両骨骨幹部骨折時の尺骨骨幹部では急性塑性変形がみられる．　⑳　□□□　○

【円回内筋付着部より遠位の橈尺両骨骨幹部骨折】

9．介達外力では横骨折になりやすい．　⑱　□□□　×
10．骨癒合が比較的良好である．　⑱　□□□　×
11．幼児であっても若木骨折となるのはまれである．　⑱　□□□　×
12．前腕中間位で固定する．　⑱　□□□　○

【参考】橈尺両骨骨幹部骨折の転位に関与する筋肉

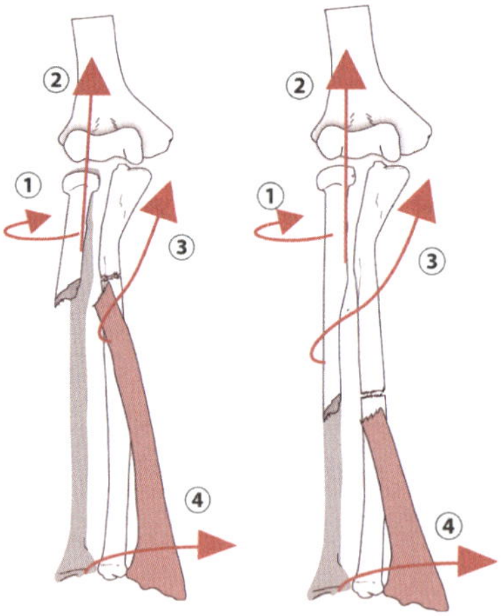

①回外筋
②上腕二頭筋
③円回内筋
④方形回内筋

	円回内筋付着部より	
	近位での骨折	遠位での骨折
近位骨片	回外・屈曲 （**回外筋**・**上腕二頭筋**）	前腕中間位 （回外筋・上腕二頭筋と円回内筋の拮抗）
遠位骨片	回内（円回内筋・**方形回内筋**）	回内（**方形回内筋**）

B. 前腕骨骨幹部骨折

●分類
橈骨単独骨折，尺骨単独骨折（略）
橈尺両骨骨折

B-1　橈骨単独骨折
●発生機序
直達外力：前腕橈側部を強打
介達外力：手掌をついて転倒
●症状
変形：異常な骨隆起，陥凹を触知
腫脹：特に橈側部
疼痛：自発痛，限局性圧痛，介達痛
機能障害：特に前腕回外運動は制限
●整復・固定

B-2　橈尺両骨骨幹部骨折
●発生機序
直達外力：前腕部に打撃．横骨折．両骨が同高位で骨折
介達外力：手掌をついて転倒して発生．**斜骨折**．橈骨が近位で骨折することが多い（橈骨上位）．
●症状
単独骨折よりも症状が顕著

☆来院時の肢位：患肢肘関節を伸展か軽度屈曲位

☆幼小児では，**若木骨折**（屈折して角状）となり，短縮または側方転位をみることは少ない．

B-1　橈骨単独骨折の整復と固定

	円回内筋付着部より	
	近位での骨折	遠位での骨折
整復	前腕を回外させて整復	前腕を中間位にて整復
固定　範囲	上腕中央部〜MP関節の手前	
期間	小児：4〜5週間，成人：6〜8週間	

転位は両骨骨折と同様となる．

B-2　橈尺両骨骨幹部骨折の整復と固定

	円回内筋付着部より	
	近位での骨折	遠位での骨折
整復	整復困難な場合は屈曲整復法を用いる	
固定	肘関節直角屈曲位 前腕回外位	肘関節直角屈曲位 **前腕中間位**

※⓮などは必修問題です.

B. 前腕骨骨幹部骨折 ②

【円回内筋付着部より遠位の橈尺両骨骨幹部骨折つづき】

13. 回外筋は ▶ 遠位骨片転位に関与する.　⑭ □□□ ×
14. 上腕二頭筋は　⑭ □□□ ×
15. 上腕筋は　⑭ □□□ ×
16. 方形回内筋は　⑭ □□□ ○
17. 屈曲整復法が適応となる.　⓯⑳ □□□ ○

C. ガレアジ骨折・モンテギア骨折 ①

【ガレアジ骨折】

1. 伸展型と屈曲型とに分類される.　⑮ □□□ ×
2. 尺骨頭が脱臼する.　⑮⑯ □□□ ○
3. 尺骨骨幹部の骨折である.　⑮ □□□ ×
4. 尺骨頭が背側に突出することが多い.　⑲ □□□ ○
5. 橈骨神経麻痺が多い.　⑮ □□□ ×
6. 保存療法では肘関節伸展位固定とする.　⑳ □□□ ×

【モンテギア骨折】

7. 高齢者に好発する.　⓱ □□□ ×
8. 尺骨頭が脱臼する.　⑯ □□□ ×
9. 屈曲型▶ 発生頻度が高い.　⑱ □□□ ×
10. 前方凸変形を呈する.　⑱ □□□ ×
11. 伸展型▶ 整復が比較的容易である.　⑱ □□□ ×
12. 橈骨頭が前方に突出する.　⑲ □□□ ○
13. 肘関節鋭角屈曲位，回外位で固定する.　⑱ □□□ ○
14. 肘関節伸展位固定とする.　⑳ □□□ ×
15. この脱臼骨折では骨折の整復を優先する.　⑯ □□□ ○

変形：種々の転位による変形
（転位が大きいと開放性骨折）
腫脹：前腕部
疼痛：自発痛，圧痛，運動痛
異常可動性，軋轢音
機能障害：回旋不能
●整復・固定　B-2
屈曲整復法
●後遺症
変形治癒・偽関節，遷延治癒・橋状（架橋）仮骨・前腕回旋障害・阻血性拘縮（コンパートメント症候群）

☆転位高度なものの難治の理由
1. 両骨の転位を整復することが困難
2. 再転位の可能性が高い．
3. 末梢部の循環障害（再転位予防のための緊迫固定）
4. 骨癒合の遷延治癒・偽関節の可能性
5. 橋状（架橋）仮骨の可能性（前腕の回旋障害）
6. 長期固定による上肢 ROM 制限

C. ガレアジ骨折・モンテギア骨折

C-1 ガレアジ骨折

逆モンテギア骨折とも呼ばれる．
●分類　C-1　C-1
尺骨の脱臼方向で分類される．
（骨折による橈骨短縮→尺骨頭の脱臼）

☆保存療法：可能な場合，**肘関節屈曲位**で固定する．

●治療
観血療法（不安定性のため）
●予後
尺骨神経損傷
手部尺側部の疼痛残存
前腕の可動域制限
本骨折は，不安定性であることから観血的に処置される．

C-1　ガレアジ骨折の分類

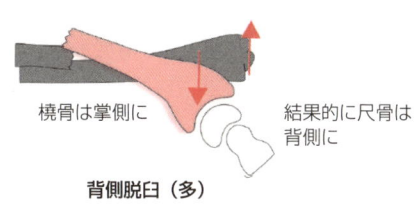

背側脱臼（多）

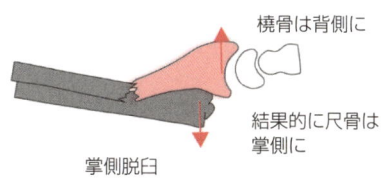

掌側脱臼

C-1	背側脱臼	掌側脱臼
遠位骨片	掌側	背側
尺骨頭	背側	掌側

※⓮などは必修問題です.

C. ガレアジ骨折・モンテギア骨折 ②

【モンテギア骨折つづき】

16. 小児の骨折では偽関節が高い. ⑱ □□□ ○
17. 合併症には▶ 銃剣状変形がある. ⑳ □□□ ×
18. perfect O 不整がある. ⑳ □□□ ×
19. 下垂指がある. ⑳ □□□ ○
20. 鉤爪指変形がある. ⑳ □□□ ×

【参考】 ガレアジ骨折・モンテギア骨折

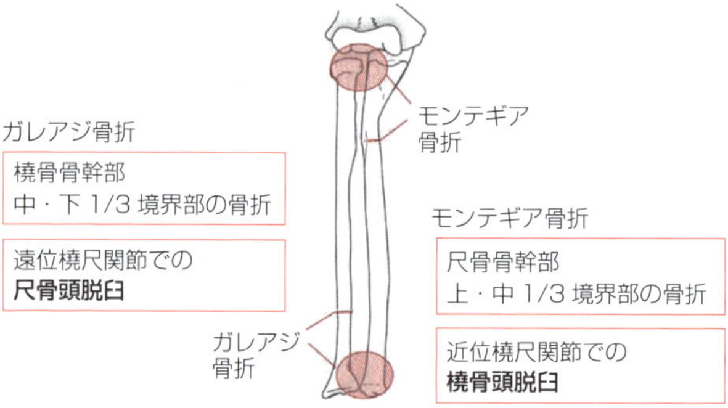
ガレアジ骨折
橈骨骨幹部
中・下 1/3 境界部の骨折
遠位橈尺関節での
尺骨頭脱臼
モンテギア
骨折
モンテギア骨折
尺骨骨幹部
上・中 1/3 境界部の骨折
近位橈尺関節での
橈骨頭脱臼
ガレアジ
骨折

D. 前腕骨遠位端部骨折 ①

【コーレス骨折】

1. 高齢者に多い骨折である. ⓯⓱ □□□ ○
2. 介達外力によるものが多い. ⓯ □□□ ○
3. オートバイでハンドルを握ったまま転倒した際に発生しやすい. ⑭ □□□ ×
4. 外観は▶ 手部の尺側偏位を呈する. ⓲⓳ □□□ ×
5. フォーク状の変形を呈する. ⓰⓳ □□□ ○
6. 手関節の前後径増大を呈する. ⓳ □□□ ○
7. 銃剣状の変形を呈する. ⓰⓳ □□□ ○
8. 腫脹は患側の手部全体にみられる. ⓲ □□□ ○

C-2 モンテギア骨折

幼少期に多発する．伸展型 > 屈曲型

● 分類　C-2　C-2

C-2

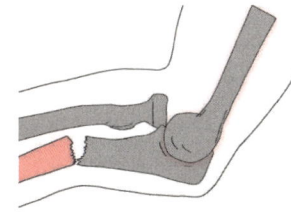
伸展型（前方型）

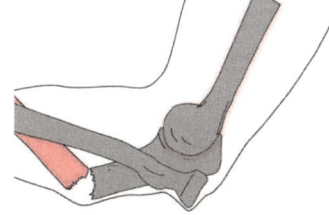
屈曲型（後方型）

C-2

分類	伸展型（前方型）	屈曲型（後方型）
尺骨（骨折部）	前方・外側に変位（前・橈側凸）（尺骨は前方・外方凸）	後方に変位（**後方凸**）
橈骨頭（脱臼）	**前方・外方（橈側）へ脱臼**	後方に脱臼
治療	**観血療法が多い**	保存療法が多い
固定	上腕近位～MP 関節の手前	
	肘関節**鋭角屈曲位，前腕回外位**	肘関節伸展位，前腕回外位

● 合併症

橈骨頭の脱臼（再脱臼）

尺骨骨折の**遷延治癒と偽関節**

尺骨骨幹部の屈曲変形

橈骨神経麻痺（**後骨間神経麻痺：下垂指**）

☆原則では，脱臼整復後に骨折を整復するが，本骨折では**骨折の整復が先になる**．

D. 前腕骨遠位端部骨折

前腕骨遠位端には橈骨と尺骨があるが，尺骨遠位端部の骨折は，橈骨遠位端部骨折に合併する．このため，尺骨遠位端部骨折については橈骨遠位端部骨折に準ずる．

● 分類

関節外骨折：コーレス骨折，スミス骨折

関節内骨折：背側バートン・掌側バートン骨折，ショウファー骨折

● 好発年齢

はば広い年齢層（幼児～高齢者）

幼児：不全骨折

10 歳以降：手関節の近位 1～3cm 付近の完全骨折

高齢者：粉砕骨折や多発骨折

D-1 コーレス骨折：伸展型骨折（定型的）　D-1

高齢者に多い骨折

※⑭などは必修問題です．

D. 前腕骨遠位端部骨折 ②

【コーレス骨折つづき】

9．手関節の横径は変わらない． ⑱ □□□ ×
10．鋤状変形を呈する． ⑱ □□□ ×
11．近位骨片は回外位を呈する． ⑯ □□□ ×
12．遠位骨片は▶ 尺側転位する． ⑰ □□□ ×
13．回外転位する． ⑰ □□□ ○
14．騎乗転位する． ⑰ □□□ ○
15．短縮転位する． ⑰ □□□ ○
16．捻転方向は回外方向である． ⑮ □□□ ○
17．橈側転位によって銃剣状変形を呈する． ⑮ □□□ ○
18．手関節運動制限がみられる． ⑯ □□□ ○
19．橈骨遠位端部粉砕骨折は軋轢音を触知できる． ⑰ □□□ ○
20．骨折線は背側からやや斜め掌側上方へ走る． ⑮ □□□ ×
21．合併症に▶ 尺骨突き上げ症候群はない． ⑮ □□□ ×
22．反射性交感神経性ジストロフィーはない． ⑮ □□□ ×
23．離断性骨軟骨炎はない． ⑮ □□□ ○
24．手根管症候群はない． ⑮⑱ □□□ ×
25．長母指伸筋腱断裂は橈骨遠位端骨折の合併症でない． ⑱ □□□ ×
26．固定肢位は肘関節 90 度屈曲位，前腕回外位，手関節軽度伸展（背屈）・尺屈位である． ⑭ □□□ ×
27．受傷 1 時間後に体温が 38℃に上昇した．病院へ緊急搬送を要する． ⑲ □□□ ×

【参考】1 発生機序

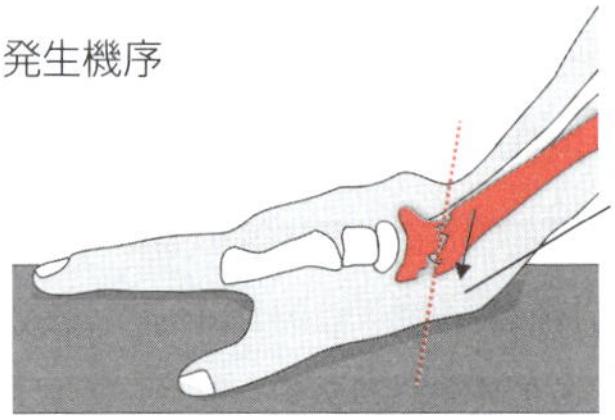

コーレス骨折

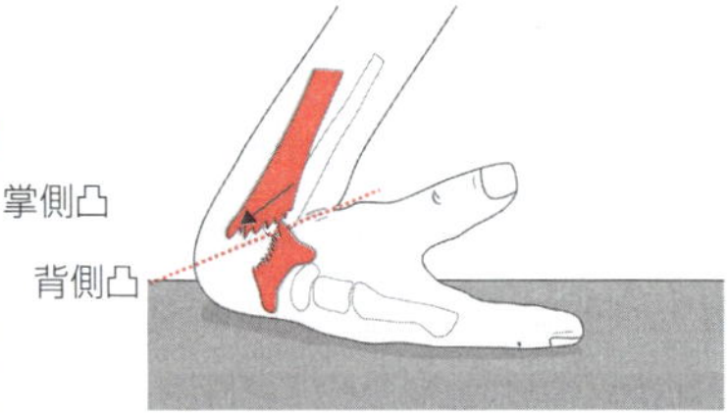

スミス骨折

【参考】2 コーレス骨折の変形

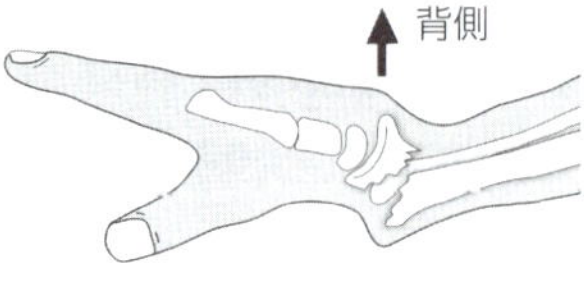

A：フォーク状変形

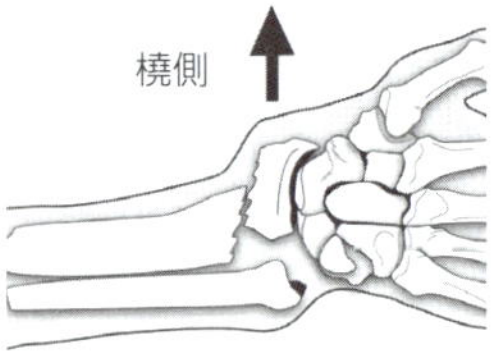

B：銃剣状変形

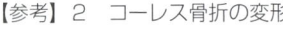

Ⅲ 前腕骨骨折

D-1		コーレス骨折（多い）	スミス骨折
発生機序【参考】1	介達外力	手掌をついて発生	手背をついて発生
	屈曲力	掌側凸	背側凸
	前腕	過度の回外力	過度の回内力
症状	骨折線	橈側近位～尺側遠位（前額面）**掌側～背側近位**（矢状面）	背側～掌側近位
	転位（遠位）	手関節から1～3cm部	
		背側・橈側・短縮・捻転（回外）	掌側・**橈側**・短縮・捻転
	変形【参考】2	**フォーク状変形**（背側転位）**銃剣状変形**（橈側転位）	鋤状変形（掌側転位）
		前後径の増大	
	腫脹	前腕遠位部・手関節・手指（受傷後，数時間で手指まで及ぶ）	
	機能障害	手関節の運動制限	
整復		牽引直圧整復法 屈曲整復法	牽引直圧整復法
固定	肢位	肘関節90°屈曲，前腕回内，手関節軽度掌屈・尺屈位	肘関節90°屈曲，**前腕回外**，手関節軽度背屈・尺屈位
	範囲	上腕部～MP関節	

●合併症

骨折：尺骨茎状突起骨折，舟状骨骨折

脱臼：遠位橈尺関節脱臼，月状骨脱臼

その他：変形治癒，上肢の拘縮（高齢者），外傷性関節炎（手関節），成長障害（成長軟骨損傷），神経麻痺（橈骨・尺骨・正中神経），**RSD**（ズデック骨萎縮を含む），長母指伸筋腱の断裂，**手根管症候群**，**尺骨突き上げ症候群**

D-2 スミス骨折：屈曲型骨折 D-1

D-3 骨端線離開

●発生機序

幼少児に成人のコーレス骨折と同様の機序で発生

（手関節背屈位で手掌をつくと，成長軟骨を損傷）

●転位

ソルター・ハリスのⅠかⅡ型

遠位骨片は背側へ転位

※⓮などは必修問題です.

D. 前腕骨遠位端部骨折 ③

【スミス骨折】

28. 関節外骨折である. ⑳ □□□ ○
29. コーレス骨折より発生頻度が高い. ⑳ □□□ ×
30. オートバイでハンドルを握ったまま転倒した際に発生しやすい. ⑭ □□□ ○
31. 橈骨遠位端部に掌側凸の力が働いて骨折する. ⑱ □□□ ×
32. 遠位骨片は尺側転位を呈する. ⑱ □□□ ×
33. 橈骨動脈損傷に注意して整復する. ⑱ □□□ ○
34. 前腕回内位で固定する. ⑱ □□□ ×
35. 固定肢位は肘関節 90 度屈曲位，前腕回内位，手関節軽度屈曲（掌屈），尺屈位である. ⑭ □□□ ×

【骨端線離開】

36. 幼児が転倒し手をついたら橈骨遠位骨端線離開を発生しやすい. ⓳ □□□ ○

【その他の骨折】

37. ショウファー骨折はオートバイでハンドルを握ったまま転倒した際に発生しやすい. ⑭ □□□ ×
38. ショウファー骨折は関節外骨折である. ⑳ □□□ ×
39. バートン骨折は尺骨頭が脱臼する. ⑯ □□□ ×
40. 掌側バートン骨折の遠位骨片転位は背側近位に転位する. ⑯ □□□ ×
41. 背側バートン骨折はオートバイでハンドルを握ったまま転倒した際に発生しやすい. ⑭ □□□ ×
42. 背側バートン骨折は小骨片に手関節屈筋群が付着している. ⑳ □□□ ×

Ⅲ 前腕骨骨折

D-4 バートン骨折：辺縁部骨折

D-1 D-2

D-1 バートン骨折

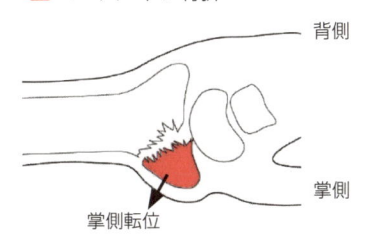

掌側バートン骨折 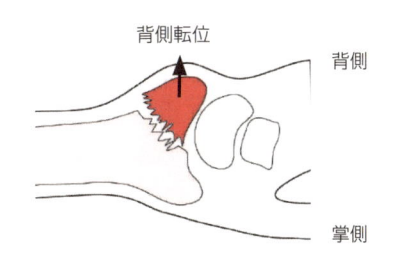 ／ 背側バートン骨折

D-2	掌側バートン骨折	背側バートン骨折
発生機序	手をついて発生	
	スミス骨折と類似	コーレス骨折と類似
骨折線	掌側へ走行	背側へ走行
転位	遠位骨片は手根部とともに**掌側転位**	遠位骨片は手根部とともに背側転位
	橈骨手根関節は不全脱臼	
整復	前腕中間位で末梢牽引を行い，骨片を直圧	前腕回外位で末梢牽引を行い，骨片を直圧
固定範囲	上腕骨遠位～MP関節	
固定肢位	手関節軽度掌屈位	手関節軽度背屈位
	前腕中間位	前腕回外位
	肘関節直角位	
固定期間	5～6週間	

D-5 ショウファー骨折 D-2

●発生機序

手関節を急激に橈屈強制されて発生

●鑑別疾患

舟状骨骨折

D-2 ショウファー骨折

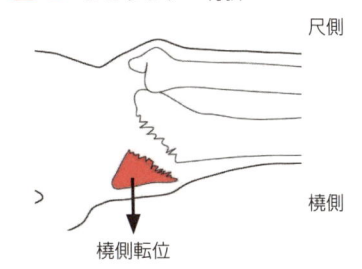

上肢

問題 Ⅳ 手部の骨折

※⑭などは必修問題です．

A. 手根骨骨折 ①

【舟状骨骨折】

1. 高齢者に好発する． ⑰ □□□ ×
2. 手根骨の中で最も発生頻度が高い． ⑮⑳ □□□ ○
3. 近位骨片部では急性塑性変形がみられる． ⑳ □□□ ×
4. 肘関節伸展位で手掌をついて転倒した際には起こりにくい． ⑰ □□□ ×
5. 手根部橈側掌面への直達外力によるものが多い． ⑱ □□□ ×
6. 介達外力で発生することが多い． ⑳ □□□ ○
7. 中央 1/3 部は ▶ 好発部位である． ⑰ □□□ ○
8. 結節部は ⑰⑱ □□□ ×
9. 遠位 1/3 部は ⑰ □□□ ×
10. 近位 1/3 部は ⑰ □□□ ×
11. 中央部から近位の骨折は関節包内骨折である． ⑭ □□□ ○
12. 遠位骨片が骨壊死に陥りやすい． ⑳ □□□ ×
13. 中央 1/3 部骨折での遠位骨片は壊死しやすい． ⑭ □□□ ×
14. 手関節橈背屈で疼痛が増強する． ⑲⑳ □□□ ○
15. 近位 1/3 部骨折では遠位骨片への血液供給が断たれやすい． ⑱ □□□ ×
16. 手関節捻挫との鑑別は容易である． ⑲ □□□ ×
17. 母指球・示指および中指掌側面の感覚障害の原因となる． ⑲ □□□ ×
18. 握手をすると手根部に疼痛を訴える． ⑯ □□□ ○
19. 第 4・5 中手骨に軸圧痛がある． ⑯ □□□ ×
20. 初期 X 線像で骨折線を認めにくい． ⑯ □□□ ○
21. 母指は IP 関節手前まで固定する． ⑱⑲ □□□ ○
22. 長期の固定が必要である． ⑲ □□□ ○
23. 偽関節は起こりにくい． ⑯⑲ □□□ ×
24. 無腐性骨壊死になりにくい． ⑮ □□□ ×
25. 腰部骨折では近位骨片壊死が合併する． ⑭ □□□ ○
26. 月状骨脱臼とは合併しない． ⑭ □□□ ×
27. 偽関節が後遺すると腕立て伏せ運動に障害を残す． ⑭ □□□ ○

IV 手部の骨折

A. 手根骨骨折

舟状骨骨折，月状骨骨折，三角骨骨折，大菱形骨骨折，有頭骨骨折，有鉤骨骨折がある．A-3

A-1 舟状骨骨折

手根骨骨折の中で最も**発生頻度が高い**．

理由：形も可動性も大きい．→圧迫力，橈屈力，剪断力を受けやすい．

青壮年期に多い．

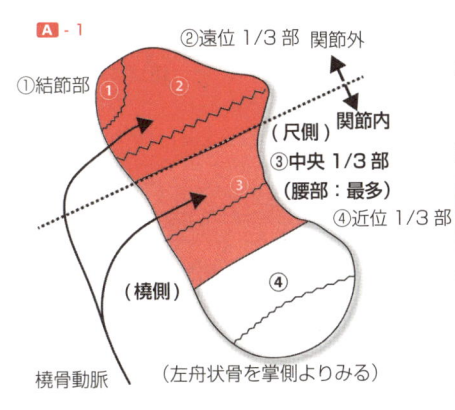

●分類 A-1
●発生機序

A-1
①結節部
②遠位1/3部 関節外
関節内
（尺側）
③中央1/3部
（腰部：最多）
④近位1/3部
（橈側）
橈骨動脈
（左舟状骨を掌側よりみる）

介達外力：ほぼすべて．手関節背屈による外力

●症状

腫脹・疼痛：スナッフボックス部 A-2

手関節背屈・橈屈にて運動痛

軸圧痛：第1・2中手骨

握手すると手根部に疼痛

機能障害：手関節の橈背屈制限

> ☆陳旧例
> 手関節の運動痛，運動制限，脱力感（**腕立て伏せができない**）

●固定

手関節軽度背屈・橈屈位，グラスを握った形（glass holding position）

範囲：肘関節〜**母指のみ IP 関節手前**まで，他指は MP 関節まで固定

期間：**8〜12週間**

> ☆手関節捻挫と誤診されやすい（初期 X 線像で骨折を認めにくい）．

●合併症

ベネット骨折・**月状骨脱臼**・手関節周囲の脱臼骨折・橈骨手根関節捻挫

> ☆難治（偽関節）の理由
> 1. 手関節運動（特に橈尺屈）にて，骨折部に剪断力
> 2. **近位骨片の血液供給が断たれやすい**（壊死しやすい）．
> 3. 関節内骨折

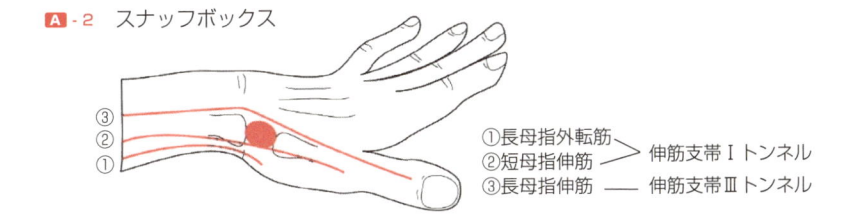

A-2 スナッフボックス

③
②
①
①長母指外転筋 ─┐
②短母指伸筋 ─┴ 伸筋支帯Ⅰトンネル
③長母指伸筋 ─── 伸筋支帯Ⅲトンネル

※⓮などは必修問題です.

A. 手根骨骨折 ②

【月状骨骨折】

28. 手根骨の骨折中，最も発生頻度が高い. ⑮ □□□ ×
29. 介達外力によって発生することが多い. 新 □□□ ○
30. 第1・2中手骨からの軸圧痛を認める. 新 □□□ ×
31. 壊死に陥るとキーンベック病との鑑別が必要である. 新 □□□ ○

【三角骨骨折】

32. 手関節が過度の底屈を強制されて発生する. 新 □□□ ×
33. 単独骨折の場合は捻挫と誤診されやすい. 新 □□□ ○

【有鉤骨骨折】

34. 鉤骨折はラケットなどのグリップエンドで発生する. 新 □□□ ○

[A]-1		特　徴	発生機序	症　状
月状骨骨折		単独骨折はまれ 脱臼の方が重要	**介達外力** 手をついて発生（掌背屈） 橈骨と有頭骨に圧迫されて発生	腫脹：手関節背側・掌側部 限局性圧痛：月状骨部 運動制限：手関節 軸圧痛：**第3〜4中手骨軸上**
三角骨骨折		──	介達外力：手を**過度背屈位**でついて転倒 直達外力：手背の打撃	転位：高度の転位はない
大菱形骨骨折		──	手を過度背屈・橈屈位でついて転倒	──
有頭骨骨折		舟状骨との関連が強い	直達外力 介達外力：手を過度背屈位でついて転倒	──
有鉤骨骨折	鉤骨折	発生の理由 体部と鉤部には骨梁に連続性がないため，力学的に脆弱	**グリップエンド骨折**：ラケットなどのグリップエンドが有鉤骨鉤にぶつかり発生 拳の殴打 疲労骨折	圧痛：有鉤骨鉤部 陳旧例：屈筋腱断裂やギヨン管症候群 など
	体部骨折	骨癒合は良好	第4・5手根中手（CM）関節脱臼に合併	──

IV 手部の骨折

A-2 その他の手根骨骨折

A-1に，月状骨・三角骨・大菱形骨・有頭骨・有鉤骨の各骨折についてまとめを示した．

A-3 手根骨と軸圧痛の方向

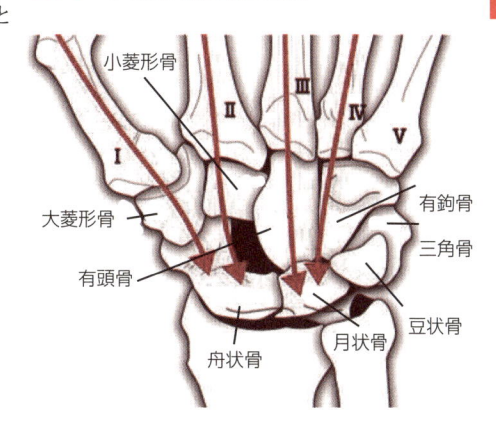

（矢印は軸圧痛の方向を示す）

整復・固定	その他
手関節軽度尺屈・背屈 範囲：前腕近位端〜手掌 期間：4〜6週間（転位あるものは6〜8週間）	☆壊死に陥ったものは，**キーンベック病**に臨床像が類似
期間：5〜7週間	☆単独骨折の場合は**手関節捻挫と誤診**されやすい
解剖学的整復が必要	──
範囲：前腕近位部〜第1指のみ爪の基部まで，他指はMP関節まで 肢位：手関節軽度背屈位 期間：7〜8週間	☆線維性癒合や阻血性壊死があり，手関節に疼痛性機能障害があるときは骨片摘出
（転位のないもの） 6週間の副子固定 （転位のあるもの） 観血療法	偽関節 神経障害（尺骨・正中神経） 陳旧例では，ギヨン管症候群，屈筋腱断裂（第4・5） まれに尺骨動脈損傷
4週間の外固定	──

※⓮などは必修問題です．

B．中手骨骨折

【中手骨頚部骨折】

1．第 2 中手骨に好発する．　⑱　□□□　×
2．第 2 中手骨骨頭部骨折をボクサー骨折という．　⓲　□□□　×
3．第 5 中手骨頚部骨折をボクサー骨折という．　⓲　□□□　○
4．掌側凸変形を呈する．　⑮⑱⓳　□□□　×
5．手を握らされると患指骨頭が欠損してみえる．　⑱　□□□　○
6．MP 関節は伸展位で固定する．　⑱　□□□　×
7．固定期間は 8 週間である．　⑱　□□□　×

【中手骨骨幹部骨折】

8．掌側凸の変形をきたす．　⑱⓳　□□□　×
9．遠位骨片転位は掌側に屈曲転位する．　⑯　□□□　○
10．回旋転位は▶ 第 2 中手骨に生じやすい．　⑮　□□□　○
11　第 3 中手骨に生じやすい．　⑮　□□□　×
12　第 4 中手骨に生じやすい．　⑮　□□□　×
13　第 5 中手骨に生じやすい．　⑮　□□□　○
14．第 3 中手骨はオーバーラッピング現象が最も起こりやすい．　⑰　□□□　×
15．第 5 中手骨はオーバーラッピング現象が最も起こりやすい．　⑰　□□□　○

【第 1 中手骨基部骨折】

16．遠位骨片壊死が合併する．　⑭　□□□　×

【ベネット骨折・ローランド骨折】

17．母指の外転強制により発生する．　⓴　□□□　○
18．大菱形骨と正常な関係を保つ．　⑭　□□□　○
19．関節包は損傷されない．　⓴　□□□　×
20．近位小骨片は背側に残存する．　⓴　□□□　×
21．遠位骨片は▶ 外転転位を呈する．　⑭　□□□　×
22．　掌側に転位する．　⑯　□□□　×
23．　尺側に転位する．　⓴　□□□　×
24．母指の内・外転が不能になる．　⑭　□□□　○
25．整復位保持が困難で再転位しやすい．　⑭　□□□　○
26．母指球・示指および中指掌側面の感覚障害の原因となる．　⑲　□□□　×
27．この脱臼骨折では骨折の整復を優先する．　⑯　□□□　×
28．ローランド骨折は▶ 単数骨折である．　⑱　□□□　×
29．　尺骨頭が脱臼する．　⑯　□□□　×

B. 中手骨骨折

手部骨折の頻度：指骨骨折 > 中手骨骨折 > 手根骨骨折

●分類 B-1

①骨頭部骨折
②頚部骨折
③骨幹部骨折
④基部骨折

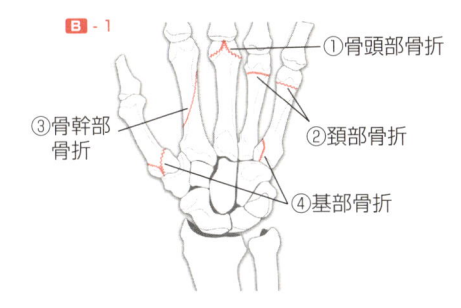

B-1 中手骨骨頭部骨折

●発生機序
多くは圧砕（粉砕骨折）．

●治療
骨片が大きい場合：観血療法
骨片が小さい場合：保存療法

B-2 中手骨頚部骨折

ボクサー骨折，パンチ骨折ともいう．
発生頻度が高い．

●発生機序
拳を強打して発生
（第4，5中手骨の発生頻度が高い）

●症状
変形：**背側凸変形**（外力と骨間筋・虫様筋の作用） B-2
ナックルパートの消失

> 背側凸変形の問題点
> 1. 美容上の問題
> 2. 中手骨骨頭部が当たって疼痛発生
> 3. 患指の伸展障害（骨折部が基部に近い橈側だと高度になる）

●整復
患指のMP関節を直角に屈曲させ，中手骨の長軸方向に牽引しつつ，基節骨から背側に突き上げる．
一方の手で近位骨片を背側から圧迫して整復する．

B-2

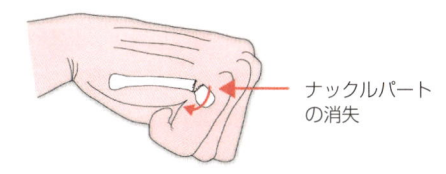

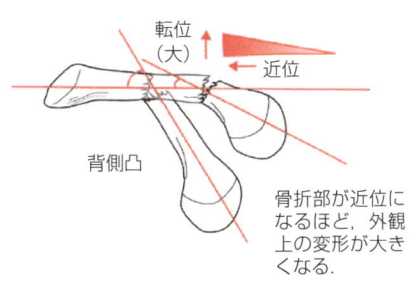

ナックルパートの消失

転位（大）
近位
背側凸

骨折部が近位になるほど，外観上の変形が大きくなる．

●固定
肢位：手関節背屈位，MP関節 $40〜70°$ 屈曲位，IP関節軽度屈曲位
範囲：前腕遠位1/3部〜指尖まで
期間：**3〜5週間**

B-3 中手骨骨幹部骨折 B-3

外力によって，横骨折と斜骨折・螺旋骨折になる．

●発生機序
横骨折：直達外力（手背を強打），開放性骨折
斜・螺旋骨折：介達外力（拳で物を強打して発生）

Ⅳ 手部の骨折

B-3 骨幹部骨折

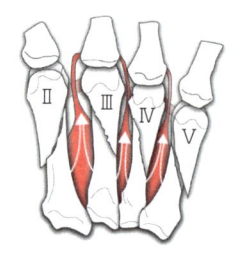

●症状
横骨折：遠位骨片は**掌側に屈曲**，骨折部は**背側凸の変形**（骨間筋の作用）

斜・螺旋骨折：回旋・短縮転位を生じやすい．

> ☆回旋転位は第3，4中手骨では軽度，**第2，5中手骨では重度**となりやすい（オーバーラッピング フィンガー）．B-4

B-4 オーバーラッピング フィンガー

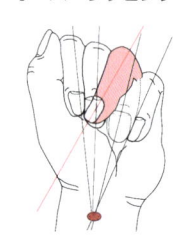

回旋転位がある場合，隣接指に重なる（**第2指と第5指が多い**）

●固定
隣接指を含めて固定

範囲：前腕屈側〜指尖まで
　　　前腕伸側〜MP関節まで

肢位：手関節軽度背屈位，MP関節20〜45°屈曲，PIP関節90°屈曲，DIP関節45°屈曲位

期間：4〜6週間

B-4 第1中手骨基部骨折
第1中手骨は可動性がきわめて大きい．

●分類
1) ベネット骨折
2) ローランド骨折
3) 骨端線離開

1) ベネット骨折　B-5
第1中手骨基部掌尺側面の脱臼骨折
関節内骨折

●発生機序
・第1指を屈曲内転した位置で末梢から軸圧力（介達外力）を受け発生
・第1指が急激に**外転強制**され，関節包を損傷し発生

●症状
転位：**近位骨片は原位置，大菱形骨と正常な関係**

遠位骨片は**橈側（近位に牽引）・内転・屈曲**

疼痛・腫脹：基部の腫脹・限局性圧痛
機能障害：第1指の**内外転運動不能**

●整復
長母指外転筋により容易に再転位

> ☆整復は容易であるが，**整復位の保持は困難**

●固定
肢位：手関節背屈・橈屈
範囲：前腕遠位端部〜母指は基節骨，他指はMP関節まで

Ⅳ 手部の骨折

B-5 ベネット骨折の転位　　**B-6** ローランド骨折　　**B-7** 逆ベネット骨折の転位

母指内転筋

長母指外転筋

尺側手根伸筋

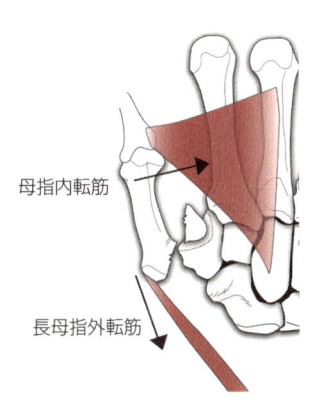

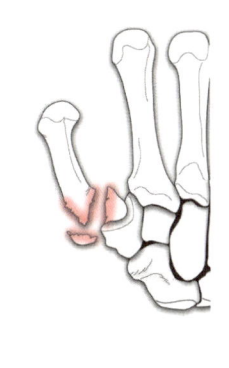

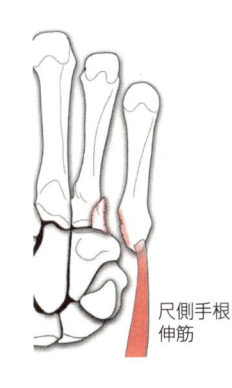

期間：3〜5週間

2) ローランド骨折　B-6
ベネット骨折＋背側の骨折
（Y・T・V字型骨折）
関節内骨折
ベネット骨折より複雑

B-5　第5中手骨基部骨折（逆ベネット骨折）　B-7

第5手根中手（CM）関節は第1CM関節に次いで可動性を有する．

●**発生機序**

尺側手根伸筋に牽引されて，第5CM関節内に，三角形の骨片を残して亜脱臼する．

●**整復**

不十分であると運動障害や運動痛を後遺

問題 V 手指部の骨折

※⓮などは必修問題です.

A. 基節骨骨折

【基節骨骨幹部骨折】

1. 掌側凸変形を呈する. ⑮⑱⑲ □□□ ○
2. 遠位骨片転位は背側に屈曲転位する. ⑯ □□□ ○
3. 初期固定を良肢位としない. ⑱ □□□ ○

B. 中節骨骨折

【中節骨骨幹部（浅指屈筋腱付着部より近位）】

1. 掌側凸変形を呈する. ⑮❶⑲ □□□ ×
2. 固定肢位は PIP・DIP 関節伸展位である. 新 □□□ ○

【中節骨骨幹部（浅指屈筋腱付着部より遠位）】

3. 背側凸変形を呈する. ⑮⑱ □□□ ×
4. 固定肢位は PIP・DIP 関節屈曲位である. 新 □□□ ○

C. 末節骨骨折・マレットフィンガー（ハンマー指）

【マレットフィンガー】

1. Ⅰ型▶ 経過良好である. ⑰ □□□ ×
2. DIP 関節を過伸展で固定する. ⑮⑲ □□□ ○
3. 固定肢位はⅡ型より短い. ⑮ □□□ ×
4. Ⅱ型▶ 終止腱停止部の裂離骨折である. ⑲ □□□ ○
5. DIP 関節を屈曲位固定とする. ⑮⑰ □□□ ×
6. Ⅲ型▶ 脱臼骨折となることがある. ⑰ □□□ ○
7. DIP 関節を過伸展位で固定する. ⑮ □□□ ×
8. 観血的治療が原則である. ⑲ □□□ ○
9. 受傷後スワンネック変形を呈する. ⑰ □□□ ×
10. DIP 関節の伸展不全は自然回復する. ⑲ □□□ ×

参考問題

中節骨の浅指屈筋腱付着部より近位の骨折における固定法は下図のどれか. ⑭ □□□ ①

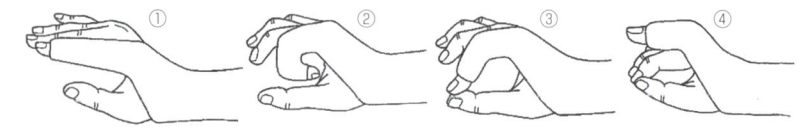

V 手指部の骨折

A. 基節骨骨折

●分類 A-1

A-1
基部骨折　骨幹部骨折　頚部骨折　骨頭骨折
（中枢）　　　　　　　　　　　　　　（末梢）

A-3
70°屈曲　30°屈曲
20°屈曲
30°背屈

●発生機序
スポーツ活動による過伸展や過屈曲

A-1 基節骨骨幹部骨折
●症状
転位：近位骨片は屈曲（虫様筋・骨間筋）
遠位骨片は**背側**（指背腱膜）A-2
変形：**掌側凸変形**
骨折固有症状

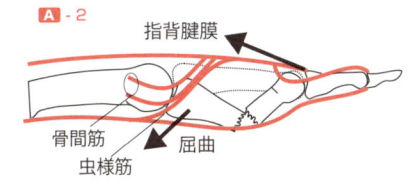

A-2
指背腱膜
骨間筋　屈曲
虫様筋

●固定 A-3

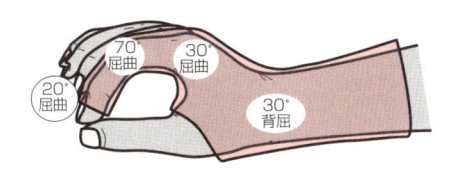

A-2 基節骨骨頭・頚部骨折
小児に多い骨折
●症状
転位：骨折端を掌側に向け90°回転する.
●整復
骨折した骨頭部は，側副靱帯により絞扼されて整復困難となることがある.

A-3 基節骨基部骨折
●症状
変形：掌側凸変形
●固定
MP関節，PIP関節屈曲位

☆小児では骨端線離開をみる（背側転位と回旋転位を伴う）.

B. 中節骨骨折

発生頻度：基節骨骨折 > 中節骨骨折
●分類
頚部骨折，骨幹部骨折，基部骨折，裂離骨折（掌側板付着部）

B-1 中節骨頚部骨折
小児に発生.
●発生機序
中節骨の頚部に剪断力が働いて発生

●症状
変形：骨頭が背側に回転する（掌側凸変形）.

B-2 中節骨骨幹部骨折
●分類 B-1, B-1
●症状　腫脹，皮下出血斑，疼痛，軋轢音，異常可動性

| V 手指部の骨折 |

B-1

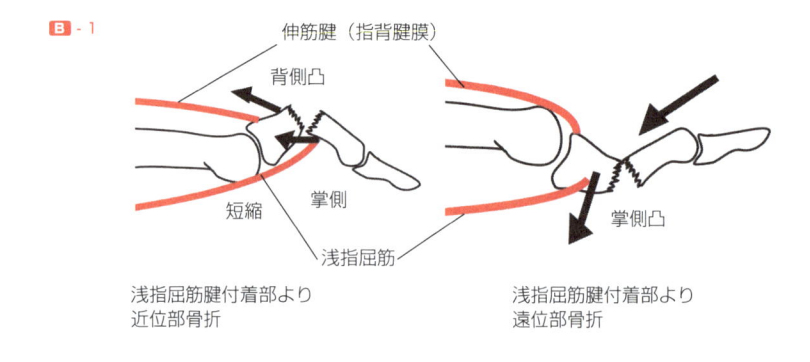

浅指屈筋腱付着部より近位部骨折

浅指屈筋腱付着部より遠位部骨折

B-1	浅指屈筋腱付着部より 近位部骨折	浅指屈筋腱付着部より 遠位部骨折
変形	**背側凸変形**	**掌側凸変形**
固定肢位	手関節軽度背屈	
	MP 関節軽度屈曲	
	PIP・DIP 関節伸展位	**PIP・DIP 関節屈曲位**

●固定 **B-2**

B-2

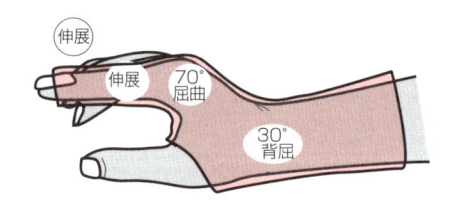

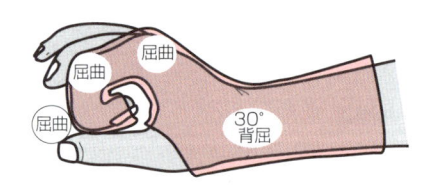

浅指屈筋腱付着部より近位部骨折

浅指屈筋腱付着部より遠位部骨折

B-3　中節骨掌側板付着部裂離骨折

発生頻度の高い骨折

●発生機序

指の過伸展

●症状

腫脹：PIP 関節

皮下出血斑：掌側

運動痛

掌側不安定性

●固定

MP 関節 90°屈曲，PIP 関節伸展，DIP 関節伸展位 (safe position)

●後療法

2〜3 週間から自動運動

C. 末節骨骨折・マレットフィンガー（ハンマー指）

C-1　末節骨骨折

指骨の中で最多（手の骨折の半分以上）
第3指に最も多い．

●分類

直達外力

介達外力：突き指

C-2　マレットフィンガー（ハンマー指）

ベースボールフィンガー，ドロップフィンガーともいう．

●発生機序

突き指で発生

●分類と固定　C-1　表C-1

保存療法の適応（Ⅰ～Ⅱ型）

Ⅲ型は原則観血療法

早期の処置により保存的に治癒するが，放置すると**永続的に機能障害**（DIP関節伸展障害）を残す．

図C-1　マレットフィンガーの分類

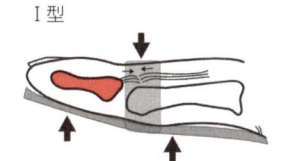

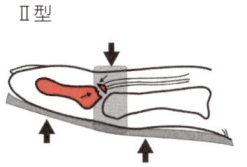

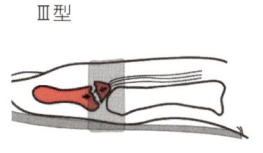

表C-1	Ⅰ型（腱断裂）	Ⅱ型（裂離骨折）	Ⅲ型（関節内骨折）
発生機序	DIP関節の屈曲を強制		DIP関節の伸展を強制
損傷部位	終止腱の断裂	腱付着部の**裂離骨折**	末節骨の背側関節面を含む骨折（**脱臼骨折**となりやすい）
固定 肢位	MP関節を軽度屈曲位 PIP関節90°屈曲位 DIP関節軽度**過伸展位**		DIP関節：**伸展位**
期間	6～8週間（**Ⅱより長い**）		5～6週間
予後	必ずしも経過はよくない	—	観血療法（原則）

PART 1 骨折

下 肢

- I 骨盤の骨折 ……………………… 46
  - A. 骨盤骨単独骨折 ……………… 46(47)
    - A-1 腸骨翼骨折
       （デュベルニー骨折）
    - A-2 恥骨骨折
    - A-3 坐骨骨折
    - A-4 仙骨骨折
  - B. 骨盤骨裂離骨折 ……………… 46(47)
  - C. 骨盤骨輪（環）骨折 …………… 48(49)
- II 大腿骨骨折 ……………………… 50
  - A. 大腿骨近位端部骨折 ………… 50(51)
    - A-1 大腿骨骨頭部骨折
    - A-2 大腿骨頚部骨折
    - A-3 大腿骨大転子単独骨折
    - A-4 大腿骨小転子単独骨折
  - B. 大腿骨骨幹部骨折 …………… 54(55)
  - C. 大腿骨遠位端部骨折 ………… 56(57)
    - C-1 大腿骨顆上骨折
    - C-2 大腿骨遠位骨端線離開
    - C-3 大腿骨顆部骨折
    - C-4 内側側副靭帯付着部の
       裂離骨折
- III 膝の骨折 ………………………… 60
  - A. 膝蓋骨の骨折 ………………… 60(61)
    - A-1 膝蓋骨骨折
    - A-2 分裂膝蓋骨
- IV 下腿骨骨折 ……………………… 62
  - A. 下腿骨近位端部骨折 ………… 62(63)
    - A-1 脛骨顆部骨折
    - A-2 脛骨顆間隆起骨折
    - A-3 脛骨粗面骨折
    - A-4 腓骨頭単独骨折
  - B. 下腿骨骨幹部骨折 …………… 66(65)
    - B-1 脛骨単独骨折と脛腓両骨骨折
    - B-2 腓骨骨幹部単独骨折
    - B-3 下腿骨果上骨折
    - B-4 下腿骨疲労骨折
  - C. 下腿骨遠位端部骨折 ………… 68(69)
    - C-1 果部骨折
- V 足部・足指の骨折 ……………… 70
  - A. 足根骨骨折 …………………… 70(71)
    - A-1 距骨骨折
    - A-2 踵骨骨折
    - A-3 舟状骨骨折
    - A-4 立方骨骨折
    - A-5 楔状骨骨折
  - B. 中足骨骨折 …………………… 74(75)
    - B-1 骨幹部骨折
    - B-2 第5中足骨基部裂離骨折
       （下駄骨折）
    - B-3 中足骨骨幹部骨折
       （行軍骨折）
    - B-4 第5中足骨近位骨幹部骨折
       （ジョーンズ骨折）
  - C. 足指骨骨折 …………………… 74(76)

下肢

問題 I 骨盤の骨折

※⑭などは必修問題です．

A. 骨盤骨単独骨折

【デュベルニー骨折】
1. 骨盤骨単独骨折の一つである． ⑮ □□□ ○
2. 側方からの直達外力で発生する． ⑱ □□□ ○
3. 腸骨翼骨片は上外方に転位する． ⑮ □□□ ○
4. 腸骨稜から上前腸骨棘に骨折線が走る． ⑱ □□□ ○
5. 転子果長は延長する． ⑱ □□□ ×
6. 患肢で起立すると局所に激痛がある． ⑱ □□□ ○

B. 骨盤骨裂離骨折

1. 坐骨結節部では▶ 薄筋は原因筋でない． ⑭ □□□ ○
2. 大内転筋は原因筋でない． ⑭ □□□ ×
3. 半膜様筋は原因筋でない． ⑭ □□□ ×
4. 大腿二頭筋は原因筋でない． ⑭ □□□ ×
5. 長内転筋が原因筋である． ⑰ □□□ ×
6. 上前腸骨棘部では大腿直筋が ▶原因筋である． ⑰ □□□ ×
7. 腸骨稜部では外腹斜筋が ⑰ □□□ ○
8. 下前腸骨棘部では縫工筋が ⑰ □□□ ×

【参考】1　寛骨を構成する3つの骨

腸骨／坐骨／恥骨

【参考】2　骨盤骨単独骨折

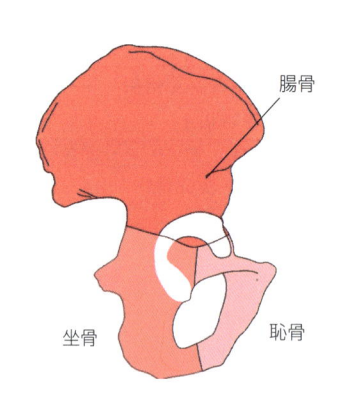

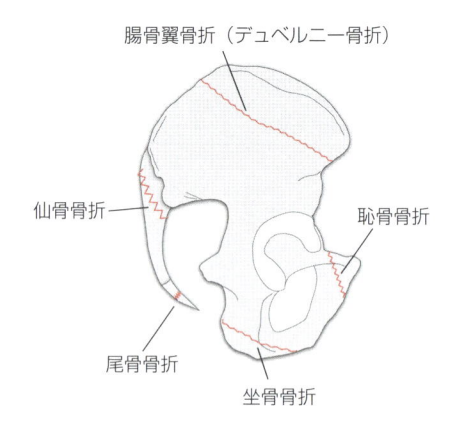

腸骨翼骨折（デュベルニー骨折）／仙骨骨折／恥骨骨折／尾骨骨折／坐骨骨折

I 骨盤の骨折

●分類
骨盤輪（環）の連続性が保たれた骨盤骨単独骨折と，骨盤輪の連続性が絶たれた骨盤骨輪骨折（マルゲーニュ骨折など）がある．

A. 骨盤骨単独骨折

●発生機序：直達外力により発生

●分類　【参考】1, 2

A-1　腸骨翼骨折（デュベルニー骨折）
●転位
上外方：内・外腹斜筋，腰方形筋
●症状　転子果長：正常，棘果長：健側より長くなる．
患肢での起立で激痛

A-2　恥骨骨折
骨盤骨骨折の中で恥骨枝骨折が最多

●症状　腫脹，皮下出血斑
上枝部骨折：鼠径部
下枝部骨折：会陰部，陰嚢の周辺（男性）
●合併症　恥骨結合離開，尿道損傷

A-3　坐骨骨折
●転位　下方：ハムストリングス
●症状　股関節の伸展力低下

A-4　仙骨骨折
横骨折（仙腸関節の連結部より下）
●転位　遠位骨折端は前方転位

B. 骨盤骨裂離骨折

●分類　B-1
各骨折の要点をB-1に示す．

B-1
- 腸骨稜骨折（外腹斜筋）
- 上前腸骨棘骨折（縫工筋，大腿筋膜張筋）
- 下前腸骨棘骨折（大腿直筋）
- 坐骨結節骨折（ハムストリングス，大内転筋）

B-1	腸骨稜	上前腸骨棘	下前腸骨棘	坐骨結節	
発生機序	身体を捻る	股関節最大伸展位から股・膝関節の屈曲	キック時	体幹前傾姿勢から急に膝関節を伸展	
作用筋	外腹斜筋	縫工筋，大腿筋膜張筋	大腿直筋	ハムストリングス	大内転筋
典型的動作	野球の空振り	短距離のスタート時	サッカーのキック動作	ハードル	チアリーダー

※[14]などは必修問題です．

C．骨盤骨輪（環）骨折

1．出血性ショックの可能性が高い． ⑯ □□□ ○
2．尿道損傷の発生頻度が高い． ⑯ □□□ ○
3．治療法にキャンバス牽引法がある． ⑯ □□□ ○
4．偽関節を形成することが多い． ⑯ □□□ ×

【マルゲーニュ骨折】

5．骨盤骨環骨折の一つである． ⑮ □□□ ○
6．垂直重複骨折である． ⑱ □□□ ○
7．患側の棘果長は健側より長い． ⑮ □□□ ×
8．上方に転位した場合，転子果長が短縮する． ⑭ □□□ ×

【参考】

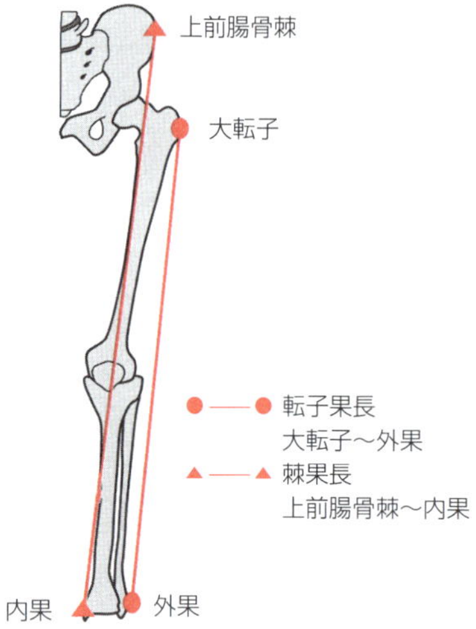
上前腸骨棘
大転子
●——● 転子果長
大転子～外果
▲——▲ 棘果長
上前腸骨棘～内果
内果
外果

C. 骨盤骨輪（環）骨折

●分類 C-1

C-1

1. 腸骨骨折
2. 仙骨骨折
3. 恥骨上枝骨折
4. 恥骨下枝骨折
5. 坐骨骨折
6. 仙腸関節離開
7. 恥骨結合離開

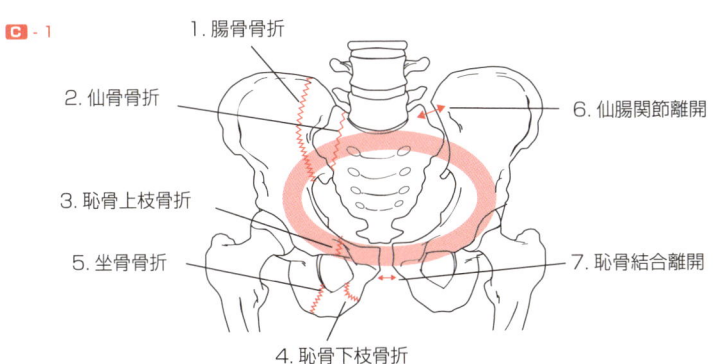

C-2

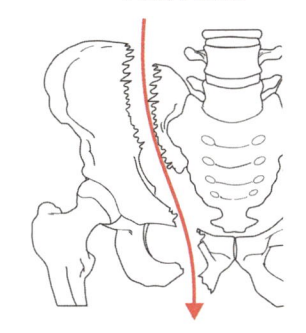

垂直重複骨折（マルゲーニュ骨折）
骨盤が垂直に骨折している場合

●症状

転位：下肢とともに上方

変形：骨盤部

下肢長【参考】：外見上は短縮，**転子果長・棘果長は不変**

機能障害：起立・歩行は不能（他動的には，下肢運動は可能） C-2

●固定

3〜5週間：**キャンバス牽引法**，直達牽引法

2〜3週間：体幹・下肢の運動開始

3〜5週間：松葉杖歩行

回復は約10週間

●合併症

ショック：大量の内出血，鼠径部のびまん性内出血

膀胱，尿道損傷：恥骨骨折には膀胱・**尿道損傷**

腸管損傷：腹壁強直，腸管蠕動音消失，腹部膨満感

神経損傷：腰・仙骨神経叢損傷（転位のある片側骨盤骨折），仙骨神経叢損傷（仙骨骨折）

脂肪塞栓症

下肢 問題 Ⅱ 大腿骨骨折

※⑭などは必修問題です．

A. 大腿骨近位端部骨折 ①

【大腿骨頚部骨折】

1. 背臥位で下肢を伸展挙上できる． ⑱ □□□ ×
2. 嵌合骨折では歩行不能である． ⑱ □□□ ×
3. 内転型骨折では下肢長の短縮が少ない． ⑱ □□□ ×
4. 下肢は外旋位をとる． ⑱ □□□ ○
5. 骨折線が垂直に近くなるほど骨癒合は良好である． ⑮ □□□ ×
6. パウエルス｜骨折線が水平線となす角度で分類される． ⑯ □□□
7. 　の分類は▶｜外転型骨折には適用されない． ⑯ □□□ ×
8. 　　　　　｜第2度は骨癒合が良好である． ⑯ □□□ ×
9. 　　　　　｜第3度は嵌合しているものが多い． ⑯ □□□ ×
10. 偽関節になりにくい． ⑲ □□□ ×

【内側骨折】

11. 転倒し大転子部を強打し受傷する． ⑮ □□□ ○
12. 高齢者では介達外力で複合骨折が起こりやすい． ⑲ □□□ ×
13. 高齢者に好発し，骨壊死を起こしやすく，人工骨頭置換術が行われている． ⑳ □□□ ○
14. 外転型骨折が多い． ⑭ □□□ ×
15. 内転型では骨折部に圧迫力が働く． ⑭ □□□ ×
16. 転子果長が短縮する． ⑯ □□□ ×
17. 股関節後方脱臼｜高齢者に好発する． ⑳ □□□ ×
18. 　と同様に▶｜大転子高位が認められる． ⑳ □□□ ○
19. 　　　　　｜転子果長の短縮が認められる． ⑳ □□□ ×
20. 　　　　　｜合併症に阻血性大腿骨骨頭壊死が挙げられる． ⑳ □□□ ○
21. 内転型は転子果長が短縮する． ⑭ □□□ ×
22. 棘果長は短縮する． ⑲ □□□ ○
23. 棘果長に変化はないが，転子果長に短縮がある． ⑰ □□□ ×
24. 下肢は外旋位である． ⑲ □□□ ○
25. 股関節は内旋位となる． ⑳ □□□ ×
26. 軸圧痛は著明である． ⑲ □□□ ○

【参考】股関節の解剖学的特徴

股関節は深い関節窩を有しており，窩の中に大腿骨頭の2/3を入れる．大腿下部は靱帯で補強された関節包で包まれる．大腿骨頚部では頚体角は，125～130°（成人），前捻角は約14°（小児＞高齢者）

II 大腿骨骨折

A. 大腿骨近位端部骨折

◉**分類** A-1

A-1 大腿骨骨頭部骨折

非常にまれ

◉**発生機序**

骨頭の圧迫骨折

股関節脱臼に合併（ダッシュボード損傷）

◉**症状**

股関節部の打撲様症状

疼痛・腫脹による運動障害

A-2 大腿骨頚部骨折

◉**分類**

1. 骨折部位による分類 A-1
2. 骨折型による分類 A-2

1）大腿骨頚部内側骨折

◉**発生機序**

転倒して，大転子部を強打

◉**症状**

機能障害：起立不能，SLR 不可

外転型骨折（嵌合骨折に限る）では**歩行可能なことがある**．

内転転位に比例して，短縮が大きい．

下肢の短縮：**棘果長は短縮，転子果長は不変**

骨折後の肢位：**外旋位**

腫脹：著明ではない．

疼痛：スカルパ三角，**叩打痛，軸圧痛**（叩打部位：**大転子部・踵骨部**）

◉**骨折線と転位** A-3, 4

◉**固定**

期間：12 週間（保存療法）

◉**合併症**

阻血性大腿骨骨頭壊死，偽関節・遷延治癒，認知症，沈下性肺炎，褥瘡，尿路感染

☆治療困難な理由
1. 骨膜性仮骨の形成に欠ける．
2. 骨折による血流障害
3. 力学的不利（パウエルスの分類）
4. 高齢者に多い．

A-1 骨折部位による分類

2）外側骨折
・転子間骨折
・転子貫通骨折

1. 骨頭部骨折

1）内側骨折
・骨頭下骨折
・中間部骨折

3. 大転子単独骨折

4. 小転子単独骨折

2. 頚部骨折
　1）内側骨折
　2）外側骨折

A-2 骨折型による分類

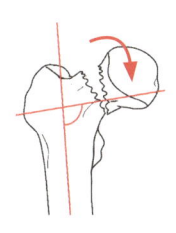

内転型骨折
内反股（**多い**）
下肢の短縮が強い

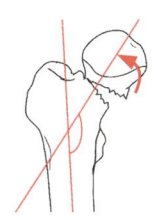

外転型骨折
外反股

※⓮などは必修問題です.

A. 大腿骨近位端骨折 ②

27.	踵部から加えた大腿長軸への介達痛はみられない.	⓱	□□□ ×
28.	大転子部の叩打痛がある.	⓰	□□□ ○
29.	腫脹は著明である.	⓮⓳	□□□ ×
30.	外側骨折に比べて関節周辺の腫脹が著しい.	⓱	□□□ ×
31.	噛合骨折では歩行可能な場合がある.	⓱	□□□ ○
32.	下肢は屈曲・内転・内旋位を呈する.	⓰	□□□ ×
33.	内転骨折では歩行可能である.	⓰	□□□ ×
34.	長期臥床による合併症に留意する.	⑮	□□□ ○
35.	骨頭に血行障害を生じる.	⓮	□□□ ○
36.	屈曲整復法が適応となる.	⓯	□□□ ×

【その他の骨折】

37.	大腿骨転子間骨折では，股関節は内旋位となる.	⑳	□□□ ×
38.	股関節の屈曲を指示したが，左脚は屈曲できなかった. ▶ 左腸腰筋は機能不全筋である.	⑲	□□□ ○
39.	左大殿筋は機能不全筋である.	⑲	□□□ ×
40.	左中殿筋は機能不全筋である.	⑲	□□□ ×
41.	左梨状筋は機能不全筋である.	⑲	□□□ ×

【参考】**ルドルフ症候**

台の上に座り，その状態から股関節が自動的に屈曲できない症状→小転子骨折の疑い.
直角以上は**腸腰筋の収縮**によって起こる.
（右脚：陰性，左脚：陽性）

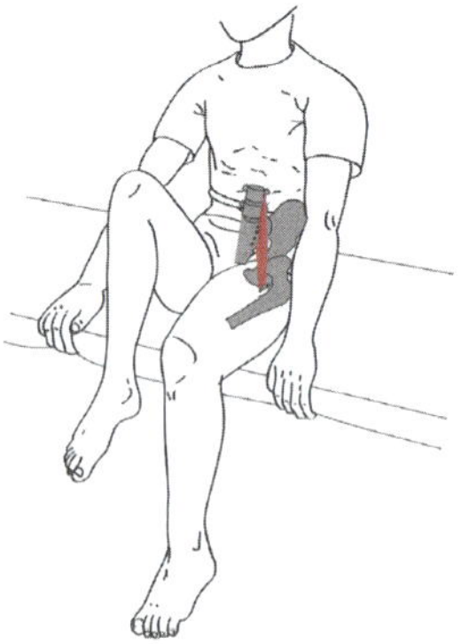

Ⅱ 大腿骨骨折

A-3 ガーデンの分類

ステージ1 不全骨折

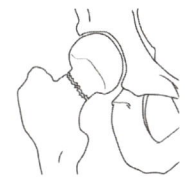

ステージ2 転位のない完全骨折

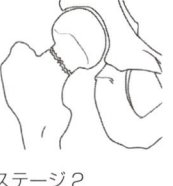

ステージ3 転位が軽度な完全骨折（回転転位 + 遠位が外旋）

ステージ4 転位が高度な完全骨折（遠位が外旋し，前上方に転位）

A-4 パウエルスの分類

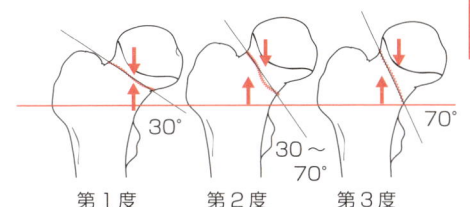

第1度　第2度　第3度

第1度：骨折線30°以下（**骨癒合に有利**）
第2度：30〜70°未満（**骨癒合に不利**）
第3度：70°以上（**骨癒合に不利**）

2) 大腿骨頸部外側骨折

内側骨折に比べて血管分布状況は良好

●**発生機序**

内側骨折と同様

●**症状**

変形：内反股（頸体角の減少）

下肢は短縮，外旋

腫脹：大転子を中心として著明

皮下出血斑：大腿〜殿部

疼痛・圧痛：大転子部

異常可動性：判断しにくい

A-3　大腿骨大転子単独骨折

発生率は低い．

●**発生機序**

直達外力

裂離骨折：中殿筋，小殿筋の急激な収縮

●**症状**

股関節の外転力の低下

●**固定**

肢位：股関節軽度外転位

期間：6週間

●**予後**

骨片転位を放置すると外転力が低下する．

A-4　大腿骨小転子単独骨折

きわめてまれ．成人には発生しない．

●**発生機序**

腸腰筋の生理的範囲を超える牽引力にて発生（骨端線離開）．

下肢　問題 Ⅱ　大腿骨骨折

※⓮などは必修問題です．

B．大腿骨骨幹部骨折

1．高齢者に多い骨折である．　　　　　　　　　　　　　　　　　⓯　□□□ ×
2．小児の治療では将来の過成長を考慮する．　　　　　　　　　　⑮　□□□ ○

【上 1/3 部骨折】

3．近位骨片は外転転位する．　　　　　　　　　　　　　　　　　⑰　□□□ ○
4．近位骨片は屈曲・内転・内旋転位する．　　　　　　　　　　　⑮　□□□ ×
5．遠位骨片は屈曲転位する．　　　　　　　　　　　　　　　　　⑰　□□□ ×

【中 1/3 部骨折】

6．遠位骨片は内転転位する．　　　　　　　　　　　　　　　　　⑰　□□□ ×
7．最も多い．　　　　　　　　　　　　　　　　　　　　　　　　⑮　□□□ ○
8．初検時，骨折部が前外方凸変形する．　　　　　　　　　　　　⑲　□□□ ×

【下 1/3 部骨折】

9．遠位骨片は前方転位する．　　　　　　　　　　　　　　　　　⑰　□□□ ×
10．遠位骨片の後方転位は腓腹筋が関与する．　　　　　　　　　　⑮　□□□ ○

Ⅱ 大腿骨骨折

B. 大腿骨骨幹部骨折

20〜50歳の青壮年（小児にもみられる）

●**発生機序**
直達外力：激突・轢傷・墜落
横骨折か緩い斜骨折
介達外力：屈曲力，捻転力
斜骨折か螺旋状骨折

●**分類と転位** B-1 B-1

●**合併症**
変形治癒，下肢短縮，膝関節拘縮，偽関節・遷延治癒

●**予後**
一般的に予後不良
ショック

> ☆短縮転位は 3cm 未満にとどめる．
> （**小児** の場合は 1cm 程度の短縮転位を残す：**過成長**を考慮）

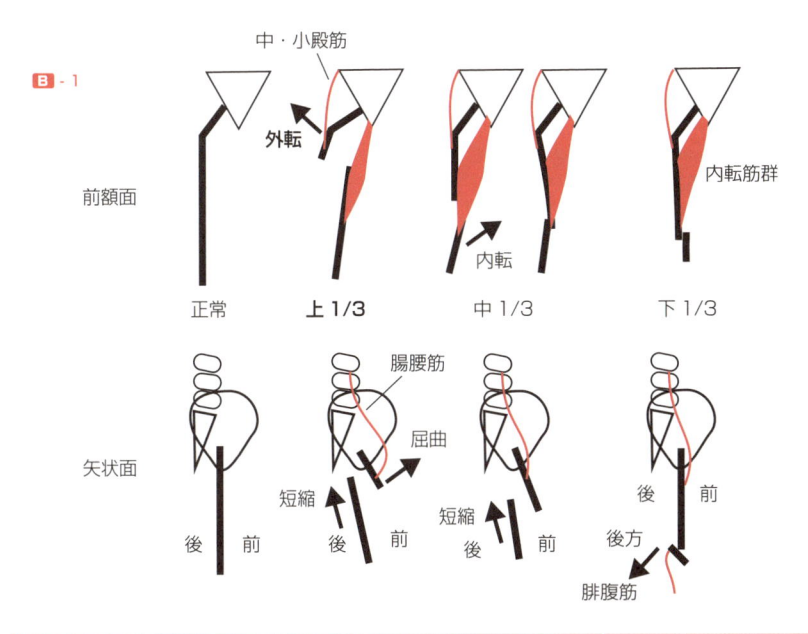

B-1

前額面：正常／上1/3／中1/3／下1/3
（中・小殿筋、外転、内転、内転筋群）

矢状面：腸腰筋、屈曲、短縮、腓腹筋

B-1	上1/3部骨折	中1/3骨折（最多）	下1/3骨折
近位骨片	屈曲：腸腰筋		
	外転：中・小殿筋	**内転**	中間位
	外旋：大殿筋 外旋筋群	内転筋 ☆内転筋と外転筋が釣り合う場合は中間位	
遠位骨片	**内上後方**：内転筋群	後上方 短縮　ハムストリングス	**後方** 短縮　**腓腹筋** ハムストリングス

※⓮などは必修問題です.

C. 大腿骨遠位端部骨折

【大腿骨顆上骨折】

1．屈曲型の遠位骨片転位はヒラメ筋が関与する.　⑰ □□□ ×

2．屈曲型の遠位骨片は前方に転位する.　⑳ □□□ ×

3．屈曲型の遠位骨片は前上方に転位する.　⑯ □□□ ×

【大腿骨遠位骨端線離開】

4．ソルター・ハリス分類のII型が多い.　⑯ □□□ ○

5．伸展型では近位骨片による膝窩動脈損傷に注意する.　⑯ □□□ ○

6．成長障害に留意する.　⑯ □□□ ○

【大腿骨顆部骨折】

7．関節内骨折である.　⑯ □□□ ○

8．関節血腫が高度である.　⑯ □□□ ○

9．関節機能障害を残しやすい.　⑯ □□□ ○

【大腿骨外顆骨折】

10．Q角が増大する.　⑭ □□□ ○

11．内反膝を呈する.　⑯ □□□ ×

12．外反膝を呈する.　⑳ □□□ ○

Ⅱ 大腿骨骨折

C. 大腿骨遠位端部骨折

●分類 C-1

C-1

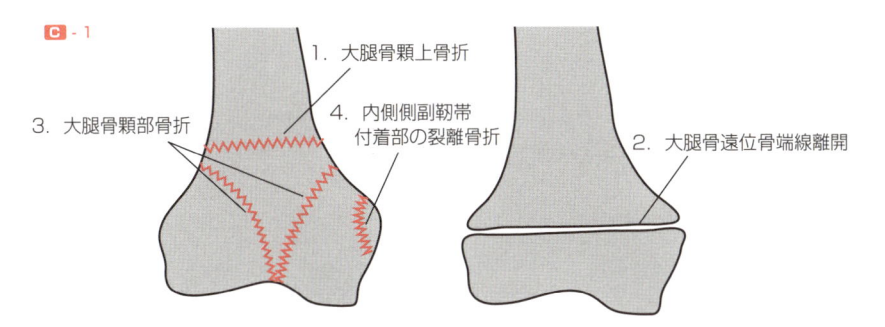

1. 大腿骨顆上骨折
3. 大腿骨顆部骨折
4. 内側側副靱帯付着部の裂離骨折
2. 大腿骨遠位骨端線離開

C-1 大腿骨顆上骨折

●分類 C-1

●発生機序 C-1 C-2

直達外力：事故，スポーツ（遠位部を強打）

介達外力：屈伸や捻転の強制
（高齢者は膝屈曲位で転倒して発生）

●症状

一般外傷症状

腫脹：関節血腫（大腿骨遠位）

変形：前後の増大，下肢径の短縮

C-2
脛骨神経・膝窩動脈
大腿四頭筋
屈曲型　　伸展型

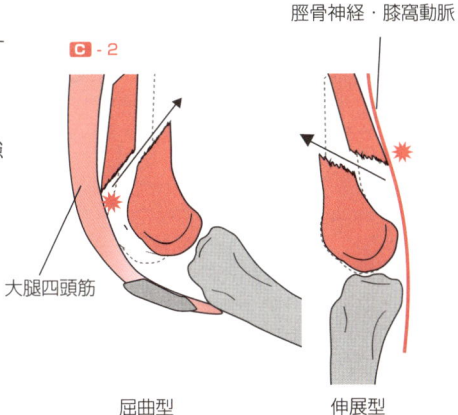

☆膝窩部に著明に拍動する血腫がある場合，膝窩動脈断裂の疑い.

C-1 大腿骨顆上骨折

		屈曲型骨折	伸展型骨折
骨折線		前方〜後上方	後方〜前上方
転位	近位骨片	前内方　大内転筋　大腿四頭筋	後方
	遠位骨片	**後方**　**腓腹筋**	**前方**
		短縮（騎乗転位）	
合併症		**大腿伸筋群損傷**　前方関節包損傷	**膝窩動脈・神経損傷**　後方関節包損傷

PART 1 骨折

Ⅱ 大腿骨骨折

C-2 大腿骨遠位骨端線離開

8〜10歳の小児に多い．

●**発生機序** C-2 C-3

交通事故，スポーツ外傷，高所からの転落

●**症状**

腫脹・疼痛：膝関節部を中心に著明

機能障害：膝関節運動不能

変形：**ソルター・ハリスⅡ型が多い**．
C-4

●**合併症**

膝窩動脈損傷（伸展型）

成長障害

C-3

屈曲型　　　伸展型　　　外転型

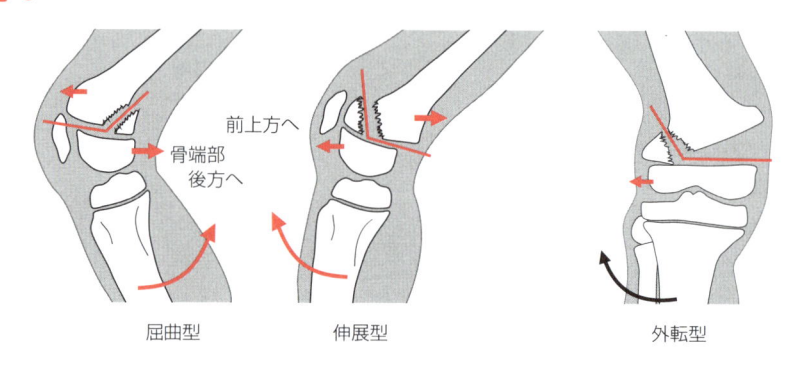

C-2　遠位骨端線離開

		屈曲型	伸展型	外転型
発生機序	肢位（膝関節）	屈曲位	伸展位	伸展位
	外力	大腿骨顆部に前方からの外力	大腿骨遠位部に前方からの外力	大腿骨遠位部に外側からの外力
転位	大腿骨遠位骨幹端	前方	後方	外方転位（三角形状の骨幹端の骨片）
	骨端部	**後方**	**前上方**	
固定	膝関節	伸展位	90°屈曲位	伸展位または軽度屈曲位

C-4　ソルター・ハリスⅡ型

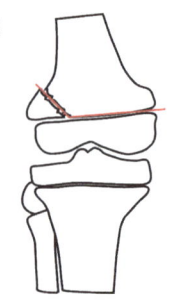

Ⅱ 大腿骨骨折

C-3 大腿骨顆部骨折

関節内骨折

●**発生機序**

直達外力：膝関節鈍角位で外力

介達外力：膝関節伸展位で軸圧

●**固定**

転位のないもの：5〜6週間の副子固定．
関節間隙の不整合の有無に注意

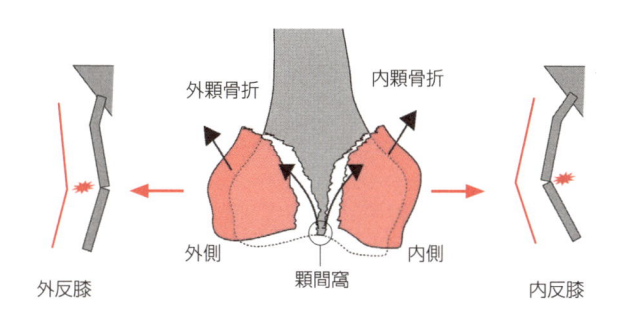

	外顆骨折	内顆骨折
腫脹	関節部に著明（**関節内血腫が高度**）	
骨折線	顆間窩より斜外上方	顆間窩より斜内上方
転位	外上方	内上方
Q角	**増大**	減少
変形	**外反膝**	内反膝
整復	膝内転位で内下方に直圧	膝外転位で外下方に直圧

C-4 内側側副靭帯付着部の裂離骨折

●**発生機序**

膝関節の外転・外旋の強制で発生

内側半月の損傷

●**症状**

限局性圧痛

内側側副靭帯損傷（MCL）と同様の症状

膝関節の側方動揺性（外転）

●**治療**

膝関節軽度屈曲内転位で固定

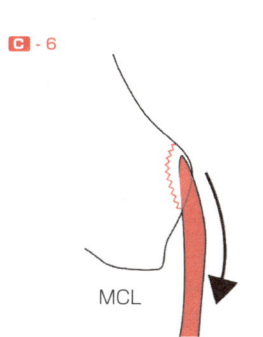

※⓮などは必修問題です．

A. 膝蓋骨の骨折

【膝蓋骨骨折】

1．介達外力では縦骨折となる． ⑰⑱ □□□ ×
2．裂離骨折が多い． ⑱ □□□ ×
3．開放骨折が多い． ⑱ □□□ ×
4．延長転位の著明な横骨折は転子果長が短縮する． ⑭ □□□ ×
5．軽度の腱膜損傷では転位が小さい． ⑰ □□□ ○
6．膝関節伸展位で固定する． ⑰ □□□ ×
7．転位が大きい時には手術を行う． ⑰ □□□ ○
8．分裂膝蓋骨との鑑別が必要である． ⑱ □□□ ○

【分裂膝蓋骨】

9．分裂膝蓋骨は外上方に認めることが多い． ⑳ □□□ ○

【参考】（剪断性）骨軟骨骨折の発生機序

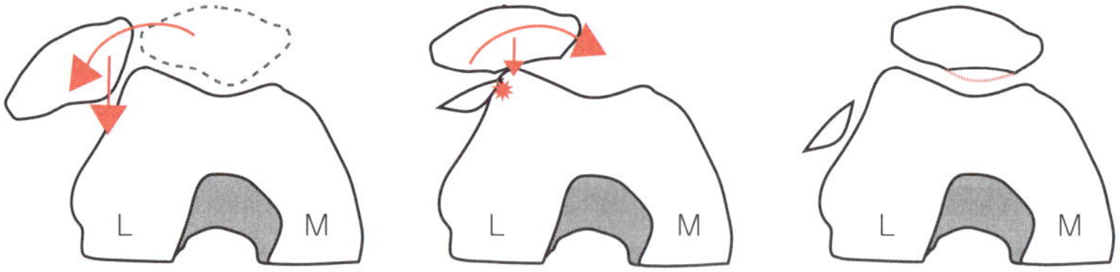

膝関節屈曲位で回旋　大腿四頭筋の圧迫による　外側に骨片が残存

Ⅲ 膝の骨折

A. 膝蓋骨の骨折

A-1 膝蓋骨骨折

●分類 A-1

A-1

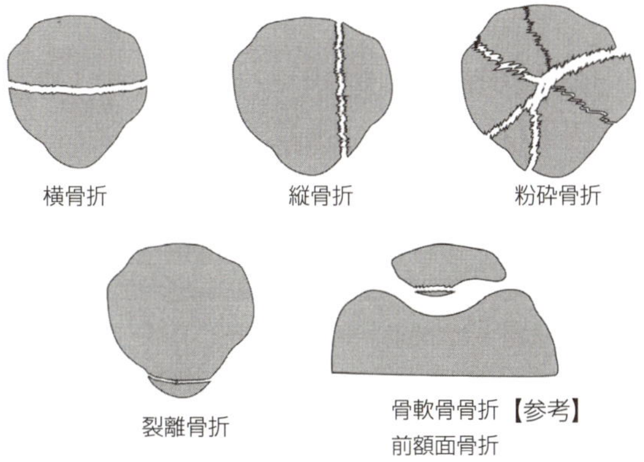

横骨折　縦骨折　粉砕骨折

裂離骨折　骨軟骨骨折【参考】前額面骨折

●発生機序

直達外力（多い）：横骨折，縦骨折，粉砕骨折

介達外力：横骨折（大腿四頭筋の牽引）

●症状

転位：**膝蓋腱膜**が断裂すると上方に強く離開

腫脹・疼痛：限局性圧痛

陥凹を触知：膝蓋腱膜断裂の合併

機能障害：膝関節伸展障害（完全断裂）

開放骨折は少ない．

●固定

転位軽度な場合：**膝関節軽度屈曲位**

転位重度な場合：**観血療法**

●合併症

膝関節拘縮：長期固定による．

分裂膝蓋骨との鑑別を要す．

A-2 分裂膝蓋骨

先天的に膝蓋骨が2つ以上に分裂しているもの

無症状が多いが，スポーツや打撲を契機に有痛性となることがある（有痛性分裂膝蓋骨）．

12～16歳頃に疼痛発現（男＞女）

●分類 A-2

A-2 分裂膝蓋骨の分類

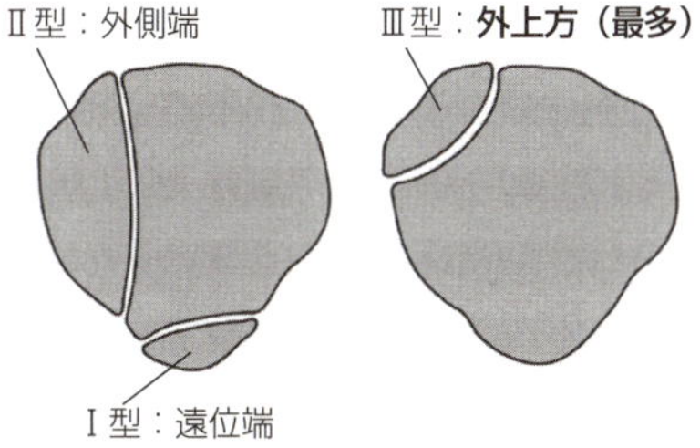

Ⅱ型：外側端　　Ⅲ型：**外上方（最多）**

Ⅰ型：遠位端
（右側の膝蓋骨を前額面よりみる）

●症状

疼痛：分裂部に一致した圧痛と叩打痛，運動痛

膝蓋骨の上外側が膨隆

安静時痛はない．

●治療

スポーツ活動の休止

安静後に大腿四頭筋ストレッチング

下肢 問題 Ⅳ 下腿骨骨折

※⓮などは必修問題です．

A. 下腿骨近位端部骨折

【脛骨顆部骨折】
1．脛骨関節面の陥没程度が治療上重要である． ⑮ □□□ ○
2．両顆骨折は高所からの転落が原因である． ⑱ □□□ ○
3．脛骨近位部は偽関節になりにくい． ⓳ □□□ ○

【脛骨外顆骨折】
4．合併症として腓骨頭骨折がある． ⑮ □□□ ○
5．内側側副靭帯の断裂に注意する． ⑮ □□□ ○

【脛骨内顆骨折】
6．Q角が増大する． ⑭ □□□ ×
7．外反膝変形がみられる． ⑮ □□□ ×

【その他の骨折】
8．腓骨頭粉砕骨折はQ角が増大する． ⑭ □□□ ×
9．脛骨顆間隆起骨折は ▶ 膝蓋腱の牽引が原因である． ⑱ □□□ ×
10． 前方への不安定性がみられる． ⑳ □□□ ○
11．脛骨粗面骨折は大腿四頭筋の牽引力が原因である． ⑱ □□□ ○
12．腓骨単独骨折は大腿二頭筋の牽引力が原因である． ⑱ □□□ ○

IV 下腿骨骨折

A. 下腿骨近位端部骨折

A-1 脛骨顆部骨折

● **分類** A-1

● **発生機序**

高所からの墜落：垂直の圧挫外傷により脛骨の縦軸に衝撃

● **症状**

骨折線：脛骨近位端のほぼ中央を貫通

腫脹：膝関節（関節内出血と顆部からの出血）

変形：下腿軸は骨折側に偏位

動揺：側方への動揺性，**反対側の側副靱帯の断裂**

● **固定**

期間：7～8週間

徐々に機能回復訓練

A-1 脛骨顆部骨折の発生機序

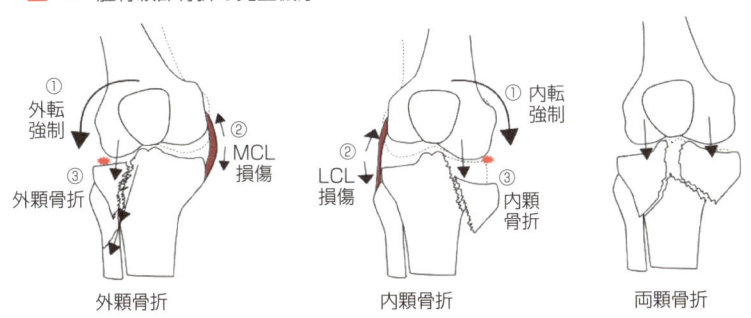

（外顆骨折：①外転強制、②MCL損傷、③外顆骨折）
（内顆骨折：①内転強制、②LCL損傷、③内顆骨折）
（両顆骨折）

A-1	外顆骨折	内顆骨折	両顆骨折
発生機序	外転位を強制（**腓骨頭骨折**）	内転位を強制	同時に衝撃（**高所からの転落**）
骨折線	外下方	内下方	―
転位	外下方	内下方	―
腫脹	膝関節（関節内出血と顆部からの出血）		―
変形	**外反膝**	**内反膝**	―
動揺性	**MCL損傷**	LCL損傷	―
Q角	増大	減少	―

A-2 脛骨顆間隆起骨折

10歳前後の小児に多い．

● **発生機序** A-2

転倒，交通事故：膝関節屈曲位で大腿に衝撃

● **症状**

腫脹：膝関節，関節血腫

運動制限（骨片が嵌頓）

前方への動揺性（引き出しテスト）

● **固定**

転位軽度の場合
　肢位：膝関節軽度屈曲位
　期間：4～8週間

転位重度の場合：観血療法

Ⅳ 下腿骨骨折

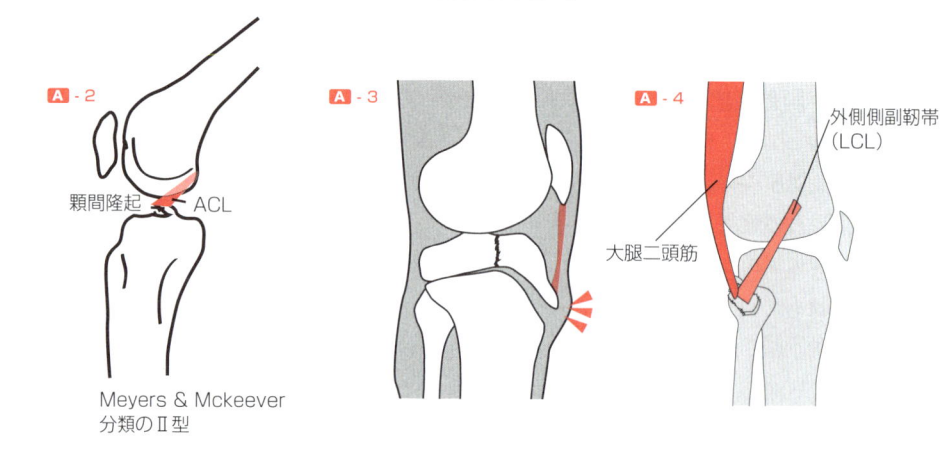

A-2 顆間隆起 ACL
Meyers & Mckeever 分類のⅡ型

A-3

A-4 外側側副靭帯（LCL）　大腿二頭筋

A-3 脛骨粗面骨折

13〜18歳の男子に多い．

◉**発生機序** A-3

大腿四頭筋の強力な牽引力

スポーツ外傷

◉**症状**

機能障害：膝関節伸展力が減弱

変形：脛骨粗面部に異常隆起

◉**鑑別**

オスグット・シュラッター病

◉**整復**

膝関節伸展位（大腿四頭筋を弛緩）で，骨片を下方に圧迫

◉**固定**

肢位：膝関節伸展位

範囲：大腿近位端〜足MTP関節手前

A-4 腓骨頭単独骨折

◉**発生機序** A-4

・膝関節の外転強制

脛骨外顆骨折に合併し，単独骨折はまれ

・膝関節の内転強制

外側側副靭帯および**大腿二頭筋の牽引**による．

◉**固定**

転位のない，軽度の場合

膝関節軽度屈曲位

大腿中央〜足MP関節手前

◉**合併症**

腓骨神経麻痺

IV 下腿骨骨折

B. 下腿骨骨幹部骨折

B-1 脛骨単独骨折と脛腓両骨骨折

脛骨単独骨折＞脛腓両骨骨折

脛骨中・下1/3境界部が多い． B-1

開放性骨折になりやすい．

骨癒合しにくい．

斜骨折では**反張下腿**などの変形を残しやすい．

●発生機序

直達外力：交通事故など

介達外力：スポーツ活動での転倒，足部を固定したまま体幹の捻転

●症状

骨折線の高さ B-2

直達外力：骨折部位はほとんど**同高位**
（凹側に楔状骨片）

介達外力：骨折部位は高さが変わる．

骨折部は屈曲転位：**前方凹の反張下腿型屈曲が多い** B-3

小児：不全骨折（骨膜下骨折）

閉鎖性骨折では腫脹が強い．高度なものは皮膚が光沢を帯び，水疱形成．

B-1

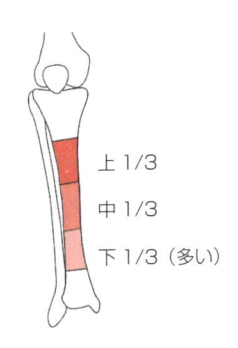

上1/3
中1/3
下1/3（多い）

●固定

大腿後面中央部〜足MP関節手前

膝関節軽度屈曲位，足関節軽度底屈位

期間：8〜10週間（中・下1/3境界部では12週間）

PTBによる固定（次頁【参考】1）

●後遺症

変形治癒

反張下腿，外反・**内反下腿**（特に**斜骨折**は**転子果長の短縮**の整復固定が困難なため）

関節拘縮：長期固定による

B-2 骨折線の高さ

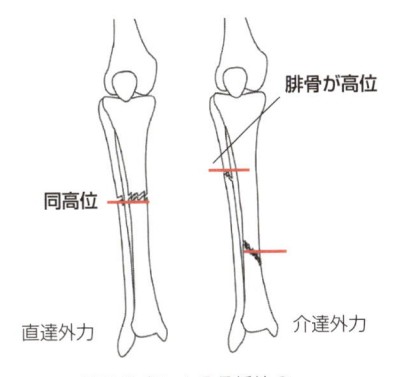

腓骨が高位
同高位
直達外力　介達外力

発生機序による骨折線の
高さの違い

B-3 定型的転位

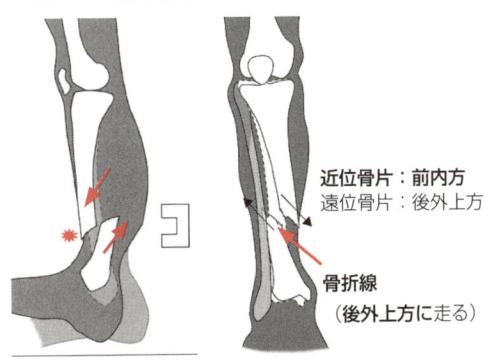

近位骨片：前内方
遠位骨片：後外上方

骨折線
（後外上方に走る）

定型的転位
骨折線は**前内方〜後外上方**に走行

※⓮などは必修問題です.

B. 下腿骨骨幹部骨折

【下腿骨骨幹部両骨骨折】

1. 中・下 1/3 境界部に好発する. ⑮ □□□ ○
2. 直達外力では両骨の骨折部はほぼ同高位となる. ⑮ □□□ ○
3. 介達外力による螺旋状骨折では脛骨骨折部が高位となる. ⑮ □□□ ×
4. 初検時，骨折部が前外方凸変形する. ⑲ □□□ ×
5. 定型的骨折では▶ 骨折線は前内方から後外上方に走る. ⑮ □□□ ○
6. 　　　　　　　　 転子果長が短縮する. ⑭ □□□ ○
7. 長期免荷すると筋萎縮となる. ⑱ □□□ ○
8. 総腓骨神経麻痺を合併するのは直達外力で発生した腓骨下 1/3 骨折である. ⑭ □□□ ×
9. 下 1/3 骨幹部骨折はQ角が増大する. ⑭ □□□ ×
10. 中・下 1/3 境界部骨折は無腐性骨壊死になりにくい. ⓯ □□□ ○
11. PTB ギプス固定は持続的な牽引力が加わる. ⓯ □□□ ×
12. 尖足位拘縮を合併するのは足関節屈曲（底屈）位固定の継続が要因である. ⑭ □□□ ○
13. 内反変形を合併するのは脛骨単独の斜骨折が要因である. ⑭ □□□ ○
14. 膝関節拘縮を合併するのは PTB ギプスによる荷重歩行が要因である. ⑭ □□□ ×
15. 上・中 1/3 境界部は遷延治癒となる. ⑱ □□□ ×
16. 斜骨折は変形治癒となる. ⑱ □□□ ○
17. 初期固定を良肢位としない. ⑱ □□□ ○
18. 長期固定は関節拘縮となる. ⑱ □□□ ○

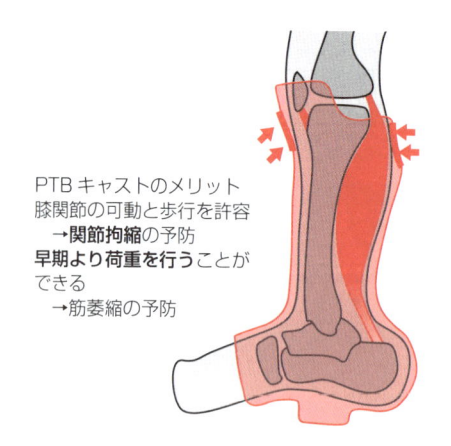

【参考】1　PTB キャスト

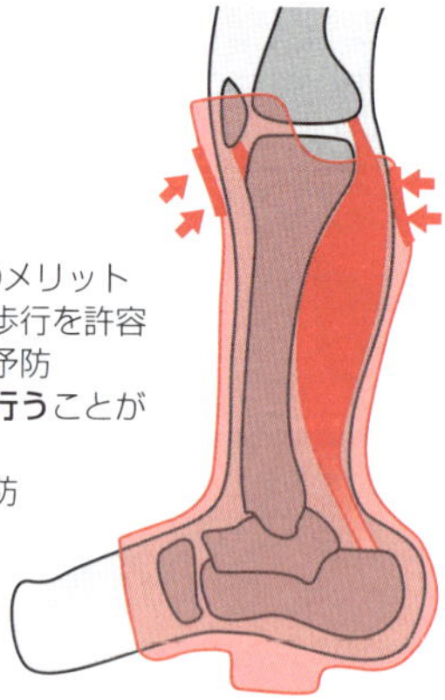

PTB キャストのメリット
膝関節の可動と歩行を許容
　→**関節拘縮**の予防
早期より荷重を行うことができる
　→筋萎縮の予防

【参考】2　中・下 1/3 境界部骨折難治の理由

1. 脛骨の解剖学的特異性
　（ア）海綿骨が欠除
　（イ）栄養血管分布が乏しい
　　　→偽関節・遷延治癒（骨壊死はない）
　（ウ）被覆軟部組織が薄い
　　　→開放性骨折
2. 脛骨の部位的特殊性
　（ア）荷重部位→機能障害

Ⅳ 下腿骨骨折

足関節の尖足位拘縮（底屈位固定，腓腹筋損傷，総腓骨神経麻痺）

遷延治癒・偽関節

中・下 1/3 境界部は癒合が遅れる．

【参考】2

筋萎縮・慢性浮腫など

B-2　腓骨骨幹部単独骨折

転位は少ない（脛骨が副子となる）

●発生機序

直達外力（キック）：横骨折・緩い斜骨折

●症状

転位：一般に軽度

腫脹・圧痛：局所

歩行可能なものが多い

●固定

大腿後面中央部〜足 MP 関節手前

膝関節軽度屈曲位，足関節軽度底屈位

腫脹消退後：装具固定

●後遺症　B-4

まれに総腓骨神経麻痺：下垂足となる．

B-3　下腿骨果上骨折

本骨折は過去に出題がない．

B-4　下腿骨疲労骨折

スポーツ障害

脛骨が多い（疲労骨折の中で最多）

10 歳代に多い．

●分類　B-5

●発生機序

反復性の衝撃力

筋疲労による衝撃力軽減作用の低下

筋の反復性収縮による牽引力

●症状

疼痛：限局性圧痛

画像：2〜3 週間後に骨皮質の肥厚

☆初期では X 線像に異常を認めないため，骨折部の限局性圧痛が鑑別に重要（2〜3 週間で X 線像に変化）

●治療

スポーツの休止（3 週間程度）

一般に 5〜6 週間後で復帰

B-4　総腓骨神経の走行

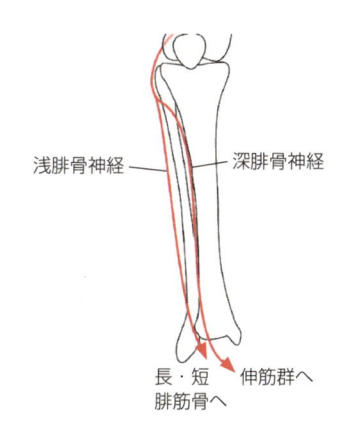

浅腓骨神経　深腓骨神経

長・短腓骨筋へ　伸筋群へ

B-5　下腿骨疲労骨折の分類

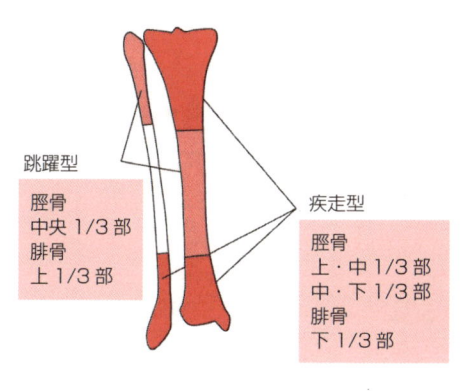

跳躍型
脛骨 中央 1/3 部
腓骨 上 1/3 部

疾走型
脛骨 上・中 1/3 部 中・下 1/3 部
腓骨 下 1/3 部

下肢 問題 Ⅳ 下腿骨骨折

※⑭などは必修問題です．

C. 下腿骨遠位端部骨折

【果部骨折】

1. 外転型では前距腓靱帯断裂を伴うことが多い． ⑭ □□□ ×
2. 内転型の足部変形は軽度のことが多い． ⑭ □□□ ○
3. ポット骨折は短腓骨筋が発症に関与する． ⑳ □□□ ×
4. コットン骨折は脛腓靱帯の裂離骨折である． ⑭ □□□ ×
5. 脛骨後縁部骨折は足関節伸展（背屈）強制で発生しやすい． ⑭ □□□ ×
6. 初期固定を良肢位としない． ⑱ □□□ ○

【参考】1　ラウゲ・ハンセン分類に用いられる用語

	受傷時の肢位	距骨の動き
PA	回内 pronation	外転 abduction
SA	回外 supination	内転 adduction
PE	回内 pronation	外旋 external-rotation
SE	回外 supination	外旋 external-rotation

☆内転型では外転型に比べて症状が**軽度**となる．

【参考】2　ラウゲ・ハンセン分類

	PA（回内・外転損傷）	SA（回外・内転損傷）	PE（回内・外旋損傷）	SE（回外・外旋損傷）
ステージ1	三角靱帯断裂か内果横骨折	外側靱帯断裂か外果横骨折（靱帯結合部の遠位）	三角靱帯断裂か内果横骨折	前脛腓靱帯断裂か裂離骨折
ステージ2	前・後脛腓靱帯断裂か後果裂離骨折	内果斜骨折	前脛腓靱帯断裂か裂離骨折	外果斜骨折（靱帯結合部の近位）
ステージ3	腓骨横骨折（靱帯結合部の近位）外側に第3骨片を伴う．	―	腓骨骨幹部螺旋骨折（靱帯結合部より近位）	後脛腓靱帯断裂か後果骨折
ステージ4	―	―	後脛腓靱帯断裂か後果裂離骨折	三角靱帯断裂か後果骨折
骨折名	―	―	ポット骨折 デュプイトラン骨折 チロー骨折	コットン骨折

IV 下腿骨骨折

C. 下腿骨遠位端部骨折

C-1 果部骨折

●分類

部位による分類：内果骨折，外果骨折，両果骨折，後果骨折

発生機序による分類：外転型骨折，内転型骨折

従来用いられた分類　C-1

最近用いられる分類：ラウゲ・ハンセン分類【参考】1, 2

C-1	ポット骨折	デュプイトラン骨折	チロー骨折	コットン骨折
発生機序	回内・外旋損傷			回外・外旋損傷
損傷1	**三角靱帯の断裂**	**内果骨折**	**内果骨折か三角靱帯断裂**	外果骨折
損傷2	遠位脛腓靱帯の離開（距骨の外転）		脛骨外縁での裂離骨折	内果骨折
損傷3	腓骨骨幹部骨折		───	脛骨後縁（前縁）骨折

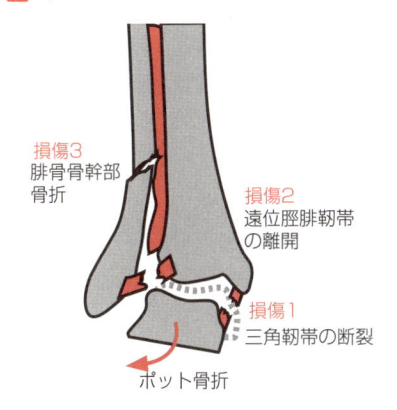

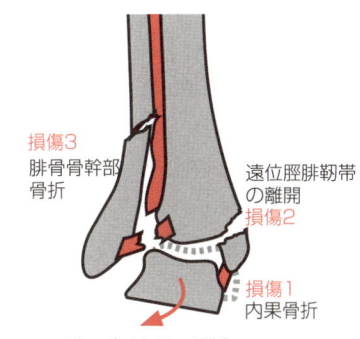

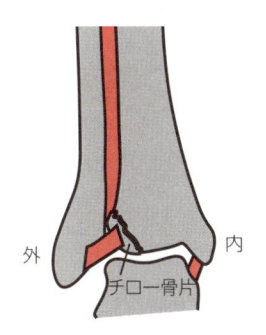

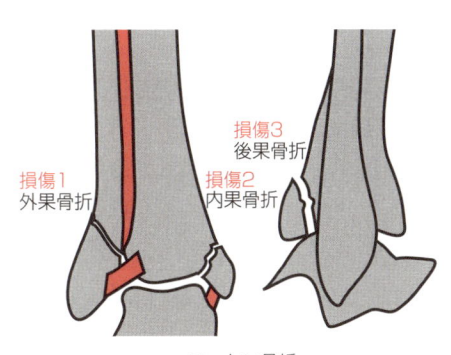

問題 V　足部・足指の骨折

※⓮などは必修問題です.

A. 足根骨骨折

【距骨骨折】

1．頚部骨折が最も多い.　⑭ □□□ ○
2．高所からの落下による受傷機序は体部骨折と踵骨骨折は共通する.　⑭ □□□ ○
3．筋の牽引力による延長転位は踵骨骨折に共通する.　⑭ □□□ ×
4．頚部骨折は高齢者に好発し，骨壊死を起こしやすく，人工骨頭置換術が行われている .　⑳ □□□ ×
5．頚部骨折は偽関節になりにくい.　⓳ □□□ ×
6．血行不良による骨壊死は踵骨骨折に共通する.　⑭ □□□ ×
7．ナウマン症候は距骨骨折でみられる.　⑳ □□□ ○
8．後方転位によるナウマン症候は踵骨骨折に共通する.　⑭ □□□ ×
9．距骨頭部の壊死を合併する.　⑭ □□□ ×

【踵骨骨折】

10．足根骨骨折で最も頻度が高い.　⑮ □□□ ○
11．ナウマン症候は踵骨骨折でみられる.　⑮ □□□ ×
12．鴨嘴状骨折はアキレス腱による裂離骨折である.　⑮ □□□ ○

【その他の骨折】

13．足舟状骨骨折は短腓骨筋が発症に関与する.　⓴ □□□ ×

後脛骨筋によって裂離骨折が生じる部位は▶

14．第１中足骨骨頭部である.　⑲ □□□ ×
15．舟状骨粗面部である.　⑲ □□□ ○
16．内果部である.　⑲ □□□ ×
17．距骨後突起部である.　⑲ □□□ ×

V 足部・足指の骨折

A. 足根骨骨折

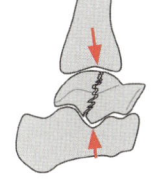

A-1 距骨骨折

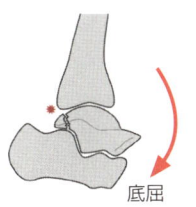

比較的まれ

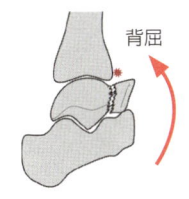

●分類 A-1 表A-1

図A-1

① **頚部骨折（最多）** 背屈
② 体部骨折
③ 後突起骨折 底屈

表A-1	頚部骨折	体部骨折	後突起骨折
特徴	偽関節が最も多い	高所よりの落下	─
発生機序	足関節の伸展（背屈）強制	脛骨と踵骨間で圧迫	足関節の屈曲（底屈）強制
転位	頚部は舟状骨とともに背側転位	後部骨片は後方転位	骨片は後方転位
固定	4～5週間　足関節底屈位 8週まで　足関節直角位	3～4週間　足関節背屈位 7～8週まで　足関節直角位	4～5週間　足関節軽度背屈位

●症状

神経麻痺：脛骨神経麻痺（足底の感覚鈍麻）

☆ナウマン症候 図A-2：骨片が後方転位する場合（長母指屈筋腱が牽引→足の第1指は直角に屈曲）

●予後

機能障害の後遺

変形性関節症

体部の阻血性壊死：偽関節のリスク

図A-2

長母指屈筋腱

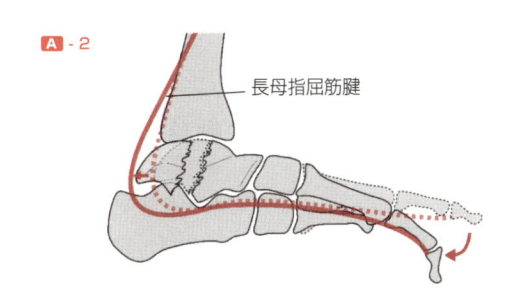

V　足部・足指の骨折

A-2　踵骨骨折

足根骨中で最大の骨で，**発生頻度は最多**

● 分類　A-3

関節外骨折

鴨嘴状骨折：**アキレス腱**による裂離骨折

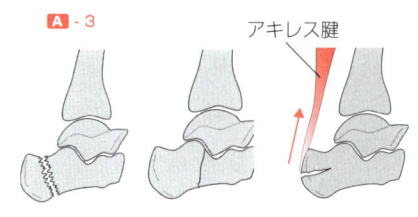

関節内骨折

A-3

踵骨隆起骨折　踵骨体部骨折　水平骨折（**鴨嘴状骨折**）

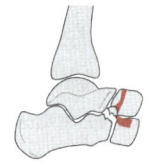

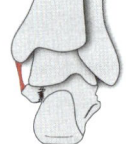

前方突起骨折　載距突起骨折

● 発生機序

直達外力：**高所よりの飛び降り**

（椎体圧迫骨折の合併に注意）

介達外力：アキレス腱の牽引力

● 症状

機能障害：立位不可

足の底屈制限（踵骨体部と隆起部の骨性連結が断たれたもの）

腫脹：踵骨部～足関節部

皮下出血斑：踵骨両側～足底

疼痛：屈伸運動は可能．関節内骨折の場合は回内・外運動で激痛

ベーラー角 A-4：減少する

● 固定

骨折部が関節内・外かの判断が重要

A-4　ベーラー角

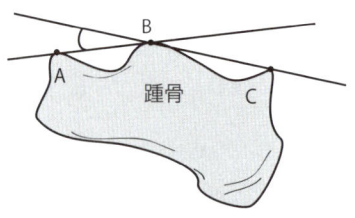

踵骨の前方突起（A）と後関節面（B）を通る線と，踵骨隆起（C）と後関節面を通る線のなす角度（正常：20 ～ 40°）

＜関節外骨折＞

大腿中央～MTP関節

3 ～ 4 週まで足関節底屈位

6 週まで良肢位固定，固定除去

その後：足底挿板

＜関節内骨折＞

下腿中央～MTP関節手前

☆留意が必要なポイント
足底の筋・靱帯の機能低下
足部の慢性浮腫
足部疼痛の軽減

● 予後

荷重痛の残存

変形治癒：横径増大，外傷性扁平足

腓骨筋腱腱鞘炎

変形性関節症

慢性浮腫

　ズデック骨萎縮

　アキレス腱周囲炎

A-3　舟状骨骨折

● 分類

舟状骨体部骨折

舟状骨粗面部骨折：**後脛骨筋による裂離骨折**

V 足部・足指の骨折

A-5 足根骨と軸圧痛

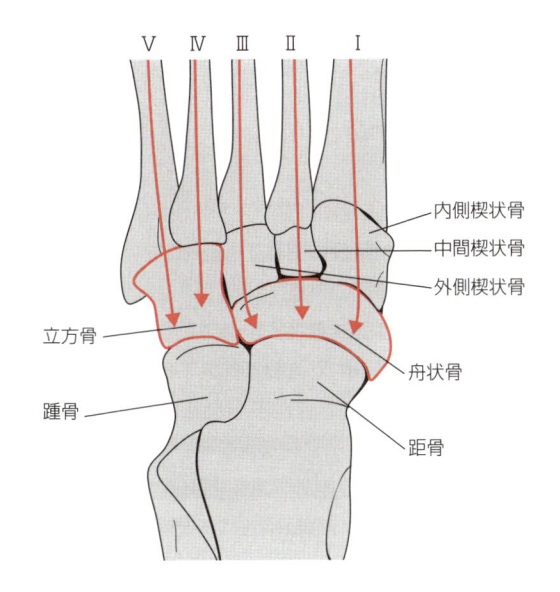

●**発生機序**
介達外力

●**症状**
腫脹：舟状骨部
介達痛：第1〜3中足骨　A-5
機能障害：歩行困難（踵接地歩行は可能），足の回内・外運動障害

●**鑑別**
有痛性外脛骨，第1ケーラー病

●**固定**
下腿近位端〜足MTP関節手前

●**予後**
外傷性扁平足：難治性の足痛

A-4 立方骨骨折

●**発生機序**
直達外力：粉砕骨折，縦骨折，骨片骨折

☆まれにリスフラン関節脱臼を合併
介達外力：中足骨と踵骨に挟まれて発生

●**症状**
腫脹
介達痛：第4〜5中足骨　A-5
限局性圧痛
変形：前足部（損傷が強い，リスフラン関節脱臼）
機能障害：回内・外運動制限

A-5 楔状骨骨折

●**発生機序**
直達外力：中足骨基底部骨折や舟状骨骨折を伴うリスフラン関節分散脱臼
介達外力：リスフラン関節脱臼

●**症状**
舟状骨骨折に類似

下肢 問題 Ⅴ 足部・足指の骨折

※⑭などは必修問題です．

B. 中足骨骨折

1. 開放性骨折が多い． ⑱ □□□ ○
2. 脛腓靱帯の牽引で下駄骨折が発生する． ⑱ □□□ ×
3. 下駄骨折は短腓骨筋が発症に関与する． ⑳ □□□ ○
4. 第2中足骨骨折をジョーンズ骨折という． ⑱ □□□ ×
5. 第2中足骨骨幹部骨折は短腓骨筋が発症に関与する． ⑳ □□□ ×
6. 第5中足骨の裂離骨折は軋轢音を触知できる． ⑰ □□□ ×
7. 第5中足骨の近位骨幹端疲労骨折は屈曲整復法が適応となる． ⑮ □□□ ×
8. 第5中足骨の基部裂離骨折は足関節の内反強制で外果下部の裂隙が拡大する． ⑳ □□□ ×
9. 足底挿板が有用である． ⑱ □□□ ○

C. 足指骨骨折

1. 第5指に発生しやすい． ⑯ □□□ ×
2. 直達外力で発生しやすい． ⑯ □□□ ○
3. 骨片転位はわずかである． ⑯ □□□ ○
4. 骨癒合が遷延しやすい． ⑯ □□□ ○

B. 中足骨骨折

●分類 B-1
骨幹部骨折
第5中足骨基部裂離骨折（下駄骨折）
疲労骨折
・第2・3中足骨骨幹部骨折（行軍骨折）
・第5中足骨近位骨幹部骨折（ジョーンズ骨折）

B-1 骨幹部骨折
●発生機序
直達外力：重量物の落下など
横骨折
開放性骨折になりやすい．
多発骨折（2つ以上の骨が骨折）

●症状
疼痛：限局性圧痛，荷重痛，軸圧痛
腫脹
変形：前足部の横径増大

●治療：足底挿板が有用
●固定
転位軽度の場合
範囲：下腿下部から足尖部

B-2 第5中足骨基部裂離骨折（下駄骨折）
●発生機序
介達外力：内がえし（急激な**短腓骨筋**の収縮）
●症状
骨折線は第4・5中足骨骨間関節には入らない．

B-3 中足骨骨幹部骨折（行軍骨折）
●発生機序
長期間の歩行，ランニングなど
●好発部位
第2・3中足骨の骨幹部
（第1中足骨は少ない）

B-1

ダンサー骨折
行軍骨折
ジョーンズ骨折
下駄骨折
短腓骨筋
外側楔状骨
内側楔状骨
立方骨
舟状骨
中間楔状骨
踵骨
距骨

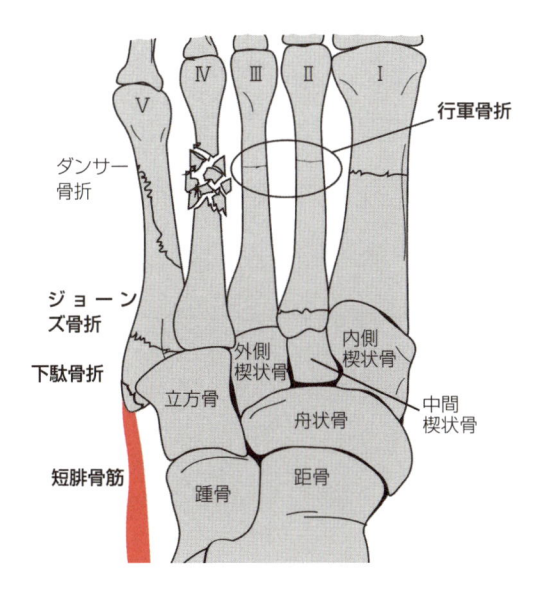

●症状

初期にはX線像上で骨折線がはっきりしないことが多い.

B-4　第5中足骨近位骨幹部骨折（ジョーンズ骨折）

第5中足骨近位骨幹部の骨折

●発生機序

内反底屈強制で発生することもある．
大抵はオーバーユースが原因である．

☆疲労骨折では中足骨部の疼痛が主症状

☆固定期間
下駄骨折：4〜5週間
ジョーンズ骨折：8〜12週間
ダンサー骨折：6〜12週間

C. 足指骨骨折

●発生機序
直達外力：重量物の落下（多い）
介達外力：つまずいて発生（足尖から衝撃）

●好発部位
第1指の基節骨，末節骨

●症状
腫脹：限局性圧痛

荷重痛：長軸圧痛
転位はわずかである．
（高度な骨折）
変形，異常可動性，軋轢音

☆基節骨骨幹部骨折（特に第1指）では遠位骨片は足背転位（**足底凸**）となる．

●予後
基節骨骨折（特に第1・2指）では足底凸変形が残存すると荷重歩行障害
高度な骨折では，骨癒合が遷延しやすい．

PART 1 骨折

体幹

- Ⅰ 頭部・顔面の骨折 ……………… 78
  - A. 頭蓋骨骨折 ……………… 78(79)
    - A-1 頭蓋冠骨折
    - A-2 頭蓋底骨折
    - A-3 眼窩底破裂骨折
  - B. 上顎骨骨折 ……………… 78(81)
  - C. 鼻骨骨折 ……………… 78(81)
  - D. 下顎骨骨折 ……………… 78(82)
  - E. 頬骨骨折 ……………… 78(83)
- Ⅱ 脊椎の骨折 ……………… 84
  - A. 頚椎骨折 ……………… 84(85)
    - A-1 環椎破裂骨折
         （ジェファーソン骨折）
    - A-2 軸椎歯突起骨折
    - A-3 軸椎関節突起骨折
         （ハングマン骨折）
  - A-4 椎体圧迫骨折
  - A-5 ティアドロップ骨折
  - A-6 椎体破裂骨折
  - A-7 棘突起骨折
  - B. 胸・腰椎骨折 ……………… 88(89)
    - B-1 上部胸椎棘突起骨折
    - B-2 胸椎椎体圧迫骨折
    - B-3 胸・腰椎移行部圧迫骨折
    - B-4 下位腰椎椎体圧迫骨折
    - B-5 チャンス骨折
    - B-6 腰椎椎体破裂骨折
    - B-7 腰椎肋骨突起(横突起)骨折
- Ⅲ 胸部の骨折 ……………… 90
  - A. 肋骨・肋軟骨骨折 ……………… 90(91)
  - B. 胸骨骨折 ……………… 92(93)

問題 I 頭部・顔面の骨折

※⑭などは必修問題です．

A. 頭蓋骨骨折

1. 小児の頭蓋冠骨折は陥凹骨折が多い． ⑭ □□□ ○
2. 中頭蓋窩骨折ではブラックアイがみられる． ⑭ □□□ ×
3. 前頭蓋窩骨折ではバトル徴候がみられる． ⑭ □□□ ×
4. 頭蓋底骨折は亀裂骨折が多い． ⑭ □□□ ○

B. 上顎骨骨折

1. 直達外力によって発生することが多い． 新 □□□ ○
2. ルフォールⅠ型で顔面中央に陥凹（dish face）がみられる． 新 □□□ ×

C. 鼻骨骨折

1. 介達外力によって発生する． 新 □□□ ×
2. 正面からの外力によって斜鼻型を呈する． 新 □□□ ×

D. 下顎骨骨折

1. 20歳代に多い． 新 □□□ ○
2. 下顎枝骨折が半数以上を占める． 新 □□□ ×

E. 頬骨骨折

1. 体部骨折では眼窩が拡大する． 新 □□□ ○
2. 咬筋にて内下方に転位する． 新 □□□ ×

I 頭部・顔面の骨折

A. 頭蓋骨骨折

●分類・発生機序　A-1, 2

A-1

- 頭蓋冠骨折
- 最大脳頭蓋線
- 眉間
- 外後頭隆起
- 頭蓋底骨折

A-2　頭蓋骨骨折の発生機序

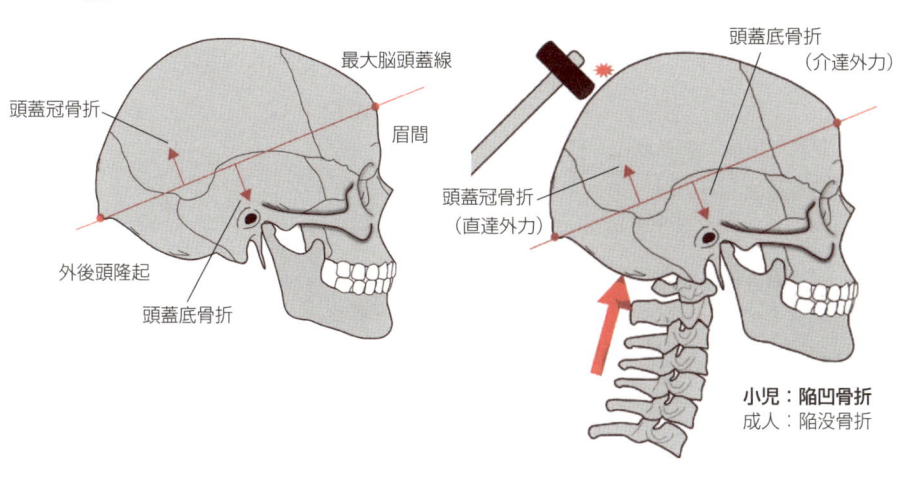

- 頭蓋底骨折（介達外力）
- 頭蓋冠骨折（直達外力）
- 小児：陥凹骨折
- 成人：陥没骨折

A-1　頭蓋冠骨折

●発生機序　A-2

直達外力：高所よりの転落など

●骨折型　亀裂骨折が多い．

●鑑別

容易（外見上，判断しやすい）

A-2　頭蓋底骨折

●発生機序　A-2

介達外力：**亀裂骨折**が多い（頚椎より突き上げ）．

直達外力：眼窩・鼻根部などの骨折線が頭蓋底に波及

I 頭部・顔面の骨折

●分類 A-3
前頭蓋底骨折
中頭蓋底骨折：側頭骨の錐体部骨折（大部分）
後頭蓋底骨折

●症状
血腫，限局性圧痛，変形触知，脳神経症状，髄液鼻漏，耳出血

A-3 頭蓋底骨折の分類

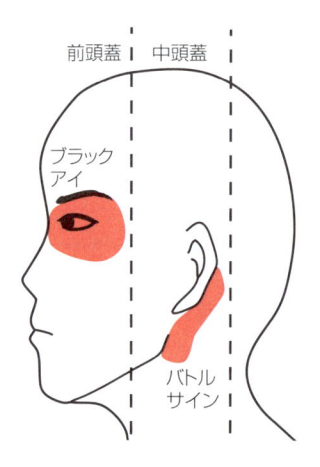

前頭蓋底骨折：眼鏡様皮下出血（ブラックアイ）
中頭蓋底骨折：バトルサイン（耳介後部，乳様突起部の皮下出血），顔面神経麻痺

A-3 眼窩底破裂骨折

眼窩底吹き抜け骨折（blow-out-fracture）ともいう．

●発生機序 A-4
眼球の直接打撃（ボールやパンチ）→眼窩内圧力の波及

●症状
眼球の陥凹
眼窩内出血
瞼裂の狭小化
眼球の上転障害→複視・視野障害
感覚障害：眼窩下神経領域（頬～上口唇）

●合併症
脳振盪，脳挫傷，眼窩下神経障害，視神経障害

A-4 眼窩底破裂骨折の発生機序

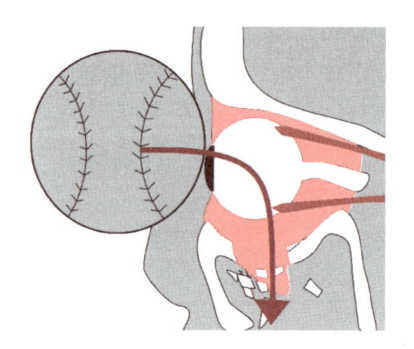

B. 上顎骨骨折

●発生機序
激突，鉄石材などの落下，ボクサーなどの強打．**直達外力が多い**．

●分類　B-1
ルフォール型

●症状
顔貌の変化（内出血・腫脹）
顎動揺
髄液鼻漏（鼻・篩骨骨折の合併）
咀嚼・言語・顎関節・鼻腔障害

●合併症
脳振盪，脳挫傷，眼窩下神経障害，視神経障害，気道閉塞

B-1　ルフォール分類

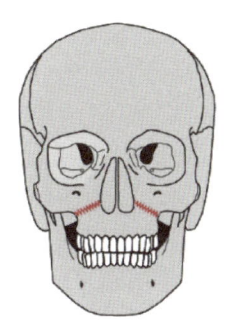

Ⅰ型：上顎骨歯槽骨折
上顎が下後方に転位

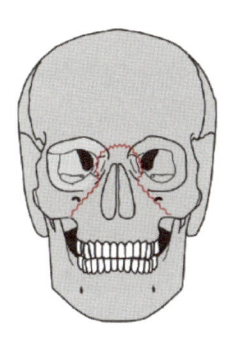

Ⅱ型：顔面中央の**陥凹(dish face)**，鼻・篩骨骨折の合併で髄液漏

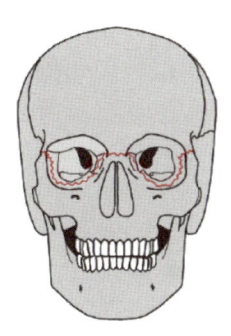

Ⅲ型：顔面と頭蓋の骨性連結が断たれた状態（髄液漏）

C. 鼻骨骨折

●分類
鞍鼻型
斜鼻型（多）

●発生機序
直達外力：パンチなど
・**鞍鼻型→正面から外力**
・**斜鼻型→やや斜めから外力**

●症状
鼻稜部は弯曲・平鼻となり，醜形を呈する．
皮下出血斑：眼窩部
鼻閉：鼻出血のため（必発）
腫脹：時間とともに増大（骨折が判断しにくい）

D. 下顎骨骨折

顔面骨の中で頻度が高い．
20 歳代に多い（10 歳未満，50 歳以上は少ない）．

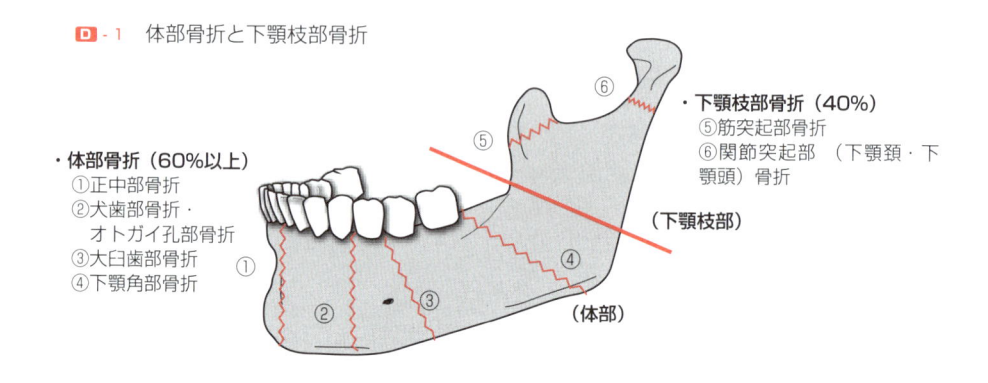

●分類　D-1

D-1　体部骨折と下顎枝部骨折

- 体部骨折（60%以上）
  ① 正中部骨折
  ② 犬歯部骨折・オトガイ孔部骨折
  ③ 大臼歯部骨折
  ④ 下顎角部骨折

- 下顎枝部骨折（40%）
  ⑤ 筋突起部骨折
  ⑥ 関節突起部（下顎頚・下顎頭）骨折

（下顎枝部）
（体部）

●発生機序
直達外力（多）：強打，激突
下顎枝部骨折：顎関節脱臼整復時に合併

●症状
咬合異常
顔貌変形
開口障害・嚥下障害・唾液流出
骨折症状
歯肉部の出血や裂傷

●合併症
顎関節脱臼
咬合不全（咀嚼障害）
神経痛様疼痛
気道閉塞

●予後
開口運動障害の後遺

E. 頬骨骨折

●分類
頬骨体部および頬骨弓単独骨折

●症状
腫脹・皮下出血斑
転位：**咬筋の牽引で内外方**

眼窩下神経損傷：頬〜上口唇
（体部骨折）眼窩の拡大→眼球が陥没，複視・視野狭窄
（単独骨折）開口障害：頬骨弓の裏にある側頭筋の圧迫

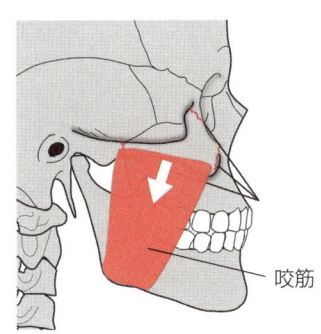

① 頬骨体部骨折 — 咬筋
② 頬骨弓単独骨折

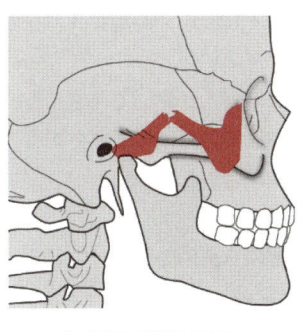

体幹 問題 Ⅱ 脊椎の骨折

※⓮などは必修問題です。

A. 頚椎骨折

【ジェファーソン骨折】
1. 脊椎損傷が多い． 新 □□□ ×

【軸椎歯突起骨折】
2. アンダーソン分類Ⅲ型は骨癒合が良好である． 新 □□□ ○

【ハングマン骨折】
3. 下部頚椎の骨折である． 新 □□□ ×
4. 交通事故などで頚部に伸展か屈曲力が働いて発生する． 新 □□□ ○

【椎体圧迫骨折】
5. 頚部に強大な伸展力が働いて発生する． 新 □□□ ×
6. 椎体の前方に圧迫力が働いて発生する． 新 □□□ ○
7. 後縦靭帯損傷は合併しない． 新 □□□ ○

【ティアドロップ骨折】
8. 椎体の後下部に三角形の骨片を生じる． 新 □□□ ×

【棘突起骨折】
9. 第3頚椎に多い． 新 □□□ ×
10. 下位頚椎が好発部位である． ⑳ □□□ ○
11. 著明な転位を呈する． 新 □□□ ×
12. 機能障害は少ない． 新 □□□ ○

Ⅱ 脊椎の骨折

A. 頚椎骨折

頚椎骨折＜胸・腰椎骨折．上部頚髄損傷（C4以上）は致死的．

●**分類** A-1

環椎骨折
　環椎破裂骨折（ジェファーソン骨折：①）
　　後弓骨折
　　外側塊骨折
軸椎骨折
　歯突起骨折：②
　軸椎関節突起骨折（ハングマン骨折：③）
　　軸椎椎体骨折
頚椎骨折（C3～7）
　椎体圧迫骨折
　ティアドロップ骨折：④
　破裂骨折
　棘突起骨折：⑤

A-1 環椎骨折／軸椎骨折／頚椎骨折

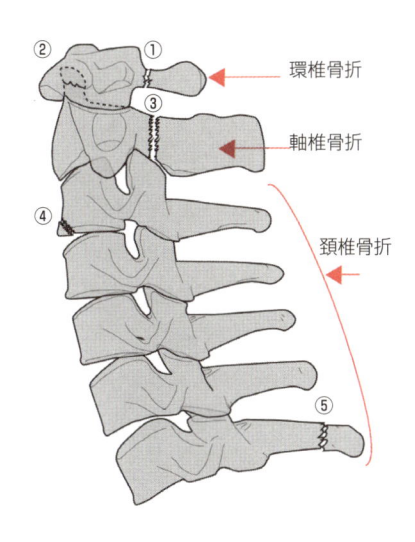

A-1 環椎破裂骨折（ジェファーソン骨折） A-2

A-2 環椎破裂骨折

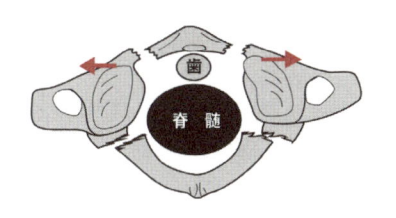

A-2 軸椎歯突起骨折

●**分類** A-3

A-3 軸椎歯突起骨折

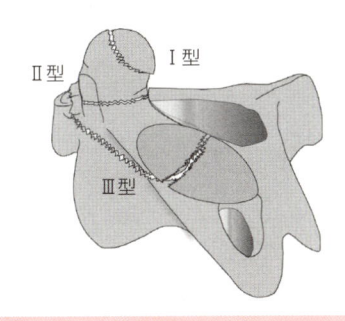

☆**アンダーソン分類**
Ⅰ型：歯突起上部の骨折（安定性）
Ⅱ型：歯突起基部の骨折（**頻度が高い**）
Ⅲ型：軸椎椎体に及ぶ骨折（**骨癒合良好**）

Ⅱ 脊椎の骨折

A-1		好発部位	発生機序	特徴	脊髄損傷
環椎(C1)	ジェファーソン骨折 A-2	C1	頭部から軸圧にて発生	(骨折型)前弓・後弓の両外側塊,4か所で骨折する(治療)観血療法	少ない
軸椎(C2)	歯突起骨折 A-3	C2	転倒:後頭部や前頭部を強打して,頭部に伸展か屈曲力	(分類)**アンダーソン**分類	―
	関節突起骨折(ハングマン) A-4		**hangman=首吊り 交通事故などによる伸展か屈曲・圧迫力**	左右の椎弓根が骨折椎体から離解軸椎関節突起部に上下に骨折線	―
C3~7	椎体楔状圧迫骨折	C6, 7	強力な屈曲・圧迫力にて発生	(変形)**圧迫力が前方**にかかり楔状を呈する運動制限:頚部痛神経症状	**変形はあるが,後縦靭帯が損傷されず**,脊髄損傷をきたさない
	ティアドロップ骨折 A-5	―	屈曲している頚椎に**軸圧が働き上位椎体の前下部を剪断し三角形の骨片を生じる**.続いて伸展力が働き小骨片が引き離される	運動制限:頚部痛骨片:**椎体前下方に三角形の骨片**	後縦靭帯の連続性が保たれるため,脊髄損傷はない
	椎体破裂骨折	―	垂直方向に働く圧迫力(頚部軽度屈曲位で頚椎軸が直立しているときに発生しやすい)	運動制限:激痛骨片:前方・後方転位	骨片の後方転位のため脊髄損傷の可能性
	棘突起骨折 (スコップ作業者骨折) A-6	C7	(直達外力)(スポーツ外傷)頚部の伸展強制され発生(疲労骨折)ゴルフスイングや肉体労働による	運動制限:圧痛異常可動性・軋轢音転位:**骨片転位は少ない**骨折線:棘突起部☆治療は安静,頚椎カラーの装着,**機能障害は少ない**	脊髄損傷はない

A-3 軸椎関節突起骨折（ハングマン骨折）A-4
A-1

A-4 軸椎関節突起骨折

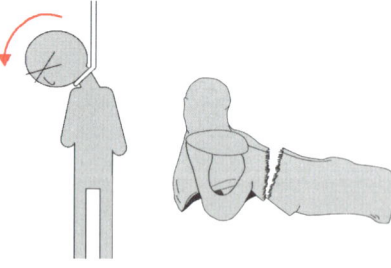

頚部に伸展力,あるいは屈曲力が働いて生じる.

Ⅱ 脊椎の骨折

A-4 椎体圧迫骨折
A-1

A-5 ティアドロップ骨折 A-5
A-1

A-6 椎体破裂骨折
A-1

A-7 棘突起骨折 A-6
A-1

A-5 ティアドロップ骨折

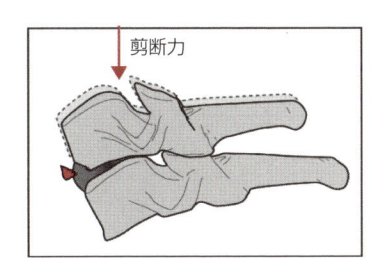

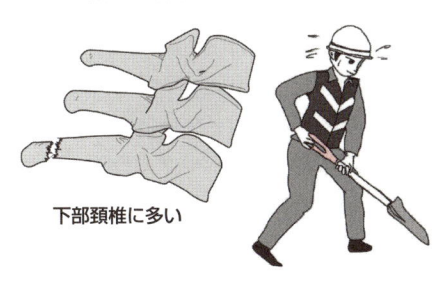

剪断力

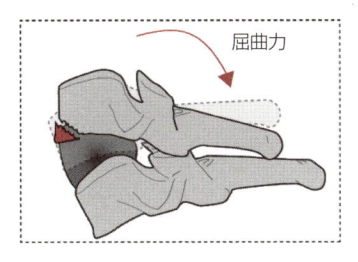

屈曲力

A-6 棘突起骨折

下部頸椎に多い

☆スコップ作業者骨折とも呼ばれる．

体幹 問題 Ⅱ 脊椎の骨折

※⓮などは必修問題です．

B. 胸・腰椎骨折

【胸椎骨折】

1．第3胸椎は脊椎圧迫骨折の好発部位である． ⑰ □□□ ×
2．第7胸椎は脊椎圧迫骨折の好発部位である． ⑰ □□□ ×
3．第12胸椎は脊椎圧迫骨折の好発部位である． ⑰ □□□ ○
4．胸椎棘突起骨折は下位胸椎が好発部位である． ⑳ □□□ ×

【腰椎骨折】

5．第1腰椎圧迫骨折は軋轢音を触知できる． ⓱ □□□ ×
6．圧迫骨折のベーラーギプス固定は持続的な牽引力が加わる． ⓯ □□□ ○
7．第4腰椎は脊椎圧迫骨折の好発部位である． ⑰ □□□ ×
8．椎体圧迫骨折は下位腰椎が好発部位である． ⑳ □□□ ×
9．肋骨突起骨折は上位胸椎が好発部位である． ⑳ □□□ ×

【参考】1　ベーラー肢位でのギプス固定

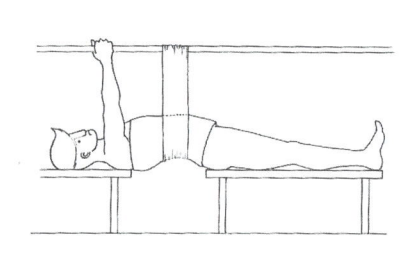

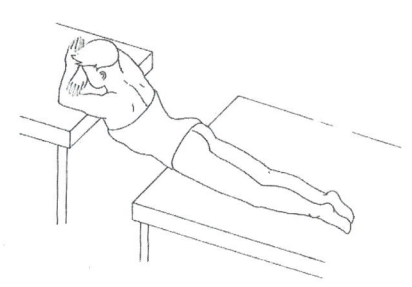

【参考】2　チャンス骨折

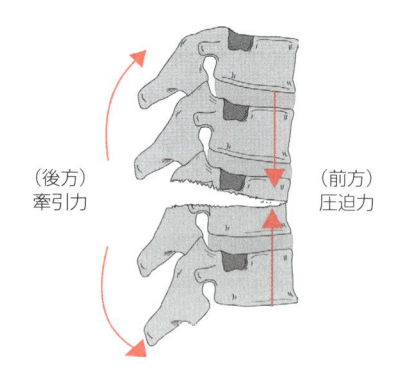

（後方）牽引力　　（前方）圧迫力

☆チャンス骨折の例：2点シートベルト装着時の衝突事故で発生

☆肋骨突起：椎弓の外側面から横に突出する扁平な突起
長さは**第3腰椎肋骨突起**が最長

II 脊椎の骨折

B. 胸・腰椎骨折

胸椎は圧迫骨折が多い．

●分類 B-1

B-1 上部胸椎棘突起骨折
下位頚椎の棘突起骨折と同様

B-2 胸椎椎体圧迫骨折
第6〜8胸椎に好発．高齢者に多い．

B-3 胸・腰椎移行部圧迫骨折
発生頻度は最も多い． B-1 【参考】1

B-1

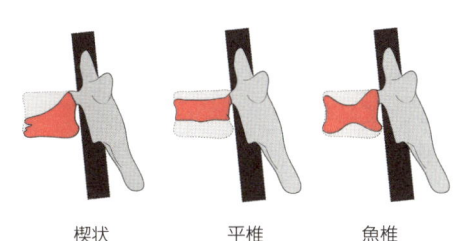

楔状　　平椎　　魚椎

B-4 下位腰椎椎体圧迫骨折
胸・腰椎移行部圧迫骨折と同様

B-5 チャンス骨折
発生頻度は低い．【参考】2

●発生機序　脊柱に急激な屈曲力

●症状
腹部の圧痕
脊髄損傷は少ない

●治療法
転位がない：短期間の臥床安静・ギプス固定
脊髄損傷がある，不安定なもの：観血療法

●合併症　脊髄損傷

B-6 腰椎椎体破裂骨折
B-7 腰椎肋骨突起（横突起）骨折

B-1		骨折	好発部位	発生機序	症状	治療	予後
胸椎		棘突起骨折	上位胸椎	—	疼痛：上背部痛，圧痛，叩打痛　運動痛：上肢の運動	2〜3週間の安静	良好
		圧迫骨折	Th6〜8	高所からの転落．☆高齢者の場合は軽微な外力でも発生　脊柱に垂直方向の圧迫力と屈曲力が働き発生	変形：棘突起の後方突起（ときに亀背・凸背）　運動制限：起立・歩行・前屈運動　帯状痛：数日後　楔状変形　脊髄損傷は少ない：脱臼骨折以外	可能な限り整復が必要（若年者で後弯角20°以上は整復必要）　ベーラー法にて整復（体幹を反張位）（固定）ベーラー肢位でのギプス固定	☆廃用性筋萎縮の防止目的にベーラー体操を施行
腰椎	移行部	圧迫骨折	Th12,L1 ☆最多				
		破裂骨折	Th12,L1	脊柱に軸圧が働き椎体が圧迫され，椎体が破裂する．	椎体の前後半分が圧潰か粉砕　脊髄・馬尾損傷の合併	観血療法	—
		肋骨突起（横突起）骨折	L3	大腰筋や腰方形筋の強い収縮力による直達外力	局所に強い腫脹や圧痛　運動制限：著明．股関節の運動制限　パイル徴候	臥床安静 3〜6週間	腎損傷：直達外力の場合

※⓮などは必修問題です.

A. 肋骨・肋軟骨骨折 ①

【肋骨骨折】

1.	圧迫骨折である.	⑱	□□□	×
2.	介達外力による損傷は圧迫骨折が多い.	⑭	□□□	×
3.	直達外力で生じた骨片は外方へ転位する.	⑰	□□□	×
4.	外力が強い場合は重複骨折が多い.	⑭	□□□	×
5.	単純 X 線検査で認められないことがある.	⑰	□□□	○
6.	幼小児に好発する.	⑳	□□□	×
7.	単数骨折では肺損傷が起こりにくい.	⑳	□□□	○
8.	絆創膏固定は▶ 正中線を超えない範囲で貼布する.	⑲	□□□	×
9.	深呼吸させ完全吸気状態で貼布する.	⑲⑳	□□□	×
10.	屋根瓦状に下方から上方に向って貼布する.	⑲	□□□	○
11.	固定期間終了まで交換は避ける.	⑲	□□□	×
12.	屈曲整復法が適応となる.	⑳	□□□	×
13.	解剖学的整復の必要がある.	⑰	□□□	×
14.	肋軟骨の損傷は骨軟骨境界部に多い.	⑭	□□□	○
15.	緊張性気胸は ▶ 肋骨骨折の合併症である.	⓯	□□□	○
16.	血胸は	⓯	□□□	○
17.	漏斗胸は	⓯	□□□	×
18.	動揺性胸郭は	⓯	□□□	○

【参考】 絆創膏固定

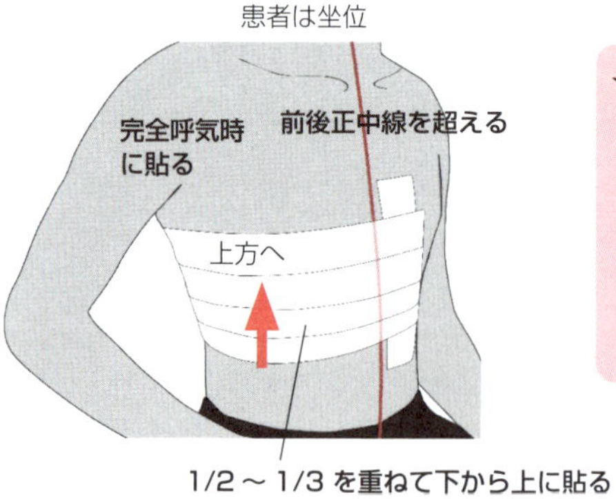
患者は坐位
完全呼気時
に貼る
前後正中線を超える
上方へ
1/2 ～ 1/3 を重ねて下から上に貼る

☆注意点
1. 全周に貼らない.
2. 体毛は剃る.
3. 乳頭部は貼布しない.
4. 皮膚損傷（水疱・かぶれ）のため**固定材の交換**や固定法を変更する.

III 胸部の骨折

A. 肋骨・肋軟骨骨折

●発生機序 A-1
高齢者：過激な筋収縮（咳・くしゃみ）
疲労骨折：ゴルフスイング

●好発部位 A-2
●症状
疼痛：動揺痛，限局性圧痛，介達痛
軋轢音：疼痛部に手を当てて，患者に深呼吸させると触知
転位と変形：多発骨折以外では転位はあまり認めない．

☆まれな理由
〈第1, 2肋骨〉
比較的深部に位置
鎖骨や筋などに守られる．
他の肋骨に比べ短く，幅広く，水平面に近いので抵抗性がある．
〈浮遊肋骨〉
浮遊性がある．

筋による裂離骨折：ゴルフスイングによって発生．

肋軟骨骨折：骨軟骨境界部に多い．臨床所見によって判定．予後は良好．

☆初期ではX線検査で認めないことがある．

A-1
直達外力：墜落，衝突
胸郭内方に向かって骨折

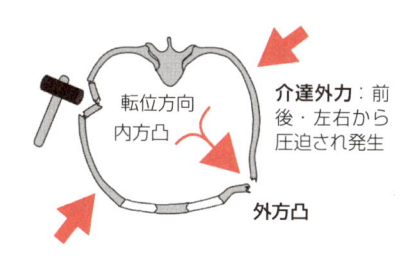

転位方向
内方凸

介達外力：前後・左右から圧迫され発生

外方凸

●固定 【参考】
●合併症

☆胸郭動揺：1本の肋骨が2か所以上で折れ，隣接する骨折（多発骨折）に及ぶと胸郭の支持性を失う．

ショック症状：呼吸困難，死の転帰
外傷性気胸：外傷により，胸腔内に気体が貯溜した状態．
縦隔偏位：呼吸困難などにより死の転帰
血胸：胸腔内に血液が貯溜した状態．
内臓損傷
　腎損傷：第11, 12肋骨部の強打
　肝損傷：右季肋部損傷

A-2
外力
第5〜8肋骨（特に第7肋骨）

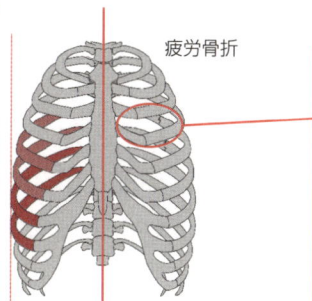

疲労骨折

肋骨角
肋骨結節

☆ゴルフスイングによる疲労骨折：左第2〜9肋骨（特に第5, 6肋骨）の肋骨角付近（右利き）

PART 1 骨折

※⑭などは必修問題です.

A. 肋骨・肋軟骨骨折 ②

【肋骨疲労骨折】

19. ゴルフによる疲労骨折は▶	利き手側の肋骨に起こりやすい.	⑱	□□□	×
20.	右前胸部に多い.	⑭	□□□	×
21.	第1肋骨に起こりやすい.	⑱⑳	□□□	×
22.	肋骨結節と肋骨角との間で発生することが多い.	⑱	□□□	○
23.	骨折部は胸郭外方凸の変形が認められる.	⑱	□□□	×
24.	下位肋骨に発生する.	⑰	□□□	×

B. 胸骨骨折

1．小児に発生頻度が多い.	⑯	□□□	×
2．好発部位は第2肋骨の高さである.	⑯	□□□	○
3．介達外力による発生頻度が高い.	⑯	□□□	×
4．転位が著明でも重篤な合併症はない.	⑯	□□□	×

参考問題

1. ゴルフによる疲労骨折の好発部位は▶	図の①である.	⑯	□□□	×
2.	図の②である.	⑯	□□□	×
3.	図の③である.	⑯	□□□	○
4.	図の④である.	⑯	□□□	×

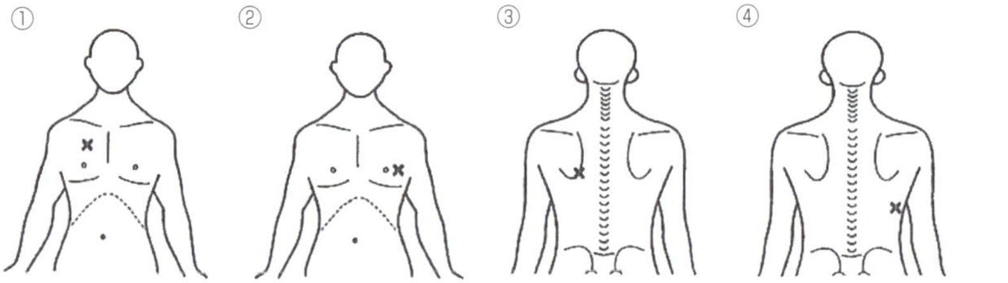

B. 胸骨骨折

発生頻度は低い．
成人に多い（特に50歳以上）
◉**発生機序**
直達外力（多い）
交通事故のハンドル損傷・シートベルト損傷
介達外力：体幹の強い前屈（過伸展）
◉**分類**
体部骨折（多い）
柄・体境界部骨折
体・剣状突起の境界部骨折
◉**骨折型**
横骨折（多い）
陥凹骨折
◉**症状**
腫脹・皮下出血斑
疼痛：限局性圧痛，動揺痛（呼吸時）

> ☆疼痛緩和肢位：頭部を下垂，両肩を前内方にすぼめる．

転位：下骨片の転位方向
・体部骨折　B-1
　前方転位：下骨片が前方に突出，上骨片に騎乗
　（定型的）
　後方転位：下骨片は上骨片の後方に転位

B-1

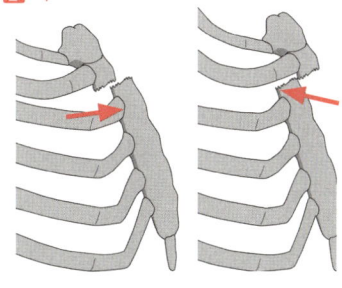

前方転位　　後方転位
（定型的）

・柄・体境界部骨折
　下骨片は上骨片の前上方に騎乗する．
・体・剣状突起の境界部骨折
　剣状突起が後方転位

◉**予後**
予後は良好（重篤な合併症がない限り）
骨癒合は4～5週間
◉**合併症**
心挫傷
血胸：内胸動脈損傷
胸管損傷
肋骨骨折，頚椎骨折，胸椎骨折
縦隔臓器の損傷

> ☆注意
> 新傾向から好発部位は変更されています．
> （旧）柄・体境界部（第2肋骨の高さ）
> →（新）体部骨折

PART 2 脱　臼

上　肢

Ⅰ　上肢帯の脱臼 ………………… 96
　A．鎖骨脱臼 ………………… 96(97)
　　A-1　胸鎖関節脱臼
　　A-2　肩鎖関節脱臼
　B．肩関節脱臼 ……………… 98(99)
　　B-1　前方脱臼
　　B-2　後方脱臼
　　B-3　下方脱臼
　　B-4　上方脱臼
　　B-5　反復性脱臼
Ⅱ　肘の脱臼 …………………… 104
　A．肘関節脱臼 …………… 104(105)
　　A-1　後方脱臼
　　A-2　前方脱臼
　　A-3　側方脱臼
　　A-4　前腕両骨分散脱臼
　　A-5　橈骨頭単独脱臼
　B．肘内障 ………………… 106(107)

Ⅲ　手部・手関節の脱臼 ………108
　A．手関節脱臼 …………… 108(109)
　　A-1　遠位橈尺関節脱臼
　　A-2　橈骨手根関節脱臼
　B．月状骨脱臼 …………… 108(110)
　C．手根中手(CM)関節脱臼
　　　　　　　　 ………… 108(111)
　D．中手指節(MP)関節脱臼
　　　　　　　　 ………… 112(113)
　　D-1　第1中手指節(MP)関節
　　　　脱臼
　　D-2　第2〜5中手指節(MP)
　　　　関節脱臼
　E．PIP・DIP関節の脱臼 …… 114(115)
　　E-1　PIP関節脱臼
　　E-2　DIP関節脱臼

※⓮などは必修問題です.

A. 鎖骨脱臼 ①

1. 胸鎖関節脱臼と肩鎖関節脱臼は▶ 直達外力で発生しやすい. ⑯ □□□ ×
2. 小児に発生頻度が高い. ⑯ □□□ ×
3. 上方脱臼が最も多い. ⑯ □□□ ×
4. 突出変形が残存しやすい. ⑯ □□□ ○

【胸鎖関節脱臼】

5. 鎖骨近位端骨折と外観が類似する. ⑱ □□□ ○
6. 分類は後方脱臼，上方脱臼，下方脱臼がある. ⑮ □□□ ×
7. 上方脱臼が多い. ⑱ □□□ ×
8. 受傷時に肩関節の機能障害は認められない. ⑱ □□□ ×
9. 変形を残すことはまれである. ⑱ □□□ ×

【肩鎖関節脱臼】

10. 直達外力による発生が多い. ⓳ □□□ ○
11. 分類は上方脱臼，前方脱臼，後方脱臼がある. ⑮ □□□ ×
12. 第 1 度損傷では▶ 反跳症状がみられる. ⑳ □□□ ×
13. 外転運動痛がある . ⑳ □□□ ○
14. 肩鎖靱帯は完全断裂する . ⑳ □□□ ×
15. 階段状変形を残す. ⑳ □□□ ×
16. 第 2 度損傷では烏口鎖骨靱帯は完全断裂している. ⓮⑮ □□□ ×
17. 第 3 度損傷では▶ 烏口肩峰靱帯と肩鎖靱帯は損傷される. ⓰ □□□ ×
18. 烏口鎖骨靱帯と鎖骨間靱帯は損傷される. ⓰ □□□ ×
19. 肩鎖靱帯と烏口鎖骨靱帯は損傷される. ⓰ □□□ ○
20. 烏口肩峰靱帯の完全断裂がみられる. ⑰ □□□ ×
21. 鎖骨間靱帯と肋鎖靱帯は損傷される. ⓰ □□□ ×

【参考】1　鎖骨脱臼の脱臼方向

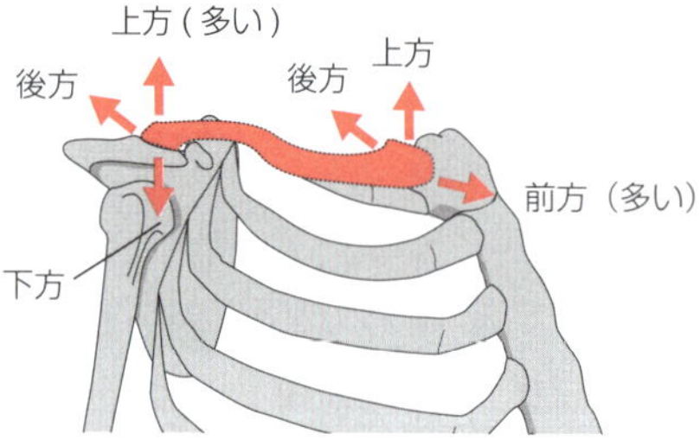

【参考】2　鎖骨脱臼の分類

	胸鎖脱臼	肩鎖脱臼
前方脱臼	**あり（最多）**	なし
後方脱臼	あり	あり
上方脱臼	あり	**あり（最多）**
下方脱臼	なし	あり

I　上肢帯の脱臼

A. 鎖骨脱臼

A-1　胸鎖関節脱臼

●分類　【参考】1, 2

1) 胸鎖関節前方脱臼

多くは完全脱臼

●発生機序

介達外力：肩や腕を過度に後方に引っ張られる．投球動作の筋力

●症状

外観：前方突出（鎖骨近位端）

機能障害：**外転運動不能**

☆**鎖骨近位端骨折**と外観が類似

☆疼痛緩和肢位：患側の肩は下垂，頭部は患側に傾ける（胸鎖乳突筋の弛緩）

●固定

鎖骨近位端に枕子を当てて，圧迫固定

●予後

変形治癒：固定困難なため突出変形を残しやすい．

機能障害は後遺しにくい

A-2　肩鎖関節脱臼

●分類　A-1　A-1【参考】1, 2

1) 肩鎖関節上方脱臼

15〜30歳に好発

●発生機序

直達外力（多い）：転倒・転落時に肩峰への外力

介達外力：手掌や肘をついて転倒（多くは不全脱臼）

●症状

変形：**階段状変形**（鎖骨遠位端部）

機能障害：疼痛のため**外転運動制限**

A-1
烏口肩峰靭帯　　肩鎖靭帯　　烏口鎖骨靭帯

第1度　　第2度　　第3度

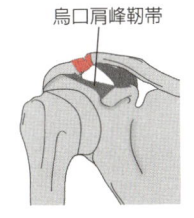

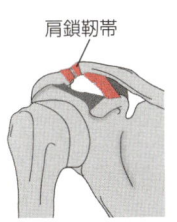

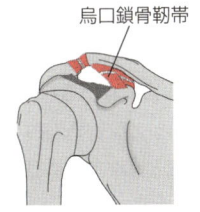

A-1　肩鎖関節脱臼の分類

	関節包	肩鎖靭帯	烏口鎖骨靭帯	関節の安定性	**反跳症状**	治療
第1度（捻挫）	部分断裂	部分断裂	―	良好	なし	保存療法
第2度（不全脱臼）	完全断裂	**完全断裂**	―	不安定	あり	
第3度（完全脱臼）	完全断裂	**完全断裂**	完全断裂	上方転位		**観血療法**

[問題] I　上肢帯の脱臼

※⓮などは必修問題です．

A.　鎖骨脱臼 ②

22.　第 3 度損傷は▶｜観血的な処置の適応となる．　⑮　□□□　○
23.　｜反跳症状がみられる．　⓮　□□□　○
24.　｜肩関節外転制限がみられる．　⓮　□□□　○
25.　上方脱臼は▶｜症状はピアノキー症状である．　⑰⑱　□□□　○
26.　｜変形治癒が多い．　⑰　□□□　○
27.　鎖骨外 1/3 部骨折との鑑別を要する．　⓮⑮　□□□　○
28.　陳旧性になると鎖骨遠位端の肥大変形をみる．　⑮⑰　□□□　○

B.　肩関節脱臼 ①

【肩関節脱臼】

1．脱臼骨折では骨折の整復を優先する．　⑯　□□□　×
2．ベーラー法は肩関節脱臼の整復法ではない．　⑳　□□□　○
3．ドナヒュー法は肩関節脱臼の整復法ではない．　⑳　□□□　×
4．モーテ法は肩関節脱臼の整復法ではない．　⑳　□□□　×
5．ミルヒ法は肩関節脱臼の整復法ではない．　⑳　□□□　×

【前方脱臼】

6．直達外力による発生が多い．　⓳　□□□　×
7．若年者に好発する．　⑲　□□□　×
8．弾発性固定がみられる．　⓱⑲　□□□　○
9．徒手整復は禁忌である．　⑲　□□□　×
10．固定期間は 2 週間である．　⑲　□□□　×
11．鎖骨下脱臼は上腕骨延長を呈する．　⑲　□□□　×
12．烏口下脱臼は肩峰下の空虚を呈する．　⑲　□□□　○
13．三角筋部の膨隆は消失する．　⓱　□□□　○
14．上腕は内転位をとる．　⓱　□□□　×
15．上腕は内旋位を呈する．　⑲　□□□　○

I 上肢帯の脱臼

反跳症状（**ピアノキーサイン**）：転位した鎖骨を押すと戻ってくる（**第2度以上で著明**）．

☆鎖骨外1/3部骨折と外観が類似

●固定
絆創膏固定＋吊り包帯
●予後
変形治癒：階段状変形
鎖骨遠位端の肥大変形，石灰沈着

B. 肩関節脱臼

成人＞小児（12歳以下では脱臼は少ない）
反復性脱臼に移行しやすい．

☆頻度が高い理由
関節窩：上腕骨頭＝1：3
広い可動域
関節の緩み（関節包・補強靱帯）
筋によって関節が保持
突出した部位のため外力を受けやすい．

B-1 前方脱臼

外傷性肩関節脱臼の大部分を占める．

●合併症
骨折：大結節骨折・**関節窩縁骨折（バンカート骨折）**・上腕骨頭骨折（ヒル・サックス損傷）
神経損傷：腋窩神経麻痺（三角筋麻痺：肩関節外転不能），筋皮神経麻痺
血管損傷：腋窩動脈（橈骨動脈の拍動）
軟部組織損傷：腱板損傷・**バンカート損傷**

☆整復の障害因子
1．上腕骨外科頚骨折の合併
2．上腕二頭筋長頭腱の嵌入
3．受傷3週間以上経過する（陳旧性）．

●後療法

☆脱臼整復直後からの運動療法は禁忌．受傷から1週までは冷湿布

B-1 前方脱臼の分類・症状

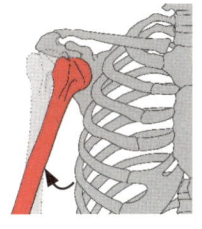

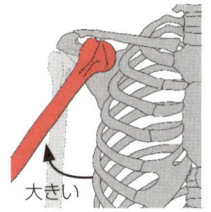

烏口下脱臼　　鎖骨下脱臼
前方脱臼の分類

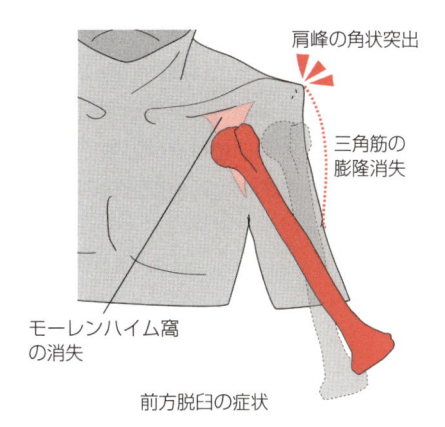

肩峰の角状突出
三角筋の膨隆消失
モーレンハイム窩の消失

前方脱臼の症状

1週～温熱・手技療法開始，手・肘の自動運動開始
2週～コッドマン体操
3週で固定除去（外転・外旋運動は制限する）
スポーツ参加は最低2か月は禁止

| 上肢 | 問題 | I　上肢帯の脱臼 |

※⓮などは必修問題です．

B.　肩関節脱臼 ②

16. 肩峰が角状に突出する． ⓱ □□□ ○
17. 肩関節前方脱臼に烏口下脱臼がある． ⑰ □□□ ○
18. 烏口下脱臼では上腕骨頭が後方へ転位する． ⓰ □□□ ×
19. 整復後2週経過した後療法では ▶ 肩関節部の温熱療法を行う． ⑲ □□□ ○
20. 　　　　　　　　　　　　　　　肩関節部の軽擦手技を行う． ⑲ □□□ ○
21. 　　　　　　　　　　　　　　　コッドマン体操を行う． ⑲ □□□ ○
22. 　　　　　　　　　　　　　　　肩関節外転外旋の強制運動を行う． ⑲ □□□ ×

【前方脱臼以外】

23. 肩関節上方脱臼に腋窩脱臼がある． ⑰ □□□ ×
24. 肩関節下方脱臼に肩峰下脱臼がある． ⑰ □□□ ×
25. 肩関節後方脱臼に棘下脱臼がある． ⑰ □□□ ○

参考問題

1. 下図の ▶ aの部位は肩関節脱臼で関節唇損傷が発生しやすい． ⑰ □□□ ×
2. 　　　　bの部位は肩関節脱臼で関節唇損傷が発生しやすい． ⑰ □□□ ×
3. 　　　　cの部位は肩関節脱臼で関節唇損傷が発生しやすい． ⑰ □□□ ○
4. 　　　　dの部位は肩関節脱臼で関節唇損傷が発生しやすい． ⑰ □□□ ×

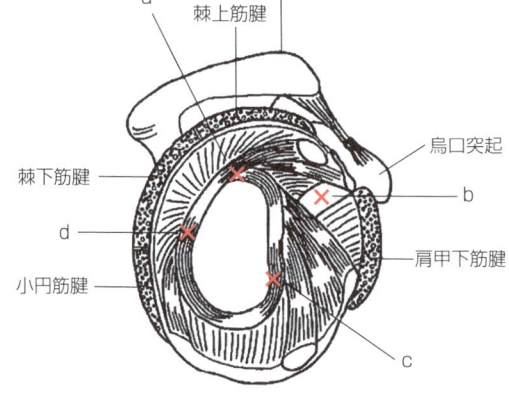

| I 上肢帯の脱臼 |

B-1　肩関節前方脱臼

	前方脱臼	
	烏口下脱臼	鎖骨下脱臼
発生機序	直達外力：後方からの外力 **介達外力（多い）**：手掌をついて転倒 （肩関節に過度の伸展力）てこの作用：肩関節過外転・伸展 投球動作：自家筋力（外転・外旋）	
症状	骨頭位置	**内方へ転位**	烏口下脱臼より内方へ転位
		モーレンハイム窩の消失，**肩峰下の空虚** **三角筋の膨隆消失**	
	上腕軸	肩関節30°**外転** 上腕軸はやや**外転内旋位**	上腕外転 （烏口下脱臼より高度） 上腕は**短縮**
		弾発性固定，肩峰の角状突出	
整復	槓杆法：コッヘル法 踵骨法：ヒポクラテス法 吊り下げ法：スティムソン法 ☆その他として，槓杆法：クーパー法，吊り下げ法：**ドナヒュー法**，挙上法：**モーテ法，ミルヒ法**がある	
固定	**3週間** 肩関節：軽度屈曲・内旋位	

●鑑別　B-2

上腕骨外科頚外転型骨折（p8【参考】1）の外観に類似

B-2	脱臼	骨折
三角筋部	膨隆消失	腫脹
骨頭の位置	肩峰下空虚	肩峰下で触知
上腕	軽度外転位 （30°）で固定	肩関節運動は可能，軋轢音

問題 Ⅰ 上肢帯の脱臼

B. 肩関節脱臼 ③

26. 肩峰下脱臼では骨頭が後方へ転位する. ⑯ ○
27. 関節窩下脱臼では上腕は外転位を呈する. ⑲ ○
28. 関節窩下脱臼では骨頭が後方へ転位する. ⑯ ×
29. 関節窩下脱臼の症状はモーレンハイム窩の消失である. ⑱ ×
30. 腋窩脱臼では上腕骨頭が後方へ転位する. ⑯ ×

【反復性肩関節脱臼】

31. 初回脱臼年齢が中年以降であることが要因となる. ⑱ ×
32. 初回脱臼時の固定期間が短いことが要因となる. ⑱ ○
33. 脱臼時に関節窩前下縁に骨折があることが要因となる. ⑱ ○
34. 脱臼時に上腕骨頭の後外側部に骨欠損があることが要因となる. ⑱ ○

【参考】 後方脱臼・下方脱臼・上方脱臼

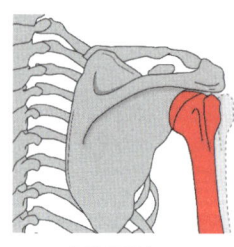

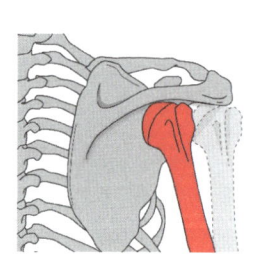

肩峰下脱臼　　棘下脱臼
後方脱臼

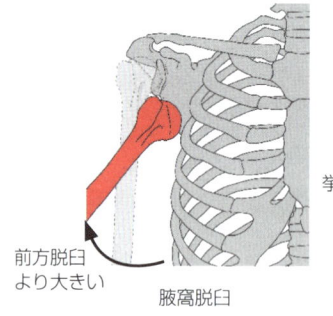

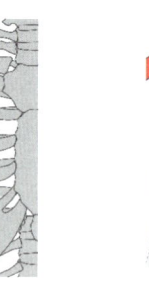

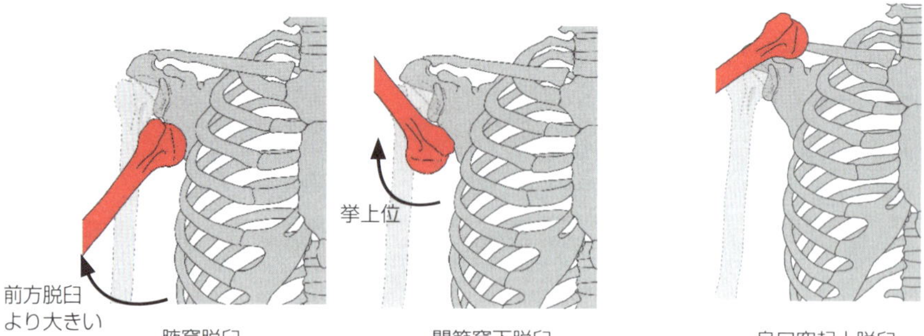

腋窩脱臼（前方脱臼より大きい）　関節窩下脱臼（挙上位）　烏口突起上脱臼
下方脱臼　　　　　　　　　　　　　　　　　　　　　　　上方脱臼

I 上肢帯の脱臼

B-3 前方脱臼以外の肩関節脱臼

		後方脱臼		下方脱臼		上方脱臼
		肩峰下脱臼	**棘下脱臼**	**腋窩脱臼**	**関節窩下脱臼**	**烏口突起上脱臼**
発生機序		直達外力：前方からの外力 介達外力：肩関節屈曲で手をつく		前方脱臼とほぼ同様 上肢挙上時に外力で発生		—
症状	骨頭位置	**後方**	肩甲骨辺縁・肩甲棘の下部	**腋窩**	**関節窩の下部**	烏口突起の上
	上腕軸	上腕下垂位・内旋位		上腕外転（前方脱臼より高度）	**上腕は挙上位**（頭に手をあてる）	—
	その他	肩峰突出：高度 ☆症状から見逃されることはない		—		—
整復		デパルマ法		垂直牽引法		—
固定		肩関節：軽度外転外旋位		—		—

B-2 後方脱臼　B-3【参考】

肩峰下脱臼＞棘下脱臼（発生頻度）

B-3 下方脱臼　B-3【参考】

B-4 上方脱臼　B-3【参考】

B-5 反復性脱臼

外傷性肩関節脱臼後，再受傷で脱臼を繰り返す状態

肩関節前方脱臼後に多い．

初回脱臼年齢：**10〜20歳**に多い．

●要因

バンカート損傷：関節唇の裂離または関節窩縁の欠損

ヒル・サックス損傷：上腕骨頭（後外方）の骨欠損

●予防

初回脱臼時：内転・内旋位で**十分な期間（3週間）の固定**＋肩関節周囲筋の筋力訓練

☆バンカート損傷の場合は下垂で外旋位固定が有効

PART 2 脱臼

問題 II 肘の脱臼

※⑭などは必修問題です．

A. 肘関節脱臼

【肘関節脱臼】

1. 直達外力による発生が多い． ⑲ □□□ ×
2. 分類は後方脱臼，前方脱臼，側方脱臼，開排脱臼がある． ⑮ □□□ ○
3. 幼児が転倒し手をついたら肘関節脱臼を発生しやすい． ⑲ □□□ ×
4. 脱臼整復後の治療は▶ 肘関節を直角位で外固定する． ⑯ □□□ ○
5. 　　　　　　　　　 固定下で手指の自動運動を行う． ⑯ □□□ ○
6. 　　　　　　　　　 3日間は冷罨法を行う． ⑯ □□□ ○
7. 　　　　　　　　　 固定除去後より徒手整復を強力に行う． ⑯ □□□ ×

【後方脱臼】

8. 肘関節伸展位で手掌をついて転倒した際に起こりにくい． ⑰ □□□ ×
9. 青壮年期に比べて幼少年期に好発する． ⑮ □□□ ×
10. 上腕三頭筋腱は索状に隆起する． ⑳ □□□ ○
11. 症状は肘関節屈曲位の弾発性固定である． ⑱ □□□ ○
12. 初検時，肘関節は鋭角屈曲位となる． ⑳ □□□ ×
13. ヒューター三角は乱れる． ⑳ □□□ ○
14. 前腕長の短縮が認められる． ⑮⑳ □□□ ○
15. 受傷直後の所見で肘関節の前後径が増大している． ⑳ □□□ ○
16. 前方関節包の損傷が認められる． ⑮ □□□ ○
17. 肘関節内側側副靭帯が断裂している． ⑰ □□□ ○
18. 小児では上腕骨内側上顆骨折を合併することが多い． ⑰ □□□ ○
19. 成人では橈骨頸部骨折を合併することが多い． ⑰ □□□ ×
20. 前方に突出した上腕骨滑車で正中神経損傷を伴う． ⑰ □□□ ○
21. 尺骨鈎状突起骨折の合併がある． ⑰ □□□ ○
22. 徒手整復時の末梢牽引は適切でない． ⑯⑳ □□□ ×
23. 整復直後の固定は良肢位である． ⑲ □□□ ○
24. 後療法では自動運動を主体に行う． ⑮ □□□ ○

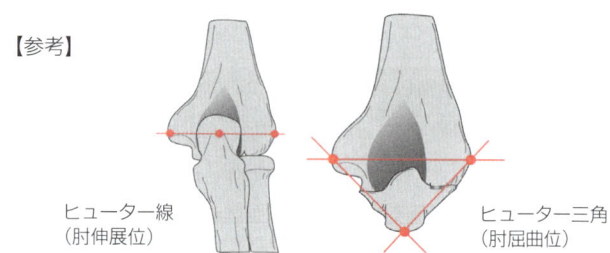

【参考】

ヒューター線
(肘伸展位)

ヒューター三角
(肘屈曲位)

Ⅱ 肘の脱臼

A. 肘関節脱臼

肩関節についで多い．

青壮年に好発（12歳以下では上腕骨顆上骨折）

A-1 後方脱臼

●発生機序
介達外力：肘を伸ばして手掌をついて転倒

●症状
疼痛：受傷と同時に発生
腫脹：経過とともに著明に出現
弾発性固定：肘関節軽度屈曲位
肘頭の後方突出
肘頭高位：ヒューター三角の乱れ【参考】
前腕の短縮
上腕三頭筋腱の索状を触れる．
前方関節包の損傷，内側側副靱帯損傷，尺骨鉤状突起・内側上顆骨折の合併，正中神経損傷

●固定
範囲：上腕近位部〜MP関節の手前
肢位：**肘関節直角位**，前腕中間位
期間：4週間（3週間は副子固定，その後，1週間は提肘）

●合併症

A-2 前方脱臼

●発生機序
肘関節屈曲位で後方よりの外力
（肘頭骨折を合併して発生）

●症状
外観：**肘関節の前後径増大**
弾発性固定：肘関節直角位

●固定
範囲：上腕近位部〜MP関節の手前

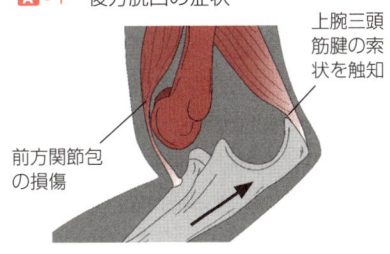

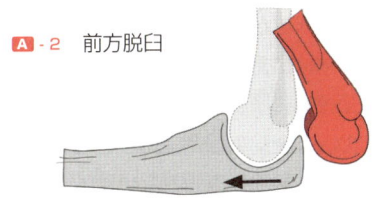

A-1 後方脱臼の症状
　上腕三頭筋腱の索状を触知
　前方関節包の損傷

A-2 前方脱臼

肢位：肘関節直角位，前腕中間位
期間：3週間

●合併症　肘頭骨折

A-3 側方脱臼

●発生機序
（外側脱臼）前腕部に内側からの外力
　　↓
　肘関節の外転強制
（内側脱臼）前腕部に外側からの外力
　　↓
　肘関節の内転強制

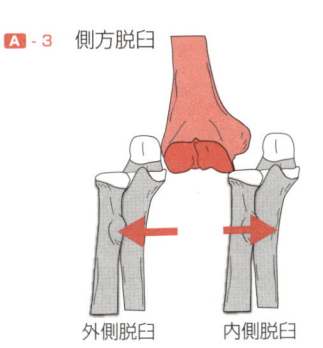

A-3 側方脱臼

外側脱臼　　内側脱臼

※[14]などは必修問題です.

B. 肘内障

1. 直達外力による発生が多い.	[19]	□□□	×
2. 成人に多い.	[18]	□□□	×
3. 肘関節の屈曲強制で発生する.	[18]	□□□	×
4. 受傷直後の所見で肘関節の前後径が増大している.	[20]	□□□	×
5. 肘関節過伸展強制で発生する.	[15]	□□□	×
6. 軽度の肘関節運動は可能である.	[15]	□□□	○
7. 鑑別診断として鎖骨骨折が挙げられる.	[15]	□□□	○
8. 前腕は回内位となる.	[20]	□□□	○
9. 橈骨頭の転位が触知できる .	[20]	□□□	×
10. 肘関節部に熱感を認める.	[20]	□□□	×
11. 肘関節橈側に腫脹を認める.	[20]	□□□	×
12. 前腕の回外運動制限が認められる.	[15]	□□□	○
13. 肘関節部に発赤はみられない.	[18]	□□□	○
14. 前腕の回旋障害はみられない.	[18]	□□□	×

【参考】亜脱臼（肘内障）

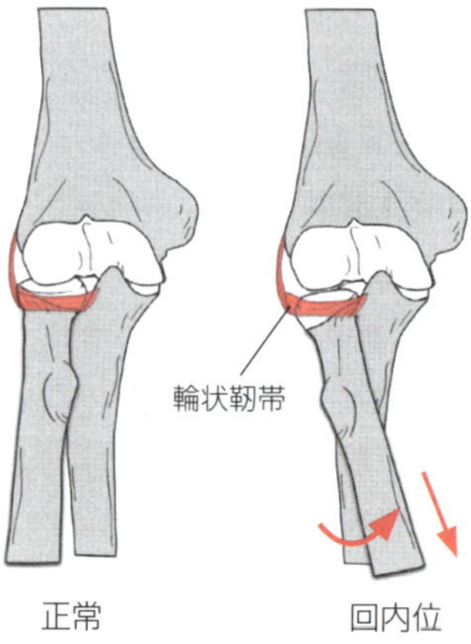

II 肘の脱臼

A-1 合併症

骨折	側副靱帯損傷
上腕骨（**内側上顆**・外顆） **尺骨鉤状突起** 橈骨頭	**内側側副靱帯**（多） 外側側副靱帯

神経損傷	その他
尺骨・橈骨・正中神経	外傷性骨化性筋炎 　上腕の筋や肘関節の靱帯が脱臼により石灰化 　手技や**強制的運動**により悪化 　症候があれば安静

● **症状**　靱帯断裂

外観：**肘関節の横径増大**

変形：内顆が突出．肘頭は外顆の側方．
　橈骨頭を触知．

● **固定**

3週間

A-4　前腕両骨分散（開排）脱臼

● **分類**　次の2型がある．

前後型：尺骨－後方，橈骨－前方

側方型：尺骨－内方，橈骨－外方

A-5　橈骨頭単独脱臼

多くはモンテギア骨折として発生．

B. 肘内障

2〜4歳に特有な疾患

● **発生機序**【参考】

介達外力：親などが手を引っ張り，前腕
　に**回内力**が加わり発生．

橈骨頭が輪状靱帯の下をくぐり抜ける．
　（近位橈尺骨関節の亜脱臼）

● **症状**

来院肢位：**前腕回内位**，肘関節軽度屈曲
　位

圧痛：橈骨頭部に生じる．

運動痛：肘関節外側部

運動：不安感・疼痛のため動かさない（**あ
　る程度は可能**）．前腕の**回外運動制限**
　を認める．

腫脹・発赤：認めない．

● **鑑別**

骨端線離開

軟骨損傷

鎖骨若木骨折

● **整復**

前腕を回・内外し，橈骨頭を圧迫すると
　軽いクリックを触知．

整復後はすぐに運動可能

● **固定**

不要．冷湿布程度

☆保護者への説明が必要

※⓮などは必修問題です．

A．手関節脱臼

【遠位橈尺関節脱臼】

1．橈骨遠位端部の骨折に合併する．　⑱ □□□ ○
2．離開では手関節部の横径が増大する．　⑱ □□□ ○
3．背側脱臼では尺骨頭が掌側に転位する．　⑱ □□□ ×
4．掌側脱臼では前腕回外位をとる．　⑱ □□□ ○
5．母指球，示指および中指掌側面の感覚障害の原因となる．　⑲ □□□ ×

B．月状骨脱臼

【月状骨脱臼】

1．月状骨が背側に脱臼する．　⑰ □□□ ×
2．掌側脱臼が多い．　⑯ □□□ ○
3．手関節伸展位で手掌をつき発生する．　⑯⑰ □□□ ○
4．手関節前後径が増大する．　⑯ □□□ ○
5．手関節捻挫との鑑別が必要である．　⑯ □□□ ○
6．徒手整復が困難な脱臼である．　⑮ □□□ ×
7．掌側脱臼で徒手整復時の末梢牽引は適切でない．　⓰ □□□ ×
8．保存療法で整復直後の固定が良肢位である．　⑲ □□□ ×
9．合併症に尺骨神経損傷がある．　⑮ □□□ ×
10．母指球，示指および中指掌側面の感覚障害の原因となる．　⑲ □□□ ○
11．環指，小指に感覚鈍麻が多くみられる．　⑯ □□□ ×

【月状骨周囲脱臼】

12．掌側脱臼となることが多い．　⑰ □□□ ×
13．月状骨周囲の手根骨は掌側に転位する．　⑳ □□□ ×
14．月状骨と橈骨との位置関係は保たれる．　⑰ □□□ ○
15．月状骨は橈骨関節面から逸脱する．　⑳ □□□ ×
16．発生機序はスミス骨折と同じである．　⑳ □□□ ×
17．示・中指掌側の感覚鈍麻を生じる．　⑳ □□□ ○

C．手根中手（CM）関節脱臼

1．第２手根中手関節に最も多い．　新 □□□ ×
2．脱臼骨折になることが多い．　新 □□□ ○
3．徒手整復が困難な脱臼である．　⑮ □□□ ×

A. 手関節脱臼

手関節脱臼＜橈骨遠位端骨折

A-1 遠位橈尺関節脱臼

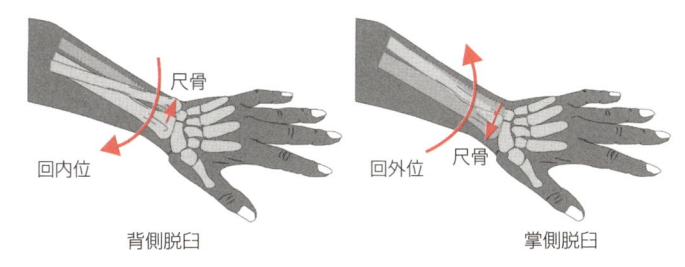

A-1 遠位橈尺関節脱臼

回内位 / 尺骨 / 背側脱臼

回外位 / 尺骨 / 掌側脱臼

A-1		背側脱臼	掌側脱臼	橈尺関節の**離開**
発生機序		手関節背屈位で手をついて（骨折に合併）		—
		過度回内	**過度回外**	
症 状	前 腕	回内位	回外位	**手関節の横径増大**
	尺骨頭	**背側に突出**	掌側に突出	
	運動制限	回外運動	**回内運動**	手関節運動（軽度）
固 定		肘関節直角位，前腕中間位 上腕遠位部〜MP関節の手前		

A-2 橈骨手根関節脱臼

非常にまれ

●**分類** A-2

A-2 橈骨手根関節脱臼

●**発生機序**

手関節背屈位・掌屈位で手をついて転倒．

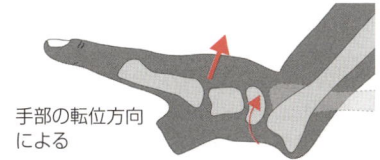

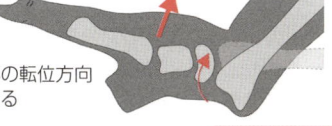

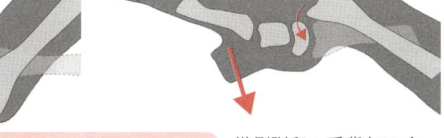

手部の転位方向による

背側脱臼：手掌をつく　☆**背側脱臼＞掌側脱臼**　掌側脱臼：手背をつく

●症状
コーレス骨折・スミス骨折の変形と類似

●固定
肢位：前腕中間位，手関節は良肢位
範囲：前腕近位端～MP関節の手前
期間：2～3週間

B. 月状骨脱臼

20～50歳の男性に多い．

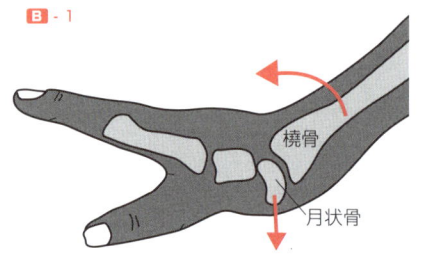

●分類 B-1

月状骨脱臼：**月状骨のみが掌側へ転位**

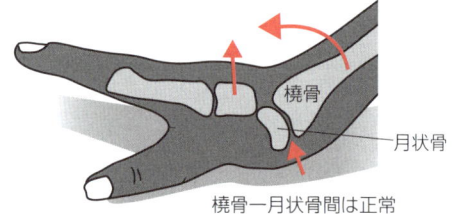

月状骨周囲脱臼：**橈骨―月状骨間は正常な位置にあり，その周辺関節が背側・橈側・中枢に転位**

●発生機序
手関節の**過伸展（背屈）**

●症状
外観：**手根部前後径の増大・軽度尺屈位**，指関節軽度屈曲
腫脹・疼痛：著しい
神経症状：正中神経障害（母指球，第1～3指掌面）

☆整復は受傷2週間まで可能であるが，遅延すると障害が後遺しやすい．整復後の**正中神経圧迫症状**や月状骨の位置確認が必要．

●固定
前腕近位端～MP関節を含める．
手関節45°掌屈位
提肘で肘関節直角位，前腕回内位
1週後からは前腕中間位
手部の**捻挫**と誤診されやすい．

☆屈筋腱の下にある**正中神経を圧迫しやすい**．特に第2・3指の末梢部掌側は正中神経の固有支配域であるので注意する．

Ⅲ 手部・手関節の脱臼

C. 手根中手（CM）関節脱臼

まれ．

第1CM関節＞第5CM関節＞第2～4CM関節脱臼骨折になることが多い．

●発生機序　C-1

中手骨部に過度の屈曲や側屈が強制

C-1　第1CM関節脱臼の転位

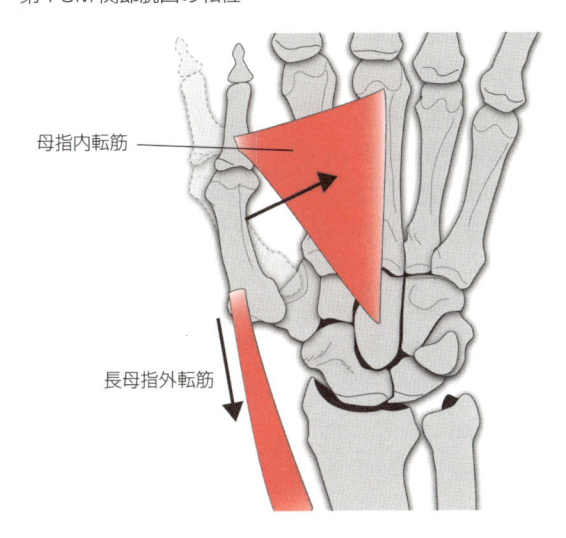

母指内転筋

長母指外転筋

C-1	第1CM関節	第5CM関節	第2～4CM関節
症状	手指の短縮 転位：**背側近位**（長母指外転筋） **内転**（母指内転筋）	背側近位に転位 （尺側手根伸筋）	すべてが背側転位
固定 範囲	掌側前腕中央～第1指IP関節 他指はMP関節まで （不安定型はIP関節を含む）	掌側前腕中央～MP関節	
固定 肢位	第1指：外転位， MP関節は軽度屈曲位	手関節軽度背屈位	

問題 III 手部・手関節の脱臼

※⓮などは必修問題です．

D. 中手指節（MP）関節脱臼

1. 背側脱臼より掌側脱臼が多い． ⑯ □□□ ×

【背側脱臼】

2. 掌側板が中手骨頭背側に乗り上げている． ⑰ □□□ ○
3. 伸展，外転が強制されて発生する． ⑯ □□□ ○
4. 垂直脱臼はZ字型の特有な変形を呈する． ⑯⑰ □□□ ○
5. 垂直脱臼は牽引整復法が有用である． ⑰ □□□ ×
6. 水平脱臼は観血的整復が必要である． ⑯ □□□ ○
7. 垂直脱臼は徒手整復が困難な脱臼である． ⑮ □□□ ×
8. 水平脱臼は徒手整復が困難な脱臼である． ⑮ □□□ ○
9. 徒手整復時の末梢牽引は適切でない． ⓰⑳ □□□ ○

【掌側脱臼】

10. 指部が掌側に偏位する． ⑰ □□□ ○

【参考】 背側脱臼

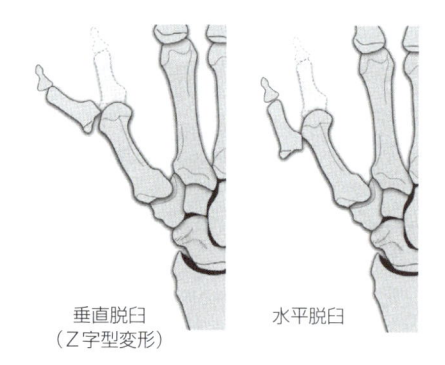

垂直脱臼
（Z字型変形）　　水平脱臼

III 手部・手関節の脱臼

D. 中手指節（MP）関節脱臼

D-1 第1中手指節（MP）関節脱臼 【参考】 D-1

背側脱臼＞掌側脱臼

D-2 第2〜5中手指節（MP）関節脱臼 D-1

比較的まれ
（中でも，第2，5指に好発）

D-1	第1中手指節（MP）関節脱臼			第2〜5中手指節（MP）関節脱臼	
	背側脱臼（多い）		掌側脱臼	背側脱臼	掌側脱臼
	垂直脱臼	水平脱臼		ほとんどが背側脱臼	
発生機序	母指が**過伸展（背屈）・外転**を強制されて発生		直達外力	手関節背屈位で手をついて，**過伸展**を強制されて発生	
症状	Z字型の変形	平行型の変形	中手骨頭が**背側**に転位 尺側側副靱帯が断裂 階段状の変形	外観：背側変形は比較的軽度 第2指：第3指側に偏位 第5指：第4指側 〃 MP関節：過伸展位で屈曲運動不能 IP関節：軽度屈曲位 掌側に中手骨頭を触知 遠位に皮膚の陥凹	
	側副靱帯損傷は軽度 ☆複合脱臼：種子骨が陥入する背側脱臼				
整復	**牽引しても整復不可**（掌側板の嵌入，ロッキング）		観血療法	─	
固定 肢位	手関節，第1指；良肢位			MP関節軽度屈曲位，良肢位	
固定 範囲	前腕遠位部〜第1MP関節を含む．		整復困難	前腕遠位部中央〜DIP関節を含む．	
固定 期間	約2週間 ☆関節窩縁骨折や側副靱帯断裂を合併したものは数か月になる．			約2週間	

上肢 問題 Ⅲ 手部・手関節の脱臼

※⑭などは必修問題です.

E. PIP・DIP 関節の脱臼

【PIP 関節脱臼】

1. 掌側脱臼が多い. ⑯ □□□ ×
2. 背側脱臼が多く発生する. ⑯ □□□ ○
3. 中節骨基部の骨折を合併することが多い. ⑯ □□□ ○
4. 背側脱臼の症状は基節骨骨頭の掌側凸変形である. ⑱ □□□ ○
5. 脱臼骨折では骨折の整復を優先する. ⑯ □□□ ×
6. 掌側板が関節内へ嵌入すると整復不能となる. ⑯ □□□ ○
7. PIP 関節を過伸展位で固定する. ⑯ □□□ ×
8. 固定肢位は▶ MP・PIP・DIP 関節伸展位である. ⑳ □□□ ×
9. MP 関節屈曲位,PIP・DIP 関節伸展位である. ⑳ □□□ ×
10. MP・PIP 関節伸展位,DIP 関節屈曲位である. ⑳ □□□ ×
11. MP・PIP・DIP 関節軽度屈曲位である. ⑳ □□□ ○

【DIP 関節脱臼】

12. 掌側脱臼が多い. ⑯ □□□ ×

【参考】 PIP 関節脱臼

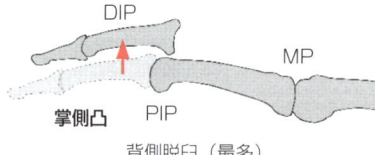

背側脱臼（最多）

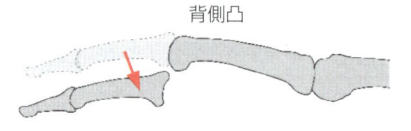

掌側脱臼（少ない）

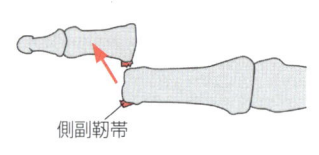

側方脱臼

E. PIP・DIP 関節の脱臼

突き指として発生．母指の IP 関節脱臼はまれ．ほとんどが背側脱臼

E-1　PIP 関節脱臼

●分類　E-1　【参考】

表E-1　PIP 関節脱臼

	背側脱臼（多い）	掌側脱臼	側方脱臼
発生機序	PIP関節に過伸展	PIP関節に捻転	PIP関節に側屈
症状	転位：中節骨が基節骨に水平となる． 掌側板損傷 側副靭帯損傷 正中索損傷：ボタン穴変形 脱臼骨折も起こる． （**中節骨基部**） DIP関節が屈曲不能 （深指屈筋腱の断裂）	正中索損傷：ボタン穴変形 （受傷数週間後）	側副靭帯損傷：側方動揺性
固定	MP・PIP・DIP関節：軽度屈曲位 2週間		

☆正中索損傷は PIP 関節伸展位（ボタン穴変形の予防）で固定

E-2　DIP 関節脱臼

ほとんどが背側脱臼

●分類　E-2

表E-2　DIP 関節脱臼

	背側脱臼（多い）	掌側脱臼
発生機序	過伸展	屈曲や捻転
症状	基節骨が中節骨の背側に転位	終止腱断裂のあるもの →末節骨が掌側に転位 深指屈筋腱断裂のあるもの →DIP関節の屈曲不可
固定	DIP関節軽度屈曲位 2週間	

PART 2 脱　臼

下　肢・体　幹

Ⅰ　股部・膝部の脱臼 ……………118
　A．股関節脱臼 …………………118(119)
　　A-1　後方脱臼
　　A-2　前方脱臼
　　A-3　中心性脱臼
　B．膝関節脱臼 …………………120(121)
　C．膝蓋骨脱臼 …………………122(123)
　　C-1　膝蓋骨側方脱臼

Ⅱ　足部の脱臼 ……………………124
　A．足部の脱臼 …………………124(125)
　　A-1　ショパール関節脱臼
　　A-2　リスフラン関節脱臼
　　A-3　足指の脱臼

Ⅲ　顔面・脊椎の脱臼 ……………126
　A．顎関節脱臼 …………………126(127)
　　A-1　前方脱臼
　B．頚椎・胸椎脱臼 ……………126(128)
　　B-1　頚椎脱臼
　　B-2　胸椎脱臼

下肢・体幹

問題 Ⅰ 股部・膝部の脱臼

※⓮などは必修問題です．

A. 股関節脱臼 ①

【後方脱臼】

1. 患肢は伸展，外旋，外転位をとる． ⑮⑰ □□□ ×
2. 骨折に合併することが多い． ⑱ □□□ ○
3. 股関節に過度伸展が強制されて発生する． ⑮ □□□ ×
4. 腸骨脱臼では股関節内旋位となる． ⑳ □□□ ○
5. 股関節は屈曲・外転・外旋位に弾発性固定される． ⑱ □□□ ×
6. 股関節の自動運動は可能である． ⑰ □□□ ×
7. 健側と比較して大腿は短縮してみえる． ⑮⑰ □□□ ○
8. スカルパ三角部に大腿骨頭を触れる． ⑮ □□□ ×
9. ローゼル・ネラトン線上に大転子が位置する． ⑰ □□□ ×
10. 骨頭壊死の発生に留意する． ⑱ □□□ ○
11. 大腿骨頭壊死が合併する． ⑭ □□□ ○
12. コッヘル法で整復する． ⑱ □□□ ○
13. 患者を腹臥位として行う整復法は▶ 牽引整復法である． ⑲ □□□ ×
14. コッヘル法である． ⑲ □□□ ×
15. ミッデルドルフ法である． ⑲ □□□ ×
16. スティムソン法である． ⑲ □□□ ○
17. 大腿骨頭靭帯を断裂する． ⑲ □□□ ○
18. 合併症に坐骨神経損傷がある． ⑮⑰ □□□ ○

【参考】 股関節脱臼

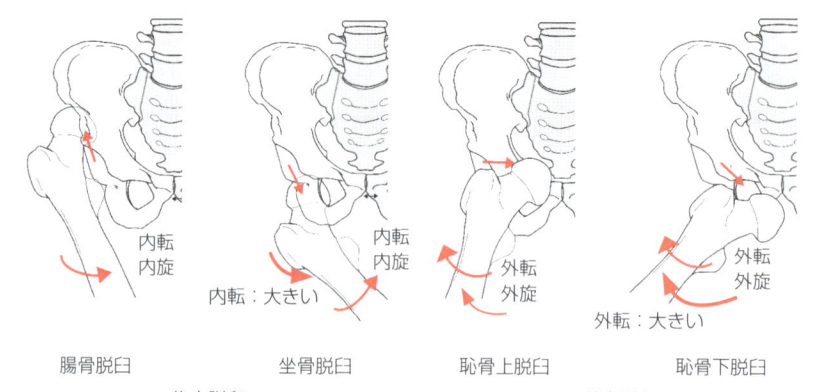

腸骨脱臼　坐骨脱臼　恥骨上脱臼　恥骨下脱臼
後方脱臼　　　　　　　前方脱臼

I 股部・膝部の脱臼

A. 股関節脱臼

脱臼時には大腿骨頭靭帯が断裂する．

●分類 A-1 【参考】

A-1	後方脱臼		前方脱臼	
	腸骨脱臼	坐骨脱臼	恥骨上脱臼	恥骨下脱臼
発生機序（股関節）	過度の屈曲・内転・内旋を強制		外転・外旋を強制	外転・外旋と屈曲を強制
症状／骨頭位置	**大転子高位**：大転子はローゼル・ネラトン線よりも**2〜3cm上昇** **下肢の短縮** 関節窩の空虚，殿部に骨頭を触知，殿部後上方が膨隆，鼡径靭帯中央部が無抵抗になる．		鼡径靭帯の下に骨頭を触知	
症状／弾発性固定	屈曲・内転・内旋位（腸骨＜坐骨）		屈曲・外転・外旋位（恥骨上＜恥骨下），他動運動でも内転不能	
整復	牽引法 回転法（コッヘル法） スティムソン法（腹臥位）		回転法（デパルマ法)	

A-1 後方脱臼 A-1

●**発生機序** ダッシュボード損傷

脱臼時には大腿骨頭靭帯が断裂する．

●**予後** A-2

整復時期の遅延は整復困難の要因になる．

A-2 合併症

骨折	その他
大腿骨骨頭骨折 大腿骨頚部骨折 臼蓋縁骨折 臼蓋底骨折	**坐骨神経損傷** **阻血性大腿骨骨頭壊死** 外傷性骨化性筋炎 変形性股関節症

●**整復障害**

骨頭と関節窩間に筋が介在

ボタン穴機構：関節包裂傷部の狭小化

関節内に小骨片の介在（骨頭靭帯による裂離骨片，関節窩縁の一部）

骨折の合併（大腿骨頚部骨折，骨幹部骨折，腸骨縦骨折，腸骨翼骨折など）

A-2 前方脱臼

大腿骨骨頭は関節包の前方・前下方を破って脱臼する．

A-3 中心性脱臼

寛骨臼脱臼骨折

●**発生機序**

大転子強打

大腿骨骨頭が寛骨臼にめり込む．

問題 Ⅰ 股部・膝部の脱臼

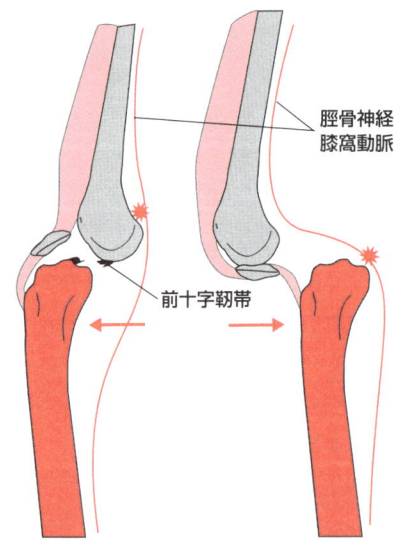

※⓮などは必修問題です．

A. 股関節脱臼 ②
【その他の脱臼】
19. ラセーグ徴候は股関節前方脱臼でみられる． ⑳ □□□ ×
20. トレンデレンブルグ徴候は股関節臼蓋形成不全でみられる． ⑳ □□□ ○
21. 恥骨上脱臼では股関節内旋位となる． ⑳ □□□ ×

B. 膝関節脱臼
【前方脱臼】
1. 大腿骨遠位端が脛骨近位端前方へ転位する． ⑰ □□□ ×
2. 合併症に脛骨神経損傷がある． ⑮ □□□ ○
3. 前十字靱帯を断裂する． ⑲ □□□ ○

【前方脱臼以外】
4. 後方脱臼では膝蓋骨が大腿顆部下方で水平位となる． ⑰ □□□ ○
5. 側方脱臼では不全脱臼が多い． ⑰ □□□ ○
6. 回旋脱臼では脛骨が大腿骨に対して回旋転位する． ⑰ □□□ ○

【参考】

脛骨神経
膝窩動脈

前十字靱帯

前方脱臼（最多） 後方脱臼

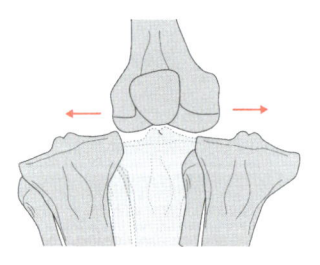

側方脱臼
不全脱臼になりやすい

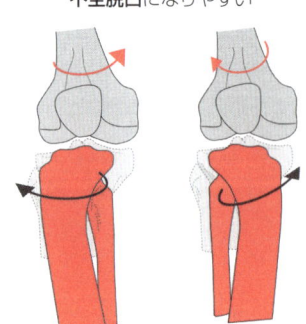

回旋脱臼（まれ）

B. 膝関節脱臼

●分類 【参考】 B-1

脛骨の転位方向で決定

B-1	前方脱臼	後方脱臼	側方脱臼	回旋脱臼
発生機序	多くは完全脱臼 介達外力：過伸展が強制 直達外力：脛骨近位端に後方からの，大腿骨遠位端に前方からの外力	直達外力：ダッシュボード損傷．膝関節屈曲位で脛骨近位端に前方から外力 介達外力：膝関節屈曲位で下腿が固定され，体幹が前方に移動	**ほとんど不全脱臼** 外側脱臼＞内側脱臼 介達外力：膝関節が側方に屈曲強制 直達外力：まれ	膝関節が捻転して発生． **脛骨が大腿骨に対し逆回転する** 回旋と同時に脛骨が外後方に不全脱臼する．
症状	転位 不全脱臼：大腿骨顆部は脛骨関節面の後方で接している． 完全脱臼：大腿骨顆部の前面に脛骨上縁が接している． **前方に脛骨関節面** 後方に大腿骨内・外顆が突出 **脛骨は側方**（内・外力）**に偏位** **前後径の増大** 膝関節伸展位で固定 下肢短縮 皮膚は蒼白 完全脱臼では関節運動不能	不全脱臼：大腿骨顆部は脛骨関節面の前方で接している． 完全脱臼：大腿骨関節面後面が脛骨近位端前面に接している． **前方に大腿骨遠位端**，後方に脛骨近位端 **膝窩動脈損傷** **膝蓋骨は大腿骨顆部の下で水平となり**，関節面が上方に向く． 膝蓋腱両側の皮膚は溝状に陥凹	外側脱臼：下腿の外旋 内側脱臼：下腿の内旋 膝蓋骨は脛骨の転位方向に随伴 膝関節部の横径増大	―
合併症	内・外側副靭帯断裂 **十字靭帯断裂** 膝窩動脈・総腓骨神経・**脛骨神経**の圧迫，損傷	内・外側副靭帯断裂 十字靭帯断裂 膝窩動脈損傷 **総腓骨神経損傷** **脛骨神経損傷**	内・外側副靭帯断裂 十字靭帯断裂	内・外側副靭帯断裂 十字靭帯断裂 半月損傷 関節包損傷
固定	膝関節軽度屈曲位 3～4週間	―	―	―

問題 Ⅰ　股部・膝部の脱臼

※⓮などは必修問題です．

C. 膝蓋骨脱臼

1. 外側脱臼がある． ⓰ □□□ ○
2. 上方脱臼がある． ⓰ □□□ ×
3. 水平脱臼がある． ⓰ □□□ ○
4. 回転脱臼がある． ⓰ □□□ ○
5. 内側脱臼は発生頻度が高い． ⓯ □□□ ×
6. 骨軟骨骨折を伴いやすい． ⓰ □□□ ○
7. 自然整復はまれである． ⓰ □□□ ×
8. 反復性脱臼に移行しやすい． ⓰ □□□ ○
9. 膝関節は完全伸展位をとる． ⓯ □□□ ○
10. 外側脱臼は▶ 下腿が内反内旋位を強制され発生する． ⓳ □□□ ×
11. 　　　　　　内側膝蓋支帯部の圧痛を示すことが多い． ⓳ □□□ ○
12. 　　　　　　外側側副靭帯を断裂する． ⓳ □□□ ×
13. 　　　　　　X脚の人に起こりやすい． ⓳ □□□ ○
14. 内側広筋の脆弱化は外側脱臼の素因でない． ⓱ □□□ ×
15. 内反膝は外側脱臼の素因でない． ⓱ □□□ ○
16. 内反膝は習慣性脱臼の素因でない． ⓮ □□□ ○
17. Q角の増大は外側脱臼の素因でない． ⓱ □□□ ×
18. 膝蓋骨外側脱臼は▶ Q角 25°が要因となる． ⓴ □□□ ○
19. 　　　　　　　　大腿骨頸部前捻角 14°が要因となる． ⓴ □□□ ×
20. 　　　　　　　　FTA が 176°が要因となる． ⓴ □□□ ○
21. 全身性関節弛緩は習慣性脱臼の素因でない． ⓮⓱ □□□ ×
22. 膝蓋骨外側脱臼は膝の過伸展 0°が要因となる． ⓴ □□□ ×
23. 大腿骨顆部形成不全は習慣性脱臼の素因でない． ⓮ □□□ ×
24. 膝蓋骨高位は習慣性脱臼の素因でない． ⓮ □□□ ×
25. 外側脱臼は膝蓋骨軟骨損傷を合併しやすい． ⓳ □□□ ○
26. 膝関節は屈曲位から伸展位にして整復する． ⓯ □□□ ○
27. 外側脱臼は自然整復されやすい． ⓳ □□□ ○
28. 膝関節は鋭角屈曲位で固定する． ⓯ □□□ ×
29. 再脱臼防止のために内側広筋の強化が必要である． ⓰ □□□ ○

I 股部・膝部の脱臼

C. 膝蓋骨脱臼

●分類

側方脱臼　C-1　　垂直脱臼
・外側脱臼（最多）　水平脱臼
・内側脱臼　　　　　回転脱臼

C-1　膝蓋骨側方脱臼

ほとんどが外側脱臼

1）外側脱臼

●発生機序　C-2

先天性素因や発育上の異常
　　　　　　＋
膝関節の外転，下腿の外旋

●症状

膝を伸展位にすると**容易に自然整復**されるため，来院時には脱臼を見逃しやすい．

膝周囲の軟部組織損傷との鑑別が必要

膝関節**軽度屈曲位**

歩行不能

膝蓋骨の位置：外側に偏位

☆整復されて来院
内側膝蓋支帯部の圧痛
膝蓋骨の不安定性

●整復

軽度屈曲位の膝関節を徐々に伸展しながら膝蓋骨を外側に圧迫

●固定

膝関節軽度屈曲位

期間：3～4週間

●後療法

大腿四頭筋（特に**内側広筋**）の筋力訓練

C-1　側方脱臼

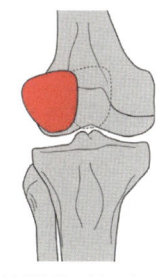

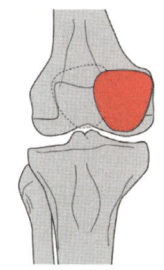

外側脱臼（多い）　　内側脱臼

C-2　Q角

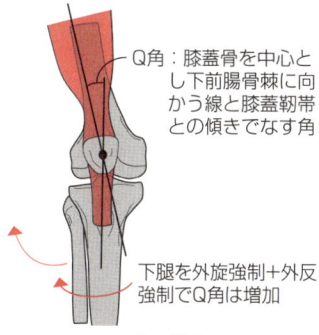

Q角：膝蓋骨を中心とし下前腸骨棘に向かう線と膝蓋靱帯との傾きでなす角

下腿を外旋強制＋外反強制でQ角は増加

Q角の増大

☆発生要因
形態異常：膝蓋骨・大腿骨遠位端部
外反膝（FTA．正常170°）
Q角の増大（正常15～20°）
大腿骨前捻角の過剰（正常15～20°）
内側広筋の脆弱化
全身の関節弛緩
膝蓋骨高位

☆膝蓋骨不安定性のテスト
膝蓋骨を外方に圧迫すると，被検者は脱臼しそうになり不安感を訴える．

問題 Ⅱ 足部の脱臼

A. 足部の脱臼

【ショパール関節脱臼】

1. 多くは不全脱臼となる. 　新 □□□ ○
2. 内側脱臼の外観は扁平足様変形を呈する. 　新 □□□ ×
3. ほとんどが骨折を合併する. 　新 □□□ ○

【リスフラン関節脱臼】

4. 前足部が母指側へ転位したものを外側脱臼という. 　⑰ □□□ ×
5. 内側脱臼では第5中足骨基部が突出する. 　⑰ □□□ ×
6. 足内側縦アーチには変化がみられない. 　⑰ □□□ ×
7. 第2中足骨基部骨折が合併しやすい. 　⑰ □□□ ○
8. 自然整復されやすい. 　⑲ □□□ ×

【中足指節関節脱臼】

9. 第1足指に好発する. 　⑳ □□□ ○
10. 第1中足指節関節背側脱臼は自然整復されやすい. 　⑲ □□□ ×
11. Z字型変形がみられる. 　⑳ □□□ ○
12. 開放創は足底側に多い. 　⑳ □□□ ○
13. 末梢牽引で整復する. 　⑳ □□□ ×

【参考】 リスフラン関節脱臼

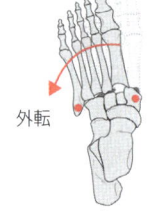

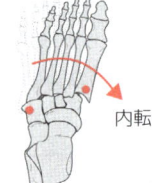

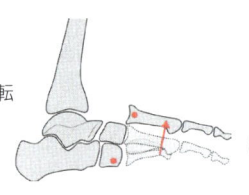

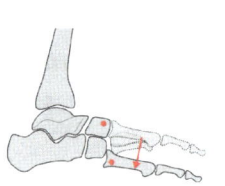

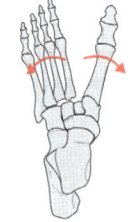

→ 転位方向
● 突出する骨

外側脱臼　内側脱臼　背側脱臼　底側脱臼　分散脱臼

外側脱臼	内側脱臼	底側脱臼	背側脱臼
足尖やや外転 足内側縁には第1楔状骨が突出 足外側縁には第5中足骨基部が突出	足内側縁に**第1中足骨が突出** 足外側縁は陥凹 その後方に立方骨が突出	足背部に足根骨前部の突出	前足部は短縮（軽度尖足位変形） 背屈位をとる.

A. 足部の脱臼

A-1 ショパール関節脱臼
きわめてまれ．多くは不全脱臼

●**発生機序**

直達外力：墜落・轢傷など

介達外力：踵部が固定され，前足部に外力がかかり発生

ほとんどが骨折（足根骨・中足骨）を合併する．

●**分類** A-1

A-2 リスフラン関節脱臼
まれ．全中足骨と各中足骨の脱臼がある．

●**発生機序**

足関節底屈位で中足部を強打

☆第2中足骨基部骨折が合併しやすい．

●**分類** 【参考】

A-1 ショパール関節脱臼の分類

		内側脱臼	外側脱臼
転位		**前足部が内方へ転位**	前足部が外方へ転位
症状	外観	内反足様変形	扁平足様変形
		距骨・踵骨の前方関節面は外方に突出 内果付近に舟状骨を触知	内果の前方に距骨頭の突出を触知 足部の短縮 （距骨と踵骨の位置関係は不変）

A-3 足指の脱臼
第1指に多い．背側脱臼である．

●**発生機序** 第1指を過伸展（背屈）して発生

●**症状 Z字型変形**：MP関節背屈，IP関節底屈．足指は短縮

開放性脱臼：中足骨骨頭が**足底側の皮膚を破る**ことがある．

●**整復** 足指に包帯などを巻いて，さらに**背屈**．→基節骨基部に**直圧**→底屈

[問題] Ⅲ 顔面・脊椎の脱臼

※⓮などは必修問題です.

A. 顎関節脱臼

1. 男性に好発する. ⓲ □□□ ×
2. 中年女性に多い. ⑭ □□□ ○
3. 後方脱臼が多い. ⓲ □□□ ×
4. 関節包内脱臼である. ⑭ □□□ ○
5. 片側脱臼では下顎が偏位する. ⓲ □□□ ○
6. 大臼歯が槓杆の支点となる. ⑭ □□□ ×
7. 開口不能となる. ⓲ □□□ ×
8. 顎関節症の原因となる. ⑭ □□□ ○
9. 反復性脱臼は顎関節でみられる. ⓯ □□□ ○

【前方脱臼】

10. 関節包が断裂する. ⑰ □□□ ×
11. 唾液流出がある. ⑰ □□□ ○
12. 関節動揺性がある. ⑰ □□□ ×
13. 閉口のままとなる. ⓯ □□□ ×
14. 閉口障害がある. ⑰ □□□ ○
15. 頬部扁平がある. ⑰ □□□ ○
16. 下顎前突様の長い顔貌となる. ⓯ □□□ ○
17. 耳珠前部が陥凹する. ⓯ □□□ ○
18. 頬骨弓下部が隆起する. ⓯ □□□ ○
19. 弾発性固定に▶ 胸鎖乳突筋が関与する. ⓳ □□□ ×
20. 外側翼突筋が関与する. ⓳ □□□ ○
21. 口輪筋が関与する. ⓳ □□□ ×
22. 胸筋が関与する. ⓳ □□□ ×

B. 頚椎・胸椎脱臼

【環軸関節脱臼】

1. 歯突起骨折を合併する脱臼骨折が多い. 新 □□□ ○
2. 単独脱臼に比べ脱臼骨折のほうに脊髄損傷が多い. 新 □□□ ×

【胸椎脱臼】

3. 胸腰椎移行部に好発する. 新 □□□ ○
4. 下位胸椎のほうが脊髄損傷が多い. 新 □□□ ×

A. 顎関節脱臼

● 発生機序
①関節頭が関節結節を越える→前方転位→②諸筋（外側靭帯・咬筋・外側翼突筋）の牽引で固定→③開口（閉口障害）

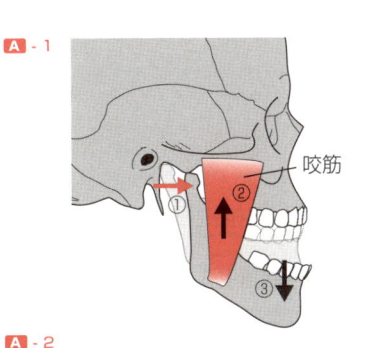

●特徴
顎関節は正常でも不全脱臼型を呈する．
関節包内脱臼：関節包を破ることなく脱臼
女子＞男子（女子は関節窩が浅い）
前方脱臼が多い
習慣性や反復性脱臼になりやすい．

●分類

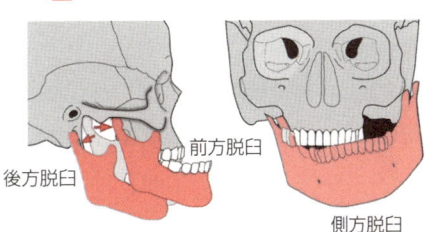

A-1 前方脱臼

●症状
閉口不能：口は開いたまま．**唾液は流出**，咀嚼困難，談話不能
前方偏位：下顎は上顎の前方に偏位
関節窩が陥凹：耳珠の前方
骨頭位置：**関節頭は頬骨弓下にあり（隆起）**，前方に触知
弾発性固定：**外側翼突筋，咬筋**が関与
頬は扁平，関節窩は空虚
（片側脱臼）→オトガイは健側へ

半開口：口の開閉はわずかに可能
オトガイ部：健側に偏位
患側の耳孔前方に陥凹を触知
機能障害：両側脱臼と同様

●整復
・口内法
　ヒポクラテス法（術者が前に位置する）
　ボルカース法（術者が後に位置する）
・口外法

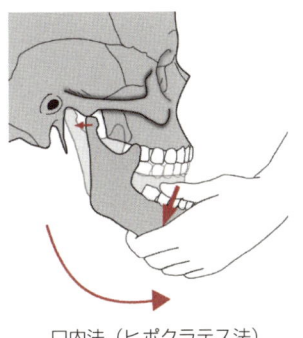

口内法（ヒポクラテス法） 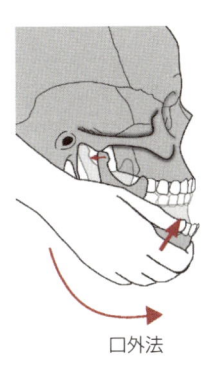　　　口外法

●固定
提顎帯（投石帯）：関節運動の制限

> ☆早期の固定除去・開口運動は習慣性・反復性脱臼の原因になる．

B. 頚椎・胸椎脱臼

B-1 頚椎脱臼
1）環軸関節の脱臼および脱臼骨折
前方脱臼が多い．
●分類
単独脱臼：環椎横靭帯が断裂したもの
脱臼骨折（多い）：歯突起が骨折したもの
●発生機序
交通事故，墜落，スポーツ外傷
頚部の過屈曲
●症状
脊髄損傷：単独脱臼＞脱臼骨折

> ☆脱臼骨折のほうが，脊柱管腔はある程度保たれるため

2）頚椎の脱臼および脱臼骨折
片側脱臼は見逃されやすい．
両側では脊髄損傷の合併頻度が高い．
C5・6間，C6・7間に好発
●発生機序
強い屈曲力に回旋力が加わって発生
●症状
転位：関節突起の前方転位

椎体の圧迫骨折・椎弓骨折：完全脱臼
脊髄損傷の有無が重傷度に関与する．

B-2 胸椎脱臼
高エネルギー損傷：交通事故・転落
胸腰椎移行部に好発（下位腰椎は少ない）．上・中胸椎では**脊髄損傷の合併**
1）胸椎部脱臼骨折
●発生機序
直達外力：背側より強い外力
胸椎部の前屈→後方の靭帯・椎間関節や関節突起部の骨折→脱臼骨折
●合併症
脊髄損傷，肋骨骨折，胸腔内臓器の損傷
2）胸・腰椎移行部脱臼骨折
●発生機序
強い屈曲力 + 脊椎に回旋力が働く．
　　　↓
　　回旋脱臼骨折
●症状
後方の靭帯などが断裂
椎間関節は脱臼
下位椎体の頭側部に水平な骨折
（スライス骨折）
転位：上位椎体が前外方へ転位

PART 3 軟部組織損傷

上　肢

I　肩部 …………………………… 130
① 筋・腱の損傷
A. 腱板断裂(ローテーターカフ損傷)
　……………………… 130(131)
B. 上腕二頭筋長頭腱損傷…… 132(133)
② スポーツ障害
C. ベネット損傷 ……………… 134(135)
D. SLAP損傷 ………………… 134(135)
E. 肩峰下インピンジメント症候群
　……………………………… 134(136)
F. リトルリーガー肩 ………… 134(137)
③ 不安定症・神経障害・その他
G. 動揺性肩関節
　(ルーズショルダー) … 138(139)
H. 末梢神経障害 ……………… 138(139)
　H-1 肩甲上神経絞扼障害
　H-2 腋窩神経絞扼障害
I. 五十肩(凍結肩) ………… 138(141)
J. 石灰性腱炎・石灰沈着性関節周囲炎
　……………………………… 138(141)
K. 変形性肩関節症・変形性肩鎖関節症
　……………………………… 138(141)

II　肘部 ………………………… 142
① 筋・腱の損傷，スポーツ障害
A. 側副靭帯損傷 ……………… 142(143)
B. 野球肘 ……………………… 142(143)
C. テニス肘 …………………… 144(145)
　C-1 バックハンドテニス肘(外側型)

D. 前腕コンパートメント症候群
　……………………………… 146(147)
② 神経障害・その他
E. 末梢神経障害 ……………… 148(149)
　E-1 正中神経障害
　E-2 橈骨神経障害
　E-3 尺骨神経障害
F. パンナー病 ………………… 150(151)
G. 変形性肘関節症 …………… —(151)

III　手部・手指部 ……………… 152
A. 三角線維軟骨複合体損傷
　(TFCC損傷) …………… 152(153)
B. 手指の側副靭帯損傷 ……… 152(153)
C　ロッキングフィンガー …… 154(155)
　C-1 第1中手指節関節
　C-2 第2～5中手指節関節
D. 末梢神経障害 ……………… 154(155)
E. キーンベック病 …………… 154(157)
F. 変形および損傷 …………… 158(159)
　F-1 マーデルング損傷
　F-2 デュプイトラン拘縮
　F-3 ド・ケルバン病
　F-4 ばね指
　F-5 ヘバーデン結節
　F-6 ボタン穴変形
　F-7 スワンネック変形

上肢　問題　I　肩部　①筋・腱の損傷

※❶などは必修問題です。

A. 腱板断裂（ローテーターカフ損傷）

1. ドロップアームテストは腱板損傷で行う。　⑮⑲　□□□ ○
2. 運動時痛は外転60〜120度の間で認める。　⑮　□□□ ○
3. 結節間溝部に圧痛を認める。　⑮　□□□ ×
4. 経時的に棘上筋の萎縮が生じる。　⑮　□□□ ○
5. ヤーガソンテストは ┐　　　　　　　　　　⑲　□□□ ×
6. チェアーテストは　　├▶腱板損傷で行う。　⑲　□□□ ×
7. アドソンテストは　 ┘　　　　　　　　　　⑲　□□□ ×
8. 腱内断裂は不全腱板（不全断裂）に属する。　新　□□□ ○
9. 有痛弧徴候がみられる。　新　□□□ ○
10. リフトオフテストは痛みの出現により陽性と判断するテストである。　⑳　□□□ ×

【参考】 腱板の構造と検査

腱板：a　肩甲下筋
　　　b　棘上筋
　　　c　棘下筋
　　　d　小円筋

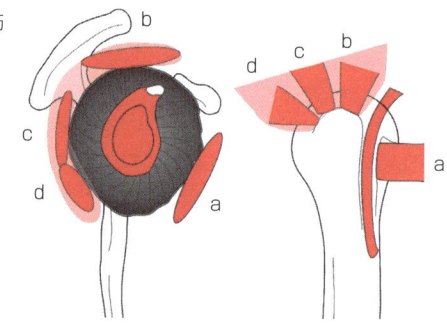

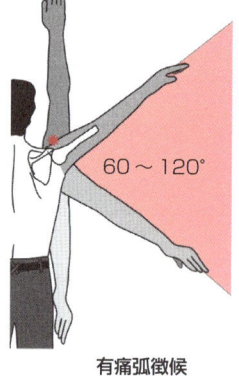

有痛弧徴候
（ペインフルアークサイン）
外転60〜120°間に疼痛が誘発

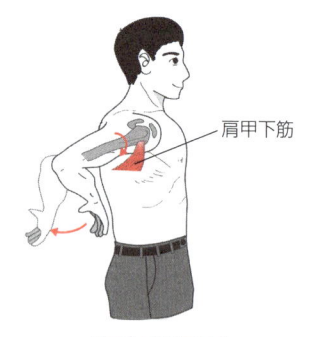

リフトオフテスト
肩甲下筋が断裂している場合、手背を腰部から離すことができない。

I 肩部 ①筋・腱の損傷

A. 腱板断裂（ローテーターカフ損傷）

●分類 A-1
●発生機序
1回の外力によるものや退行変性によるものがある．

直達外力：肩部の打撲

介達外力：手や肘をついて転倒（上腕骨大結節が肩峰に衝突するさいに発生）

オーバーユース：投球・中高年

●好発部位 A-2
断裂部位は大結節から1.5cm近位部に多い．

☆上記の部位は血行に乏しい．

●症状
受傷時痛：（受傷時）鋭い疼痛→軽快→さらに激痛

運動時痛：**外転60〜120°間で疼痛**

【参考】

肩関節90°屈曲位で上腕を内・外旋すると疼痛悪化

圧痛：**大結節**(三角筋前部線維，中部線維)

陥凹触知：圧痛部に一致した陥凹（完全断裂）

機能障害：特に外転位の保持は困難

●検査 【参考】
有痛弧徴候（ペインフルアークサイン）
クレピタス
インピンジメント徴候
ドロップアームサイン（テスト）

A-1 分類

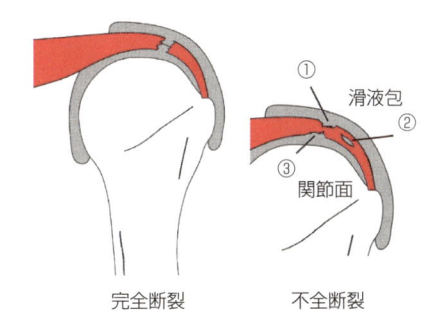

完全断裂　不全断裂

①滑液包面断裂
②腱内断裂
③関節面断裂

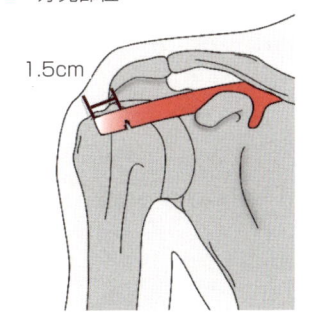

A-2 好発部位

1.5cm

肩甲下筋損傷についてはリフトオフテストが用いられる．【参考】

●治療
棘上筋腱であれば外転位固定

●後遺症
筋萎縮：棘上筋・棘下筋
陳旧性のもの：筋力低下・脱力感

PART 3 軟部組織損傷

上肢 問題 Ⅰ 肩部 ①筋・腱の損傷

※⑭などは必修問題です．

B. 上腕二頭筋長頭腱損傷

【断裂】

1. 若年スポーツ選手に好発する． ⑯ □□□ ×
2. 壮年期の肉体労働者に多い． ⑱ □□□ ○
3. 大結節との摩擦によって起こる． ⑯ □□□ ×
4. 筋腹の膨隆は正常より中枢部にみられる． ⑯ □□□ ×
5. 突然の強い伸張力で発生することが多い． ⑱ □□□ ○
6. 著しいADL障害が残る． ⑱ □□□ ×
7. 日常生活に支障をきたす後遺障害は少ない． ⑯ □□□ ○
8. 筋腹の膨隆は正常よりも末梢部にみられる． ⑱ □□□ ○

【腱炎】

9. チェアーテストは ┐　　　　　　　　　　　　　　　　　 ⑱ □□□ ×
10. スピードテストは　│ ▶ 上腕二頭筋腱炎のテスト法である． ⑱ □□□ ○
11. アドソンテストは　│　　　　　　　　　　　　　　　　 ⑱ □□□ ×
12. スパーリングテストは ┘　　　　　　　　　　　　　　 ⑱ □□□ ×

【参考】 損傷に対する検査

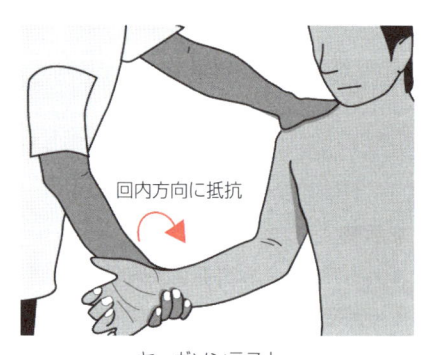

ヤーガソンテスト　　　　　　スピードテスト

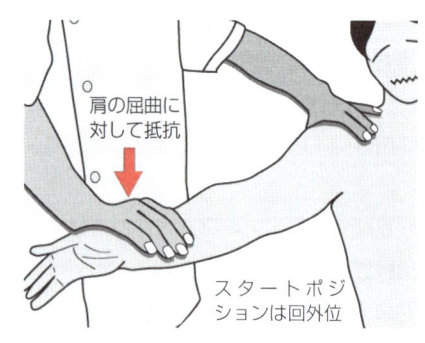

I 肩部　①筋・腱の損傷

B. 上腕二頭筋長頭腱損傷

加齢的変化による腱の変性があって生じることが多い（40歳以上）．
肉体労働者に好発する．

●発生機序　B-1
主に介達外力で発生．
肩関節の外転・外旋運動：繰り返すと**小結節**との摩擦
重量物の挙上：腱の張力を越えて収縮したとき
伸張力：緊張した筋に突然強い力がかかったとき

●症状
断裂音とともに激痛
腫脹（目立たないことが多い）
皮下出血：上腕部
上腕二頭筋の**筋腹が遠位に移動**：腫瘤状に膨隆
筋腹の近位に腱性の索状物を触知し圧痛がある．

経過：
・初期：屈曲力・握力の低下（疼痛のため），夜間痛
・2～3週間：疼痛軽減．筋力低下はある程度回復

☆著しいADL障害は残らない．

腱炎・腱鞘炎の場合：
結節間溝部に圧痛
投球時に放散痛
ROM制限は特にない．

●検査　【参考】
・ヤーガソンテスト
・スピードテスト

B-1　発生機序

結節間溝部での断裂（多い）
腱の変性，腱板断裂に伴う．

筋腱移行部での断裂
激しい運動にて発生．若年者

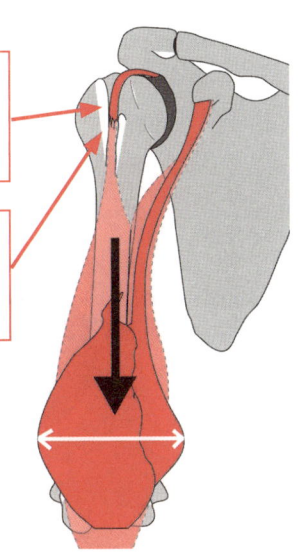

上肢　問題　I 肩部　②スポーツ障害

※⑭などは必修問題です．

C. ベネット損傷
1. 上腕二頭筋起始部での損傷である． 　　　　　　新 □□□ ×

D. SLAP損傷
1. 上腕三頭筋腱と関節唇が関係する． 　　　　　　新 □□□ ×

E. 肩峰下インピンジメント症候群
1. 原因に腱板の変性がある． 　　　　　　　　　　新 □□□ ○

F. リトルリーガー肩
1. 疲労骨折の一つである． 　　　　　　　　　　　新 □□□ ○
2. ソルター・ハリスのⅡ型が多い． 　　　　　　　新 □□□ ×

【参考】 スナイダーの分類

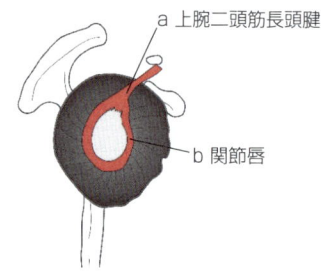

a 上腕二頭筋長頭腱
b 関節唇

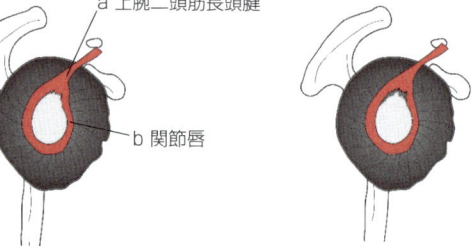

Ⅰ型　bが毛羽立つ
Ⅱ型　a, bが関節窩より剥離
Ⅲ型　bが断裂
Ⅳ型　bの断裂がaにまで拡大

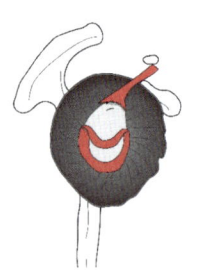

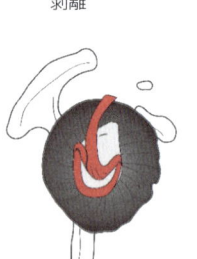

Ⅰ型：上方関節唇が擦り切れて変性
Ⅱ型：上方関節唇と上腕二頭筋腱が関節窩から剥離
Ⅲ型：上方関節唇のバケツ柄断裂
Ⅳ型：転位したバケツ柄関節唇断裂が上腕二頭筋長頭腱内に広がる．断裂片の不安定．

C. ベネット損傷

概念：関節型では肩関節窩後下方の骨棘．上腕三頭筋型では**上腕三頭筋長頭起始部・関節窩後下縁の骨棘** C-1

野球経験の長い選手（特に投手）に多く，クアドリラテラルスペース（後方四角腔）シンドロームにおける腋窩神経の絞扼の一要因と考えられる．

●発生機序
投球動作にて上腕三頭筋長頭腱や後方関節包に繰り返し牽引力がかかり発生する骨膜反応．
上腕三頭筋長頭腱や後方関節包の拘縮を合併することが多い．

●症状
無症状のものが多い．
疼痛・脱力感：肩後方，投球時（コッキング期，フォロースルー期）
圧痛：肩関節後方
運動痛：肩関節外転・外旋→肩の後方
可動域制限：肩関節内旋に制限

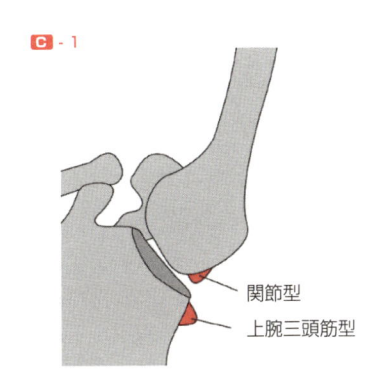

C-1
関節型
上腕三頭筋型

●治療
（疼痛のあるとき）競技中止／安静．
（疼痛が軽減）ストレッチ運動・筋力強化訓練

D. SLAP損傷

概念：SLAPはsuperior labrum anterior and posteriorの略で，肩関節関節唇の上方（**上腕二頭筋長頭腱付着部**）の剥離・断裂をいう．

●発生機序
投球動作
上腕二頭筋の牽引
肘関節伸展・肩関節外転位で手をついて転倒：骨頭が上方につかれ損傷
コンタクトスポーツなど

●分類 【参考】
スナイダーの分類

●症状
疼痛・不安定感：投球時（コッキング期〜リリース期），上腕の挙上回旋運動時

●治療
2〜3か月は保存療法と投球フォームの改善
変化がなければ観血療法（Ⅱ型以上）
不安定性が主訴の場合：腱板や肩甲骨周囲筋の筋力強化

Ⅰ 肩部 ②スポーツ障害

E. 肩峰下インピンジメント症候群

概念：肩関節挙上時に，**腱板や肩峰下滑液包が烏口肩峰アーチに衝突して生じる病変**．

●発生機序　E-1
投球動作：コッキング期の最大外旋位から内旋に向かうとき，棘上筋腱が烏口肩甲アーチの下でこすられる．

水泳動作など

腱板の変性

●分類　E-1
Neer は肩峰下インピジメントの病態（棘上筋出口の狭小化）を3期に分類した．

E-1 発生機序 — 烏口肩峰アーチ（C-Aアーチ）

E-1	第1期 急性炎症期	第2期 亜急性炎症期	第3期 腱断裂期
年齢	25歳以下	25～40歳	40歳以上

●症状
肩峰下滑液包炎の症状が主体

肩挙上時痛：上肢を肩の高さより上で使用したときの運動痛（使用するほど悪化）

引っかかり感

筋力低下や夜間痛

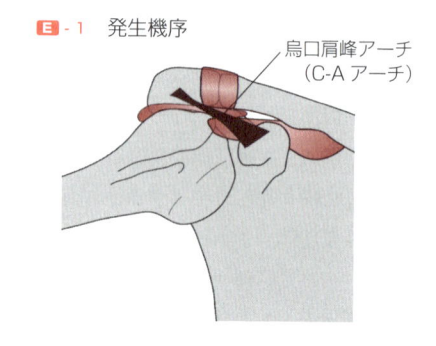

●検査
☆ドロップアームサイン：強い疼痛時は陽性の場合がある．一方，不全断裂時は陽性となりにくい．

有痛弧徴候

インピンジメント徴候

●治療
急性期：冷罨法・運動禁止

F. リトルリーガー肩

概念：成長期の少年（特に，投手）にみられ，上腕骨近位骨端成長軟骨板の炎症・**疲労骨折**（骨端線離開）をいう．

10〜15歳の少年野球の投手に多くみられる．

☆野球少年が肩の痛みを訴える場合は第1に考えるべき疾患

●分類

ソルター・ハリスⅠ型

初期：骨端線の拡大・不整

進行期：骨端が内・後方にすべりだす．

内反変形

●発生機序　F-1

フォロースルー期での急激な上腕の内転・伸展・内旋→上腕骨近位骨端成長軟骨にねじれと張力

●症状

投球時痛：一定の投球相や部位はない．

圧痛：骨端成長軟骨板の高さ．大結節にはない（腱板障害と鑑別が必要）．

熱感：急性期

●治療

運動規制：投球数を制限する．

トレーニング後のコンディショニング：特に投球後のアイシング（骨端成長軟骨板の炎症）

安静：投球禁止

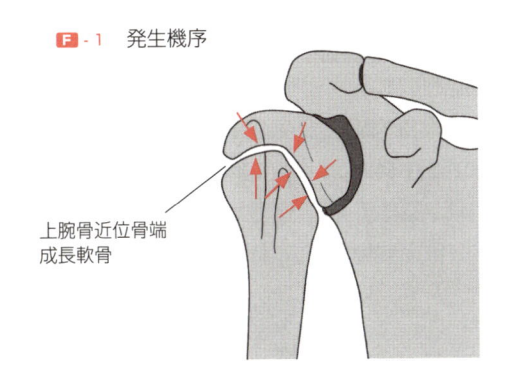

F-1　発生機序

上腕骨近位骨端成長軟骨

上肢 問題 Ⅰ 肩部 ③ 不安定症・神経障害・その他

※⑭などは必修問題です．

G. 動揺性肩関節（ルーズショルダー）
1．サルカスサインが陽性となる．　　　　　　　　　　　新 □□□ ○

H. 末梢神経障害
1．肩甲上神経絞扼障害は筋短縮により絞扼されて発生する．　新 □□□ ×
2．腋窩神経絞扼障害の原因に棘下筋の短縮が挙げられる．　新 □□□ ×
3．腋窩神経麻痺はボタンかけに支障がない．　　　　　　⑳ □□□ ○

I. 五十肩（凍結肩）
1．腱板損傷，石灰性腱炎が含まれる．　　　　　　　　　新 □□□ ×
2．初期は炎症症状がみられる．　　　　　　　　　　　　新 □□□ ○
3．拘縮期は，無理に動かさず安静が必要である．　　　　新 □□□ ×

J. 石灰性腱炎・石灰沈着性関節周囲炎
1．石灰性腱炎は腱に石灰の塊が沈着する病態である．　　新 □□□ ○

K. 変形性肩関節症・変形性肩鎖関節症
1．X線像上認められる関節裂隙の狭小化も含まれる．　　新 □□□ ○

【参考】 サルカスサイン

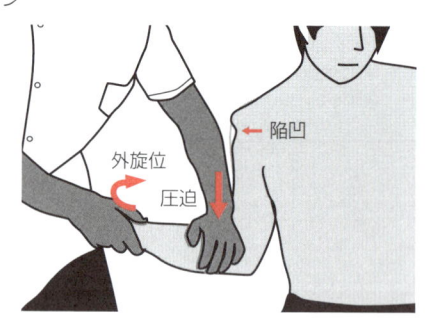

坐位か立位で患者の上腕を下方に下げると，
肩峰と上腕間に間隙ができる．

I 肩部 ③ 不安定症・神経障害・その他

G. 動揺性肩関節（ルーズショルダー）

概念：明らかな原因や形態異常がなくて，肩関節に動揺性を認めるもの．両側性で若年者や女性にみられる．

●**発生機序**
明らかな原因は不明

●**症状**
動揺性：主として下方，前方や後方
機能低下：肩甲骨の外転・外旋力
無症状も多い．
不定愁訴：肩がだるい・重い・運動時に鈍痛・重いものが持てない・腕が抜ける感じ，など

●**鑑別**
胸郭出口症候群
麻痺性関節弛緩

●**検査**
サルカスサイン 【参考】

●**治療**
筋力訓練

H. 末梢神経障害

H-1 肩甲上神経絞扼障害

オーバーアーム動作（バレーやテニスなど）を反復するスポーツ選手に好発
肩関節の分回し運動
肩甲上神経が肩甲切痕部と上肩甲横靭帯間で絞扼される．
ガングリオンで圧迫
↓
肩周囲の疼痛

●**症状**
棘上筋・棘下筋の萎縮

H-2 腋窩神経絞扼障害

後方四角腔（クアドリラテラルスペース）部（H-1）の打撲・出血・絞扼で，神経麻痺が起こる．

●**症状**
肩外側の感覚障害
三角筋の萎縮・筋力低下

H-1 後方四角腔（クアドリラテラルスペース）

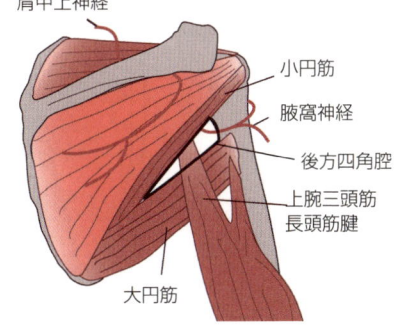

肩甲上神経
小円筋
腋窩神経
後方四角腔
上腕三頭筋長頭筋腱
大円筋

小円筋・大円筋・上腕骨内側縁で構成されるスペース．さらに上腕三頭筋長頭筋腱によって内・外側に分けられる．外側のスペースには腋窩神経が走行する．

Ⅰ 肩部 ③ 不安定症・神経障害・その他

【参考】 肩周囲の筋・靱帯の関連疾患と検査法

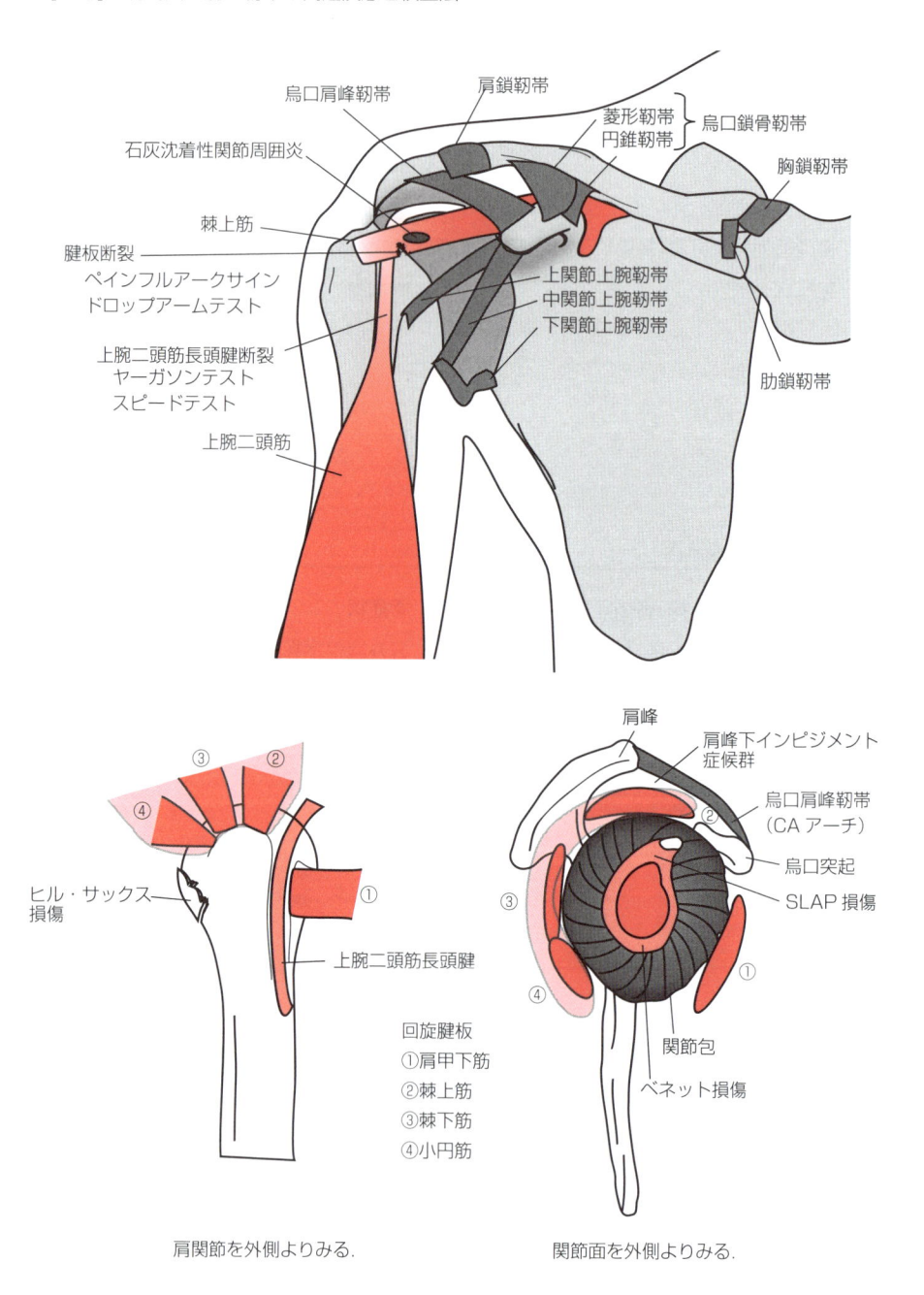

- 烏口肩峰靱帯
- 肩鎖靱帯
- 菱形靱帯
- 円錐靱帯
- 烏口鎖骨靱帯
- 胸鎖靱帯
- 石灰沈着性関節周囲炎
- 棘上筋
- 腱板断裂
  ペインフルアークサイン
  ドロップアームテスト
- 上関節上腕靱帯
- 中関節上腕靱帯
- 下関節上腕靱帯
- 上腕二頭筋長頭腱断裂
  ヤーガソンテスト
  スピードテスト
- 肋鎖靱帯
- 上腕二頭筋

- ヒル・サックス損傷
- 上腕二頭筋長頭腱
- 回旋腱板
  ①肩甲下筋
  ②棘上筋
  ③棘下筋
  ④小円筋

- 肩峰
- 肩峰下インピジメント症候群
- 烏口肩峰靱帯（CA アーチ）
- 烏口突起
- SLAP損傷
- 関節包
- ベネット損傷

肩関節を外側よりみる．

関節面を外側よりみる．

140

I 肩部 ③ 不安定症・神経障害・その他

I. 五十肩（凍結肩）

40歳以後に頻発（特に50～60歳）
肩関節周囲炎と同義
過労や加齢による変性を基盤にして，肩関節の疼痛や運動制限をきたす疾患

●鑑別
石灰性腱炎，腱板断裂，糖尿病，甲状腺疾患，心臓疾患，腫瘍

I-1 病期の分類

	炎症期 →	拘縮期 →	解氷期
時期	2～12週間程度	3～12か月	拘縮期～
疼痛（夜間痛）	疼痛が最も強い 自発痛	拘縮が完成する 自発痛は軽度	拘縮が次第に緩解する
運動制限	疼痛による運動制限	拘縮による運動制限（強）	拘縮による運動制限（弱）
治療	安静	温熱療法：ホットパック 運動療法：ストレッチング	自動運動域を増加 ストレッチングは継続

J. 石灰性腱炎・石灰沈着性関節周囲炎

概念：中高年の女性に好発し，主に**腱・腱鞘滑膜**などに石灰（**燐酸カルシウム結晶**）が沈着して炎症を伴う病変．

熱感があることもある．
通常2～4週間で軽減する（6か月以上になることもある）．

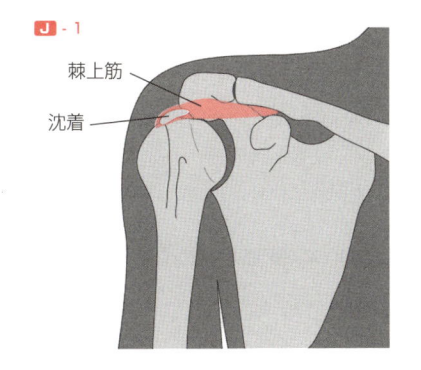

J-1

●好発部位
肩関節（特に腱板）

●好発年齢
40～60歳の**女性**

●症状
突然，夜間に始まることが多い．
激しい疼痛で肩が動かせない．

J-1
棘上筋
沈着

K. 変形性肩関節症・変形性肩鎖関節症

概念：画像上，上腕骨頭・関節窩に骨棘または**骨硬化像**を認めるか，**関節裂隙の狭小化**を認めるもの（関節リウマチは除外）

☆外傷後や反復性肩関節脱臼の後に二次的に起こる．

●症状
肩関節部の疼痛，腫脹，ROM制限

上肢 問題 Ⅱ 肘部 ① 筋・腱の損傷，スポーツ障害

※⓮などは必修問題です．

A. 側副靱帯損傷

1. 肘内側側副靱帯損傷は，肘過伸展・内反が強制されて発症する． 新 □□□ ×

B. 野球肘

1. 上腕骨内側上顆炎は起こりにくい． ⑱ □□□ ×
2. 上腕骨内側上顆骨端核障害は野球肘障害でない． ⑮ □□□ ×
3. 内側側副靱帯断裂は起こりにくい． ⑭⑮⑱ □□□ ×
4. 外側側副靱帯断裂は起こりにくい． ⑱ □□□ ○
5. 離断性骨軟骨炎は野球肘障害でない． ⑮⑱ □□□ ×
6. 肘頭は ▶ 野球肘の好発部位でない． ⑭ □□□ ×
7. 上腕骨小頭は ⑭ □□□ ×
8. 上腕骨外側上顆は ⑭ □□□ ○
9. 内側型では将来的に肘部管症候群の発生もあり得る． 新 □□□ ○
10. 内側型ではいわゆる離断性骨軟骨炎を発生する． 新 □□□ ×
11. 外側型は，投球時に生じる過度の牽引ストレスによって発生する． 新 □□□ ×

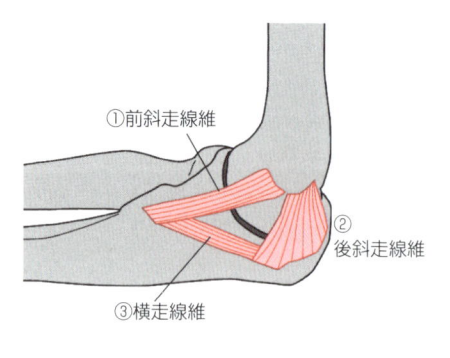

【参考】 内側側副靱帯の位置

①前斜走線維
②後斜走線維
③横走線維

・内側側副靱帯
　①前斜走線維：(多い)
　　肘の全 ROM で緊張し，肘の外反を制御
　②後斜走線維
　③横走線維

・外側側副靱帯：肘の内反と前腕の過回旋を制御

Ⅱ 肘部 ① 筋・腱の損傷，スポーツ障害

A. 側副靱帯損傷

●**発生機序**

スポーツ活動中に好発．

単発外力：肘関節後方脱臼により，**外反が強制**され，前方関節包とともに内側側副靱帯断裂，さらに外力が加わると外側側副靱帯も断裂

反復外力：投球による外反ストレス

●**症状**

局所の圧痛・疼痛・腫脹

運動制限：疼痛により，肘関節の完全屈伸運動不可

●**治療**

初期：冷罨法 + 安静

重度：肘関節屈曲位で固定

原因動作を中止させる．

B. 野球肘

●**分類** B-1

B-1	内側型（大部分）	外側型	後方型
損傷部位	**内側上顆**	**上腕骨小頭・橈骨頭**	**肘頭**
時期	コッキング期〜加速期	加速期〜フォロースルー期	フォロースルー期〜ボールリリース
発生機序	強い外反力→**前腕回内屈筋群の強い収縮**	強い外反力→**上腕骨小頭と橈骨頭の間に過度の圧迫力**	肘関節過伸展→**肘頭と上腕骨肘頭窩間にインピンジメント**
症状	内側上顆部の疼痛・腫脹・圧痛	初期：投球時痛はない 関節遊離体（関節鼠）を生じ，関節内にロックすると突然発症する **肘関節に痛み**	成長期： **肘頭部骨端軟骨の成長障害** 成人： 肘頭の疲労骨折 上腕三頭筋の炎症
疾患	**内側上顆炎** 内側上顆裂離骨折 前腕回内屈筋群損傷 **内側側副靱帯損傷** 裂離骨折 成長期の場合： **骨端核の肥大** **分節化** **骨端線離開**	**上腕骨小頭の離断性骨軟骨炎**	**肘頭と上腕骨肘頭窩間にインピンジメント**
予後	肘関節の不安定性 **遅発性尺骨神経麻痺（肘部管症候群を含む）**	**変形性関節症**	—

●**治療**

心理的サポート：不安感などの指導・助言・管理

安静：投球動作の休止，副子固定

運動療法：投球動作以外のトレーニング，筋の再教育

問題 Ⅱ 肘部 ① 筋・腱の損傷，スポーツ障害

※⑭などは必修問題です．

C. テニス肘

【上腕骨外側上顆炎】

1. 発育期の障害である． ⑭ □□□ ×
2. 握力低下がみられる． ⑭ □□□ ○
3. 誘発テストとしてトムゼンテストがある． ⑭ □□□ ○
4. 疼痛誘発テストにトーマステストが挙げられる． 新 □□□ ×
5. 短橈側手根伸筋起始部が損傷される． ⑭ □□□ ○
6. 野球肘障害でない． ⑮ □□□ ○
7. 特に長橈側手根伸筋の牽引力による影響が大きい． 新 □□□ ×
8. 治療で使用するバンドは▶ 外側上顆部を圧迫する． ⑯ □□□ ×
9. 　　　　　　　　　　　上腕二頭筋停止部を圧迫する． ⑯ □□□ ×
10. 　　　　　　　　　　 前腕伸筋筋腹部を圧迫する． ⑯ □□□ ○
11. 　　　　　　　　　　 前腕屈筋筋腹部を圧迫する． ⑯ □□□ ×

【参考】 テニス肘バンド

前腕伸筋筋腹部を圧迫

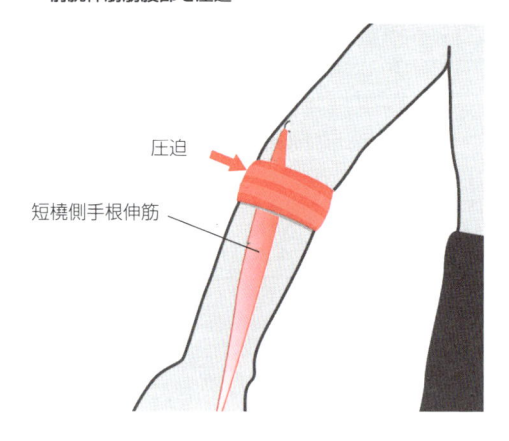

圧迫
短橈側手根伸筋

C. テニス肘

ゴルフやバドミントンの初心者や筋力が弱い40〜50歳の女性に好発

病因は**オーバーユース**

・外側型：バックハンドストロークで発生
・内側型：フォアハンドストロークで発生

C-1　バックハンドテニス肘(外側型)

●**発生機序**

手関節を背屈させる際，伸筋（特に**短橈側手根伸筋**）が収縮→筋の起始部で変性

●**症状**

運動痛：手関節背屈時
熱感・圧痛（局所）
ADL障害：回内位で持ち上げる動作，タオル絞り動作，**握力低下**

●**検査**　C-1

椅子テスト（チェアテスト）
手関節伸展テスト（トムゼンテスト）
中指伸展テスト（middle finger extension test）

●**治療**

保存療法：数か月で症状の改善
安静：手の使用を制限（最小限）
固定・**テニス肘バンド**【参考】

C-1　検査

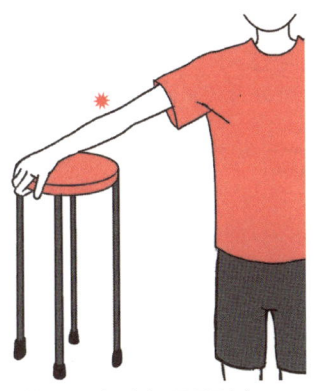

椅子テスト（チェアテスト） 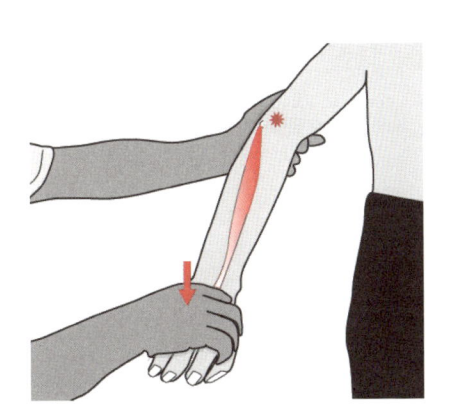　　手関節伸展テスト（トムゼンテスト）

※⑭などは必修問題です．

D. 前腕コンパートメント症候群

1．発症の多くは，伸筋群区画である． 新 □□□ ×
2．慢性型では筋膜の肥厚や筋肥大が考えられる． 新 □□□ ○
3．慢性型では安静時痛が特徴的である． 新 □□□ ×
4．筋の他動的伸展により痛みを誘発できる． 新 □□□ ○

【参考】 前腕のコンパートメント

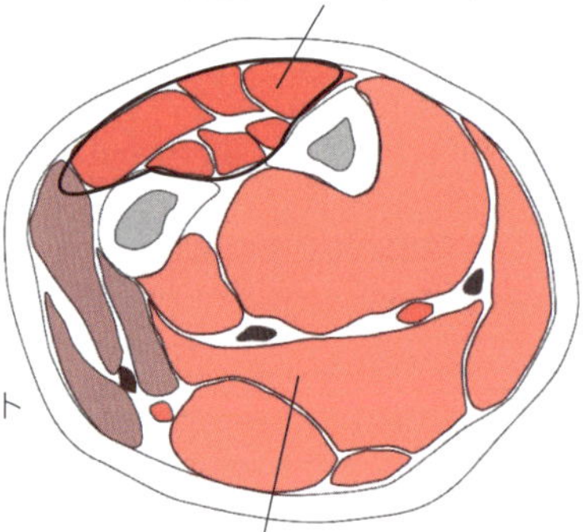
伸筋群コンパートメント
３つの区画を色の濃淡で示す．
橈側伸筋群コンパートメント
屈筋群コンパートメント（多く発生する）

Ⅱ 肘部 ① 筋・腱の損傷, スポーツ障害

D. 前腕コンパートメント症候群

コンパートメント症候群は，外傷等により区画内（前腕は3つ，下腿は4つ）の内圧が上昇し，血行障害や神経障害から筋の機能不全・壊死にいたる病変.

●**分類** D-1【参考】
屈筋群コンパートメント（多い）
伸筋群コンパートメント
橈側伸筋群コンパートメント

●**発生機序** D-2
緊迫包帯やギプスなどでも起こる.

●**症状・治療** D-2

D-1

屈筋群コンパートメント	伸筋群コンパートメント
指の他動伸展で疼痛増強 正中・尺骨神経領域の感覚障害	指の他動屈曲で疼痛増強 感覚障害はない

☆誘発テスト：初期では障害コンパートメント内の**筋を伸展させると疼痛が増強**

☆予後：最終的には鷲手変形，手関節屈曲拘縮，前腕回内拘縮をきたす. フォルクマン拘縮（p221）と同様に不可逆的

D-2

	急性型 初期	急性型 進行期	慢性型
発生機序	外傷による筋内出血・浮腫により区画内内圧が上昇して筋や神経が不可逆的に変化する.		運動の継続により，**筋膜の肥厚や筋肥大**による区画内の余地の減少
症状	障害コンパートメントに一致した圧痛，自発痛，腫脹	腫脹：硬い 手指は屈曲位 感覚障害・運動麻痺・水疱形成 橈骨動脈の拍動消失：必ず消失するわけではない.	可逆的 運動時痛：あり **安静時痛：なし**
治療	固定をしている場合は速やかに除去. 高挙および冷却し，内圧の上昇を極力防ぎ，至急に専門医に委ねる.		安静：スポーツ活動の休止 再発するようであれば医師へ紹介

上肢 | 問題 | Ⅱ 肘部 ② 神経障害・その他

※⑭などは必修問題です．

E. 末梢神経障害

【肘の末梢神経障害】

1. 円回内筋症候群では，第 2,3 指の内・外転が不可能となる． 新 □□□ ×
2. 前骨間神経麻痺では感覚障害が生じない． ⑰ □□□ ○
3. 正中神経低位麻痺では感覚障害が生じない． ⑰ □□□ ×
4. 前骨間神経麻痺では第 4,5 指 DIP 関節の屈曲が不可能となる． 新 □□□ ×
5. 前骨間神経麻痺はボタンかけに支障がない． ⑳ □□□ ×
6. 後骨間神経麻痺では ▶ 感覚障害がある． ⑭ □□□ ×
7. モンテギア骨折に合併する． ⑭ □□□ ○
8. 手関節の伸展（背屈）は不能である． ⑭ □□□ ×
9. 前腕の回外が不能である． ⑭ □□□ ×
10. つまみ動作障害が出現する． 新 □□□ ×
11. 下垂手が生じる． 新 □□□ ×
12. 示指指腹部の感覚障害が ▶ 後骨間神経麻痺の症状にはある． ⑱ □□□ ×
13. 手背橈側部の感覚障害が ⑱ □□□ ×
14. 母指の伸展運動障害が ⑱ □□□ ○
15. 小指の外転運動障害が ⑱ □□□ ×
16. 尺骨神経低位麻痺では感覚障害が生じない． ⑰ □□□ ×
17. 肘部管症候群はボタンかけに支障がない． ⑳ □□□ ×
18. 肘部管症候群ではフローマンサインがみられる． 新 □□□ ○

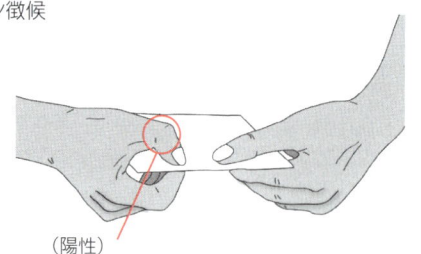

【参考】 フローマン徴候

（陽性）
母指を内転しようとする（尺骨神経）と，代償により長母指屈筋（正中神経）が作用して，母指 IP 関節が屈曲する．

II 肘部 ② 神経障害・その他

E. 末梢神経障害

E-1 正中神経障害

E-1	円回内筋症候群	前骨間神経麻痺
絞扼部位	肘関節前面で円回内筋両頭間か，浅指屈筋起始部の腱性アーチ部	
発生機序	前腕の回内・回外など，オーバーユース	
症状	鈍痛：前腕掌側 しびれ：正中神経領域 筋力低下 つまみ動作が不自由	☆運動枝のみ 方形回内筋・長母指屈筋・第2, 3指の深指屈筋 特徴的なつまみ動作：tear drop (**第1指IPと第2指のDIP関節の屈曲が不能** E-1)
検査法	チネル徴候：円回内筋の近位 円回内筋の誘発テスト：陽性率が低い	

E-1

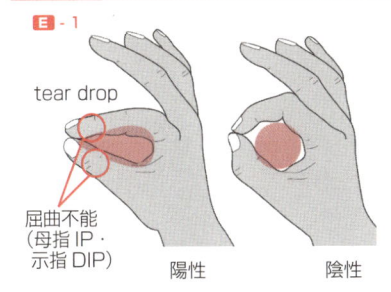

tear drop
屈曲不能（母指IP・示指DIP）
陽性　　陰性

E-2 橈骨神経障害

E-2	後骨間神経
絞扼部位	回外筋浅頭の腱弓（フローゼの腱弓）
発生機序	圧迫による ・**モンテギア骨折** ・前腕のオーバーユース ・ガングリオン ・脂肪腫　　　　　　　など
症状	☆運動枝のみ **下垂指**：MP関節の伸展不能 手関節は筋力低下はするが，若干伸展可能

E-3 尺骨神経障害 【参考】

E-3	肘部管症候群
絞扼部位	肘部管（尺骨神経溝～尺側手根屈筋の入り口）
発生機序	外反肘：骨折後や変形性関節症 上腕骨滑車形成不全 内反肘変形 尺骨神経の尺骨神経溝からの脱臼 長時間の肘関節屈曲位保持 ガングリオン　　　　　　　　　など
症状	しびれ：手背を含む手指尺側の尺骨神経支配領域 疼痛：肘内側 ピンチ力の低下：**尺側手根屈筋，第4, 5指深指屈筋，手内在筋**（尺側神経支配）の萎縮 鷲手変形 **巧緻性障害**：ボタンがけがしにくい，箸が使いにくい 神経腫大：肘部管部
検査法	肘屈曲テスト：しびれ感増大 **フローマン徴候**【参考】

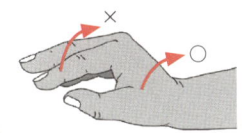

E-2

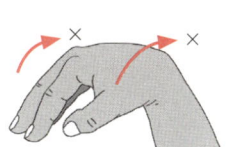

手関節：背屈不可　　手関節：背屈可能
指関節：背屈不可　　指関節：背屈不可
橈骨神経麻痺：下垂手　後骨間神経麻痺：下垂指

※⑭などは必修問題です.

F. パンナー病

1. パンナー病は，スポーツ歴がなく発生する骨端症である. 新 □□□ ○
2. パンナー病は，13 歳以上の男子に好発する. 新 □□□ ×

参考問題

肘部管症候群で筋萎縮が著明でない部位は下図ａ～ｄのどれか. ⑲ □□□ C

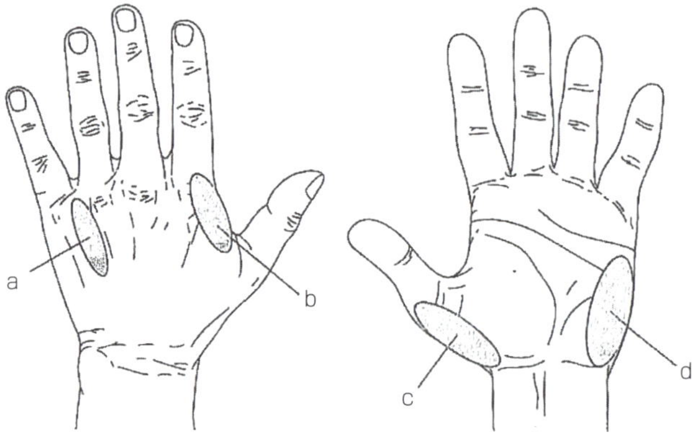

F. パンナー病

概念：幼少男児で，原因なく利き腕の上腕骨小頭（上腕骨外顆骨端核）に壊死を認める骨端症 F-1 F-1

発生頻度は低い．

F-1

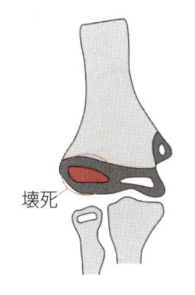

壊死

F-1	パンナー病	離断性骨軟骨炎
障害部位	骨端障害 （上腕骨小頭）	関節軟骨の障害
年齢	5～10歳	13歳以上
運動歴	なし	あり
症状	伸展制限	運動時痛
予後	良い	悪い

G. 変形性肘関節症

●発生機序
骨折などの外傷後や離断性骨軟骨炎に伴い二次的に発生する．
長期間，肘関節に負担をかける労働者に発生する．

●症状
肘関節の疼痛・腫脹・ROM制限

運動痛：肘関節伸展・屈曲・前腕回旋，しばしば，肘部管症候群（p149）を合併する．

●治療
ADLに支障がなければ，安静，温熱療法

問題 III 手部・手指部

※⓮などは必修問題です．

A. 三角線維軟骨複合体損傷（TFCC損傷）

1. 関節円板の障害である． ⑯ □□□ ○
2. 手を強く牽引され回内した場合に発生しやすい． 新 □□□ ×

B. 手指の側副靭帯損傷

1. 母指MP関節側副靭帯損傷は尺側に多い． ⑮ □□□ ○
2. スキーヤー母指は，MP関節の外転強制による尺側側副靭帯損傷でみられる． 新 □□□ ○
3. MP関節の側副靭帯損傷は第1指に多くみられる． 新 □□□ ○
4. MP関節の側方動揺テストはMP関節伸展位で行う． 新 □□□ ×

【参考】1　三角線維軟骨複合体（TFCC）

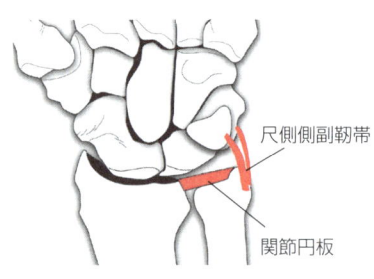

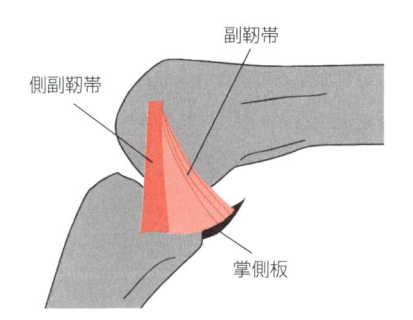

尺側支持機構
　三角線維軟骨（関節円板）
　手関節尺側側副靭帯
　掌側と背側の橈尺靭帯，など

【参考】2　手指の側副靭帯

☆掌側に限局した皮下出血斑では掌側板断裂も疑われる．

Ⅲ 手部・手指部

A. 三角線維軟骨複合体損傷（TFCC 損傷）

●**概念**　【参考】1：三角線維軟骨（**関節円板**）とその他の軟部組織を含めた複合損傷をいう．

●**発生機序**
強く手をついて転倒
尺骨突き上げ症候群

●**症状**
疼痛：手関節の尺側
運動痛とクリック音：手関節回内・回外運動時（尺屈増強で疼痛増強）

尺骨茎状突起骨折がある場合：関節の不安定性

☆著明な ROM 制限はみられない．

●**検査**
TFCC ストレステスト：尺屈位で軸圧を加える．

●**治療**
安静
改善がなければ観血療法

B. 手指の側副靭帯損傷

第1指 MP 関節側副靭帯，第2〜5指 PIP 関節側副靭帯が多い．

●**発生機序**
第1指 MP 関節側副靭帯：尺側が多い．
母指が**外転**されて発生（スキーのストックによる：スキーヤー母指）
第1指以外 PIP 関節側副靭帯：橈側に多い．コンタクトスポーツなどで発生

●**症状**
損傷部位の疼痛，圧痛，腫脹，皮下出血斑，側方動揺

●**検査**
側方動揺性テスト：**MP 関節屈曲位**で行う．

●**治療**　B-1

B-1		不全断裂	完全断裂
治療		保存療法	観血療法 ☆特にステナー損傷を伴う場合は観血療法 掌側板損傷【参考】2
固定	肢位	MP関節・PIP関節伸展位	
	期間	3週間	

☆ステナー損傷
断裂した尺側側副靭帯は中枢へ反転して母指内転筋腱膜の表層に乗り上げる損傷．
整復が困難．
触診で側副靭帯断端を触知できる．

※⓮などは必修問題です.

C. ロッキングフィンガー

1. 第2指に多い. ⑭ □□□ ○
2. MP 関節は屈曲位をとる. ⑭ □□□ ○
3. 示指ロッキングフィンガーでは MP 関節の伸展障害がみられる. ⑳ □□□ ○
4. 掌側板と副靭帯が関与する. 新 □□□ ○
5. 観血療法の適応がある. ⑭ □□□ ○
6. 弾発指との鑑別が困難である. ⑭ □□□ ×

D. 末梢神経障害

1. ギヨン管症候群で▶ 母指内転運動の筋力低下が認められる. ⑯ □□□ ○
2. 母指対立運動障害が認められる. ⑯ □□□ ×
3. 小指球筋の萎縮が認められる. ⑯ □□□ ○
4. 手背尺側部の感覚障害が認められる. ⑯ □□□ ×
5. 手根管症候群では小指球の萎縮が著明となる. 新 □□□ ×
6. ギヨン管症候群では手の尺側の掌側・背側にしびれを訴える. 新 □□□ ×
7. 手根管症候群はボタンかけに支障がない. ⑳ □□□ ×

E. キーンベック病

1. 舟状骨への血行が遮断されて発生する無腐性壊死といえる. 新 □□□ ×

Ⅲ 手部・手指部

C. ロッキングフィンガー

C-1 第1指中手指節（MP）関節

掌側板膜様部が横に断裂→中手骨頭が突出→掌側板と副靭帯が中手骨頭を絞扼

●発生機序

MP関節が過伸展を強制

●症状

肢位：MP関節過伸展位，IP関節屈曲
屈曲障害：他動・自動ともに屈曲不能
側方動揺性：みられない．

●治療

MP関節を屈曲させ，基節骨基部を把持し，軸圧を加えながら，両母指で基節骨基部を背側から押し込み掌側板を押し出す．

暴力的な整復法・牽引→整復困難・骨折
再発は少ない→早期から自動運動を開始

C-2 第2～4指中手指節（MP）関節

中手骨骨頭の掌橈側に骨棘形成→骨棘に副靭帯が引っかかる．

20～40歳の女性の右手に好発
第2指に多い．次いで第3指（日本人）

●発生機序

原因は不明：外傷が直接の原因になることは少ない．

●症状

運動制限：**MP関節の伸展不可（突然）**，軽度屈曲位からの屈曲は可能
圧痛と軽度腫脹：MP関節の掌橈側
疼痛：MP関節伸展時の運動痛，安静であれば疼痛は軽度

●治療

MP関節を屈曲→尺屈を強制
整復困難な場合→**観血療法**
軟部組織損傷がある場合は副子固定

> ☆弾発指との鑑別は容易
> MP関節の動きは弾発指では正常

D. 末梢神経障害

手根管とギヨン管の解剖を示す． D-1,2

D-1 手根管とその周囲の筋・神経

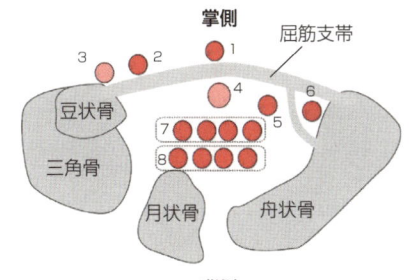

掌側
屈筋支帯
豆状骨
三角骨
月状骨
舟状骨
背側

1. 長掌筋
2. 尺側手根屈筋
3. **尺骨神経**
4. **正中神経**
5. 長母指屈筋
6. 橈側手根屈筋
7. 浅指屈筋
8. 深指屈筋

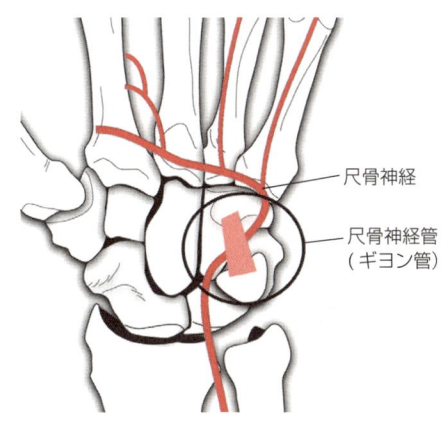

D-2 ギヨン管と尺骨神経の走行

尺骨神経
尺骨神経管（ギヨン管）

Ⅲ 手部・手指部

【参考】手の絞扼部位と変形

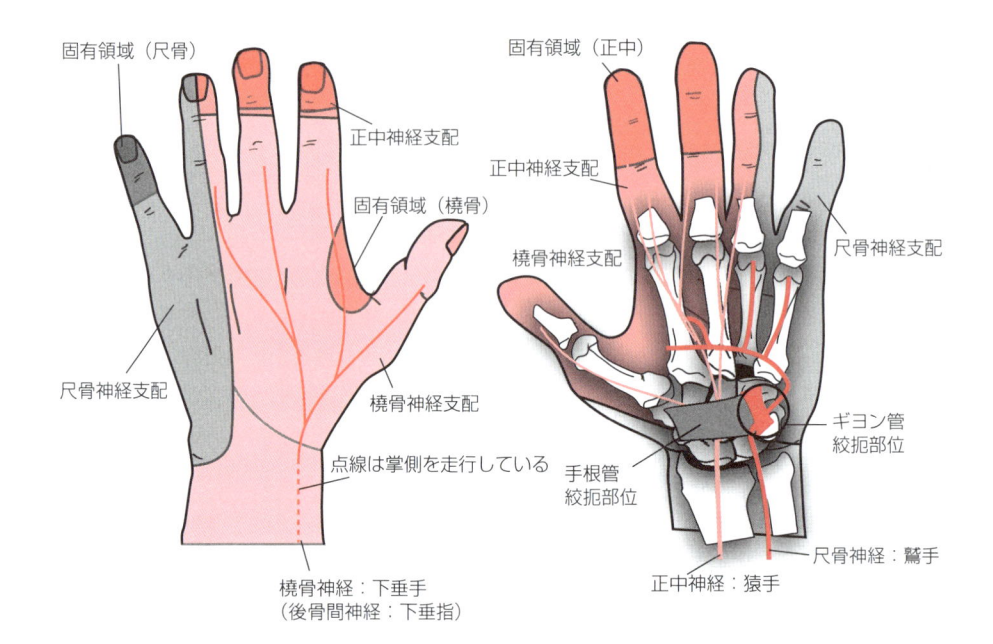

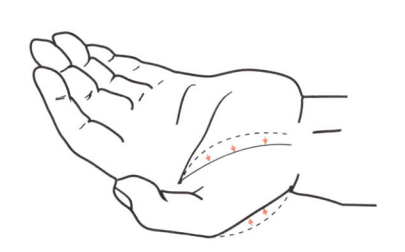

固有領域（尺骨）
正中神経支配
固有領域（橈骨）
尺骨神経支配
橈骨神経支配
点線は掌側を走行している
橈骨神経：下垂手
（後骨間神経：下垂指）

固有領域（正中）
正中神経支配
橈骨神経支配
尺骨神経支配
ギヨン管絞扼部位
手根管絞扼部位
尺骨神経：鷲手
正中神経：猿手

猿手
正中神経：母指球の萎縮

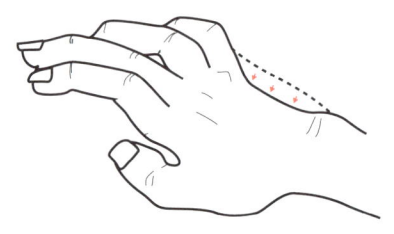

鷲手（高位絞扼の場合）
尺骨神経：小指球の萎縮
4・5指のMP関節過伸展，PIP・DIP関節屈曲
※低位絞扼（ギヨン管）の場合は手内筋の麻痺のみ

◉分類 D-1

D-1	手根管症候群	尺骨神経管症候群（ギヨン管症候群）
特徴	頻発 **女性に多い** 閉経後に発症することがある	─
絞扼部位	**手根骨と屈筋支帯**内で絞扼	**豆状骨（尺側），有鈎骨（橈側），豆鈎靭帯（床）で構成**
圧迫神経	正中神経	尺骨神経
絞扼要因	ガングリオン 屈筋腱腱鞘炎 アミロイド沈着（透析による）	手根部の打撲 長時間の背屈強制での圧迫
症状	しびれ感：第1指〜第4指橈側半分（早朝に強く手を振ると軽減） 疼痛：手関節・手指 筋力低下：母指球の萎縮 巧緻性障害：**ボタンかけ**やつまみ動作が不自由	**小指球の萎縮** **母指内転筋の筋力低下** しびれ感：第4,5指 疼痛：第4,5指 感覚障害：手の掌側尺側のみ 鉤爪指変形 巧緻性障害
徴候	チネル徴候	
	ファーレン徴候	フローマン徴候

E. キーンベック病

月状骨無腐性壊死・月状骨軟化症

何らかの要因で月状骨への血行が遮断され発生

◉発生機序
若年者：手関節をよく使うスポーツ活動
中高年：手関節を酷使する職業（大工など）
いずれも発症は軽微な外力

◉分類 E-1

◉症状
運動痛：手関節の運動痛，ROM 制限，握力低下
進行例では変形性関節症

◉治療
保存療法：ギプス固定・装具療法
温熱療法，ストレッチング（手関節）

E-1　X線によるステージ分類

ステージ1	ステージ2	ステージ3	ステージ4
異常なし	硬化像	圧潰像	変形性関節症像

※⓮などは必修問題です.

F. 変形および損傷

【マーデルング変形】

1．指末節に病変がみられる. ⑲ □□□ ×

2．橈骨遠位端骨折の合併症でない. ⑱ □□□ ○

3．尺骨遠位端の成長障害であり，手関節は尺屈する. 新 □□□ ×

【デュプイトラン拘縮】

4．指末節に病変がみられる. ⑲ □□□ ×

5．男性に多い. ⑱ □□□ ○

6．母指に好発する. ⑱ □□□ ×

7．MP・PIP 関節の屈曲拘縮がみられる. ⑱ □□□ ○

8．手掌腱膜に結節がみられる. ⑱ □□□ ○

9．手背腱膜の拘縮によって指の屈曲拘縮をきたしたものである. 新 □□□ ×

【ド・ケルバン病】

10. 指末節に病変がみられる. ⑲ □□□ ×

11. 尺骨遠位端骨折が発症原因となる. ⑰ □□□ ×

12. 本態は狭窄性腱鞘炎である. ⑰ □□□ ○

13. 第 3 区画の狭窄性腱鞘炎をいい，女性に好発する. 新 □□□ ×

14. 中年以降の女性に多くみられる. ⑰ □□□ ○

15. 母指を中にして手を握り，手関節を尺屈させると痛む. ⑰ □□□ ○

16. フィンケルスタインテストでは痛みの出現により陽性と判断する. ⑳ □□□ ○

【ばね指】

17. PIP 関節掌側の狭窄性腱鞘炎をいう. 新 □□□ ×

【ヘバーデン結節】

18. 指末節に病変がみられる. ⑲ □□□ ○

19. PIP 関節の変形性関節症をいい，初期は炎症症状を伴う. 新 □□□ ×

【ボタン穴変形】

20. PIP 関節掌側脱臼に続発して起こる. ⑮ □□□ ○

21. 中央索断裂によって生じ，DIP 関節は屈曲位となる. 新 □□□ ×

【スワンネック変形】

22. 槌指変形に続発して起こる. ⑮ □□□ ○

23. 骨間筋・虫様筋の拘縮が大きく関わる. 新 □□□ ○

F. 変形および損傷

F-1 マーデルング変形

概念：橈骨遠位端尺側の成長障害により，手関節が**掌屈・尺屈**する（銃剣状変形）．

●**好発**

思春期の女性

●**部位**

橈骨遠位端．両側罹患（遺伝性）することが多い．

●**症状**

手関節の**銃剣状変形**：橈骨遠位関節面が掌屈・尺屈する．

疼痛，手関節の運動制限

ADLに支障は少ない．

F-2 デュプイトラン拘縮

概念：**手掌腱膜の拘縮**により生じる指の屈曲拘縮

●**好発**

高齢の男性

●**部位**

手掌部のやや近位の手掌腱膜．多くは両側性

●**原因** 明らかではない．

生活習慣病（糖尿病，高脂血症），微小血栓，高度の喫煙

●**症状**

屈曲拘縮：完全伸展が制限（MPからPIP）．DIPは屈曲拘縮しない．

疼痛：まれ

☆最初に手掌部のやや近位側の手掌腱膜に結節→次第に遠位に拡大→連珠状の索状物を形成→手指の屈曲障害

F-3 ド・ケルバン病

概念：手関節の第1区画（長母指外転筋腱と短母指伸筋腱が通過）での**狭窄性腱鞘炎**である．

●**好発**

50歳代と20歳代の**女性**

●**部位**：**第1区画部**，両側性は少ない．利き手が多いとも限らない．

●**症状**

第1区画部の腫脹，圧痛，熱感，硬結と手関節や第1指の運動痛を生じる．

●**検査**

フィンケルスタインテスト **F**-1：母指を中にして握り，手関節を尺屈させる（陽性：疼痛誘発）．

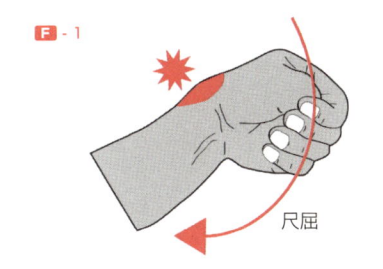

F-1

尺屈

F-4 ばね指

概念：**MP関節掌側**における屈筋腱鞘の相対的な狭小化により，運動痛・引っかかりを発生する**狭窄性腱鞘炎**．

●**好発**

成人：中年女性

小児：1〜2歳頃

●**症状**

運動痛：指運動時，PIP・IP関節

弾発現象：指の伸展屈曲の自動運動にて屈筋腱が引っかかる．
悪化：自動運動不可．他動的にしか屈曲できない．

F-5 ヘバーデン結節

概念：DIP 関節の変形性関節症　F-2

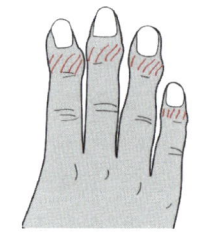

●好発
更年期を過ぎた女性
●部位：DIP 関節，両側性
●症状
炎症症状（発赤，熱感，腫脹，疼痛）
次第に結節・骨性隆起の形成：DIP 関節背側部
屈曲変形，側方偏位
●鑑別
関節リウマチ(スワンネック変形と類似)

☆ PIP 関節の変形性関節症はブシャール結節である．

F-6 ボタン穴変形

概念：PIP 関節屈曲，DIP 関節過伸展の変形　F-3

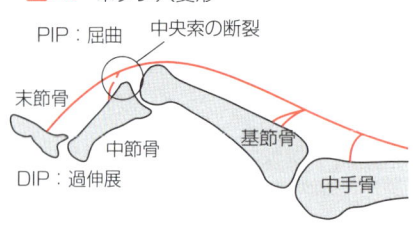

F-3　ボタン穴変形
PIP：屈曲
中央索の断裂
末節骨
中節骨
基節骨
DIP：過伸展
中手骨

●原因
中央索の断裂
（PIP 関節は伸展可能であることから見逃されやすい）

☆ **PIP 関節掌側脱臼**に続発して起こる．

●治療
改善しなければ観血療法

F-7 スワンネック変形

概念：DIP 関節屈曲，PIP 関節過伸展の変形　F-4
●原因
手内筋の拘縮（骨間筋・虫様筋），関節リウマチ，手の痙性麻痺，**マレットフィンガー**（槌指），PIP 関節掌側脱臼後の続発症として起こる．

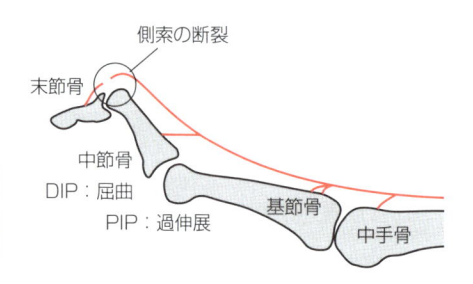

F-4　スワンネック変形
側索の断裂
末節骨
中節骨
DIP：屈曲
PIP：過伸展
基節骨
中手骨

PART 3　軟部組織損傷

下　肢

- I　股関節 …………………… 162
  - A. 鼡径部痛症候群 ………… 162(163)
  - B. 弾発股（ばね股） ……… 162(163)
  - C. 梨状筋症候群 …………… 162(164)
  - D. ペルテス病 ……………… 162(164)
  - E. 大腿骨頭すべり症 ……… 162(165)
  - F. 単純性股関節炎 ………… ―　(165)
  - G. 変形性股関節症 ………… 166(167)
  - H. 大腿骨頭壊死症 ………… 166(168)
    - H-1　症候性大腿骨頭壊死症
    - H-2　突発性大腿骨頭壊死症
  - I. 股関節の拘縮 …………… 166(169)
- II　大腿部 ……………………… 170
  - A. 大腿部打撲 ……………… 170(171)
  - B. 大腿部の肉離れ ………… 170(171)
    - B-1　大腿四頭筋
    - B-2　ハムストリングス
  - C. 大腿部骨化性筋炎 ……… 170(173)
- III　膝関節部 ………………… 174
  - ① 発育障害
  - A. 小児の発育障害 ………… 174(175)
    - A-1　反張膝
    - A-2　内反膝・外反膝
    - A-3　ブラント病
    - A-4　大腿四頭筋拘縮症
  - ② スポーツ障害
  - B. オスグッド・シュラッター病
    　　　　　　　　　………… 174(176)
  - C. ジャンパー膝 …………… 174(176)
  - D. 腸脛靭帯炎 ……………… 174(177)
  - E. 離断性骨軟骨炎 ………… 178(179)
  - ③ 靭帯・半月板損傷
  - F. 半月板損傷 ……………… 178(179)
  - G. 膝の靭帯損傷 …………… 180(181)
    - G-1　側副靭帯損傷
    - G-2　十字靭帯損傷
  - ④ 関節構成体損傷・変形
  - H. 膝蓋大腿関節障害 ……… 184(185)
    - H-1　膝蓋軟骨軟化症
    - H-2　滑膜ヒダ障害（タナ障害）
    - H-3　膝蓋大腿関節症
  - I. 膝周囲の関節包, 滑液包 … 184(186)
    - I-1　膝蓋前皮下包
    - I-2　脛骨粗面皮下包
    - I-3　鵞足包
    - I-4　腓腹筋半膜様筋包
    - I-5　側副靭帯滑液包
  - J. 変形性膝関節症 ………… 184(187)
- IV　下腿部 ……………………… 188
  - A. コンパートメント症候群 … 188(189)
  - B. アキレス腱炎・アキレス腱周囲炎
    　　　　　　　　　………… 188(190)
  - C. アキレス腱断裂 ………… 188(190)
  - D. 腓骨筋腱脱臼 …………… 188(191)
  - E. 過労性脛部痛（シンスプリント）
    　　　　　　　　　………… 188(191)
- V　足関節・足部 ……………… 192
  - A. 足関節捻挫 ……………… 192(193)
    - A-1　外側側副靭帯損傷
    - A-2　内側側副靭帯損傷
    - A-3　遠位脛腓靭帯損傷
    - A-4　二分靭帯損傷
    - A-5　ショパール関節損傷
    - A-6　リスフラン関節損傷
  - B. 扁平足障害 ……………… 192(195)
  - C. 後足部の有痛性疾患 …… 196(197)
    - C-1　セーバー病（踵骨骨端症）
    - C-2　アキレス腱滑液包炎
    - C-3　有痛性三角骨障害
    　　　（三角骨症候群）
    - C-4　有痛性外脛骨
    - C-5　踵骨棘および足底腱膜炎
    - C-6　第1ケーラー病
    - C-7　足根管症候群
  - D. 前足部の有痛性疾患 …… 200(201)
    - D-1　外反母指
    - D-2　種子骨障害
    - D-3　第2ケーラー病
    　　　（フライバーグ病）
    - D-4　モートン病

下肢

問題 I 股関節

※⑭などは必修問題です．

A. 鼠径部痛症候群
1. 股関節内転筋や腹直筋の起始部炎が含まれる． 　新 □□□ ○

B. 弾発股（ばね股）
1. 関節円板の障害である． 　⑯ □□□ ×
2. 関節外型は，関節内遊離体の存在が考えられる． 　新 □□□ ×
3. 関節外型における外側型は，腸腰筋腱の弾発現象が考えられる． 　新 □□□ ×

C. 梨状筋症候群
1. 閉鎖神経が関与する． 　⑯ □□□ ×
2. 大腿前面部の感覚障害がみられる． 　⑳ □□□ ×

D. ペルテス病
1. 膝関節障害である． 　⑲ □□□ ×
2. 痛みの部位から膝の疾患と誤ることがある． 　新 □□□ ○

E. 大腿骨頭すべり症
1. 股関節の外旋制限のために屈曲時に痛みが出る． 　新 □□□ ×
2. ドレーマン徴候が陽性となる． 　⑳ □□□ ○
3. 高度な場合，トレンデレンブルグサインが陽性となる． 　新 □□□ ○

I 股関節

A. 鼠径部痛症候群

概念：鼠径部周辺を中心とした不定愁訴．スポーツ選手（特にサッカーやラグビー）に多い．

●**素因**
鼠径ヘルニア
内転筋や腹直筋の起始部炎

●**症状** A-1

A-1	初期	慢性期
ADL	影響なし	起き上がりやくしゃみ／ダッシュやキック動作にて強い痛み

疼痛：症例によりさまざま（特に**鼠径部・内転筋起始部**に多い）．下腹部や睾丸後方にもみられることがある．

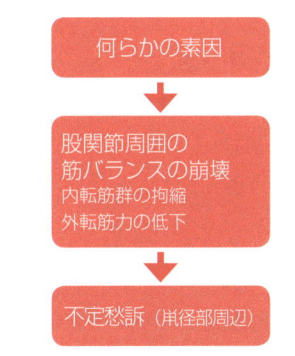

何らかの素因
↓
股関節周囲の筋バランスの崩壊
内転筋群の拘縮
外転筋力の低下
↓
不定愁訴（鼠径部周辺）

●**治療**
安静：スポーツ活動の中止

B. 弾発股（ばね股）

概念：股関節運動時にみられる引っかかり（弾発現象）をきたす疾患の総称であり，腸恥隆起，大転子などが関わる．他覚的な軋音や異常な腱の滑動をみる．自覚的なものも含む．

●**分類** B-1
●**症状**
軋音：弾発時の音が聴取できる．
疼痛：滑液包炎の合併

腸脛靭帯の肥厚：外側型
股関節内転位で屈曲伸展，内・外旋すると弾発現象が誘発されやすい．
弾発現象のみの場合も多い．

●**治療**
一般に予後良好
安静：疼痛を有する場合
生活指導・ストレッチ：弾発現象の回避
効果がなければ観血療法

B-1	関節外型（多い）		関節内型
分類	外側型（滑動障害：**大転子と腸脛靭帯**か大殿筋前縁）	内側型（滑動障害：**腸腰筋腱**と腸恥隆起）	関節唇断裂／骨軟骨腫症／**関節内遊離体**／など
原因	腸脛靭帯や大殿筋前縁の異常／大転子の異常	―	

C. 梨状筋症候群

概念：坐骨神経が梨状筋に絞扼され、根性坐骨神経痛と同様な症状（痛みなど）を呈する絞扼性神経障害

●症状
疼痛：殿部～下腿部
感覚・運動麻痺：**総腓骨神経支配領域（下腿外側以下）**
反射：正常

☆腰部には自発痛・運動痛を認めない。
坐骨結節と大転子を結ぶ中央部に圧痛を認める。

●徒手検査
フライバーグテスト
股関節屈曲・内旋で下肢への放散痛を認める。

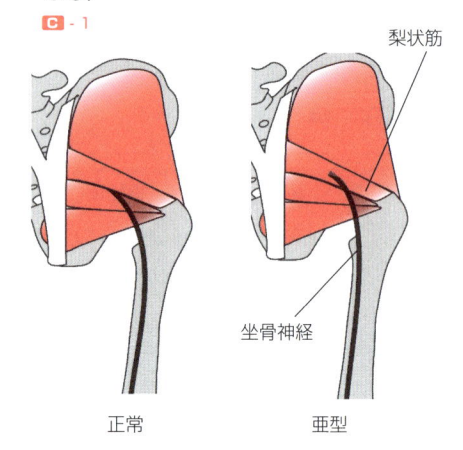

正常　　亜型

D. ペルテス病

概念：発育期の大腿骨近位骨端部（骨端核）にみられる阻血性大腿骨骨頭壊死であり、大腿骨頭の変形を伴う。

男児＞女児

●原因　明らかではない
上下骨端動脈の閉塞：骨端核は小児期ではこの動脈で栄養されている。
外傷説、炎症説、凝固系異常説などがある。

●好発年齢
3〜12歳（特に4〜9歳）

●症状
跛行：早期で多い。疼痛回避のため（疼痛の訴えは少なく、家族が跛行に気づくことが多い）。
疼痛：股関節よりも同側の大腿遠位〜膝関節前面部に訴えることが多い。

●鑑別
膝部の疾患：疼痛部位のため

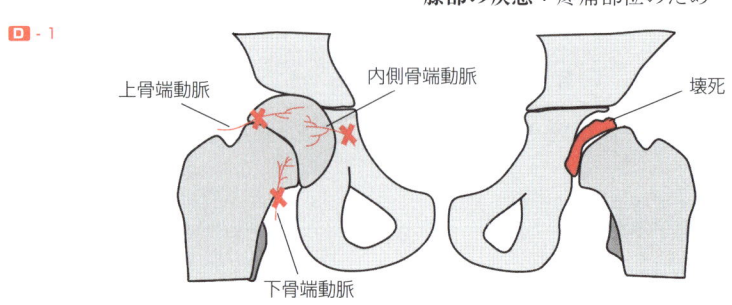

I 股関節

E. 大腿骨頭すべり症

概念：男児に多くみられ，大腿骨近位骨端線の離開により大腿骨頭が頚部に対して後方に移動する疾患．股関節部の疼痛とROM制限をきたす．　E-1

◉**好発**
肥満傾向の男児

◉**部位**
大腿骨頭部（両側罹患率：20〜40％）

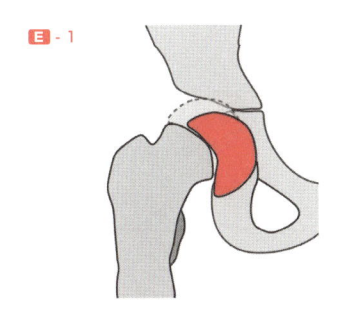

◉**原因**
内分泌異常
局所の力学的異常

◉**症状**　E-1, 2

◉**合併症**
大腿骨頭壊死
軟骨壊死

E-1　発症経過と症状

急性	慢性
前駆症状：なし 強い股関節痛：軽度な外力 荷重不可：患肢可動域制限 運動痛：著しい	跛行：主訴 疼痛：股関節，大腿部，膝関節 （運動により増強）

E-2　すべりの程度と症状

	症状
軽度	**内旋・屈曲**が制限
中等度	**ドレーマン徴候陽性**
高度	大転子高位，**トレンデレンブルグ徴候陽性**

☆**ドレーマン徴候**
すべりが強くなると股関節屈曲位で外旋が強く起こり，大腿部前面は腹部につかない．

F. 単純性股関節炎

概念：小児期に最も好発し，安静により自然治癒する予後良好な疾患である．一過性の関節炎と考えられる．

◉**原因**　明らかではない．

◉**好発年齢**
3〜10歳，男児
通常は単関節（両側同時はない）

◉**症状**
疼痛・跛行（主症状）：股関節・大腿部・膝関節
ROM制限：股関節（軽度〜中等度）
内旋制限：屈曲位
全身症状：微熱

◉**治療**
安静と経過観察
症状が強い場合：介達牽引療法

下肢 問題 I 股関節

※⑭などは必修問題です．

G. 変形性股関節症

1．X線像上の変形を主としたもので，疼痛はほとんどない． 新 □□□ ×

H. 大腿骨頭壊死症

1．初発症状は股関節痛である． 新 □□□ ○

I. 股関節の拘縮

1．尻上がり現象は▶ 内側広筋が関与する． ⑱ □□□ ×
2． 外側広筋が関与する． ⑱ □□□ ×
3． 大腿直筋が関与する． ⑱ □□□ ○
4． 中間広筋が関与する． ⑱ □□□ ×
5．内転位拘縮では下肢の仮性延長が観察される． 新 □□□ ×
6．屈曲位拘縮では腰椎の後弯が強くなる． 新 □□□ ×

G. 変形性股関節症

●分類 G-1
一次性股関節症：原因不明
二次性股関節症：基礎疾患を基盤

●症状
疼痛：股関節（殿部，大腿部，膝上部に及ぶことがある）
運動痛：歩行時
ROM 制限：股関節（疼痛による）
　初期：制限なし
　　　↓
　内旋・外転→屈曲・伸展
（外旋・内転運動の制限は少ない）

跛行：疼痛・筋力低下・アライメント異常（短縮）による．
筋萎縮：患側の大腿四頭筋・大殿筋
筋力低下：股関節周囲筋

●治療
疼痛が軽微：保存療法（ROM 訓練，筋力強化訓練）
観血療法：臼蓋形成術・大腿骨切り術・人工関節置換術

G-1 変形性股関節症

	一次性	二次性
原因	不明 退行変性による関節の変化が関与 ・関節軟骨細胞の機能低下 ・関節支持組織の支持性の低下 　　　　　　　　　　　　　など	基礎疾患（先天性・後天性）を基盤 先天性（多い）：先天的股関節脱臼 　　　　　　　　臼蓋形成不全 炎症性：　　　　化膿性股関節炎 　　　　　　　　股関節結核 外傷：　　　　　骨折・脱臼 ペルテス病（p164） 大腿骨頭壊死（p168） 内分泌疾患 骨系統疾患

H. 大腿骨頭壊死症

概念

症候性大腿骨頭壊死症：外傷・潜函病など，壊死の原因が明らかな疾患．

突発性大腿骨頭壊死症：原因が明らかでない疾患．

☆初発症状は股関節痛である．

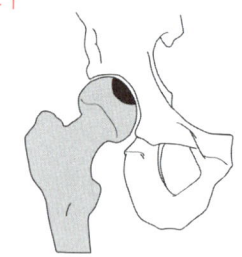

H-1 症候性大腿骨頭壊死症

外傷性	閉鎖性（減圧性）	手術性（医原性）
外傷性の血流遮断により発生． 大腿骨頚部骨折（最多）・外傷性股関節脱臼	潜函病・ゴーシェ病・鎌状赤血球など	大腿骨近位部の手術に伴う血管損傷により発生

H-2 突発性大腿骨頭壊死症

概念：非外傷性に大腿骨頭壊死（無菌性・阻血性）をきたし，大腿骨頭の圧潰変形による二次性股関節症にいたる疾患

両側性に発生

●原因

副腎皮質ステロイド投与歴やアルコール歴が関与

脂肪塞栓説・血管圧迫説・静脈還流障害説・血液凝固異常説，など

●症状

疼痛：股関節痛（大腿部・膝関節部・坐骨神経痛様の疼痛を訴えることがある）．

通常，疼痛は徐々に発現する（軽微な外傷後に突然発生することもある）．

初期：安静→軽快

変形が進行すると持続性

ROM 制限：外転・内旋の制限

初期：軽度

進行に伴い制限が増強

●診断

既往歴・愁訴・単純 X 線・MRI によって診断

●治療

壊死部は荷重がなければ修復する．

荷重がかかると，壊死範囲の広いものでは圧潰する．

I. 股関節の拘縮

●分類 ❶-1

❶-1	外転位拘縮	内転位拘縮	屈曲位拘縮
要因	外転筋群の肉離れ 疼痛のため外転位保持	内転筋群の肉離れ 疼痛のため内転位保持	腸腰筋・大腿直筋・縫工筋の損傷 疼痛のため屈曲位保持 **(腰椎前弯の増強)**
背臥位	患肢の延長（**仮性延長**）	患肢の短縮（**仮性短縮**）	見かけ上の陰性 (骨盤の代償的前傾)
歩行・動作	患側の骨盤は下がり，患側股関節は外転位	患側の骨盤は上がり，患側股関節は内転位	下肢を外に振り出す 尻を突き出す 膝の屈曲制限： 背臥位で陰性 腹臥位で屈曲制限あり (時に尻上がり現象)

●治療 ストレッチング

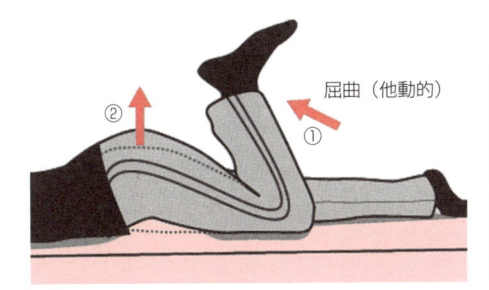

❶-1 尻上がり現象

☆尻上がり現象
腹臥位で股関節を伸展位のまま，膝関節を他動的に屈曲させると尻が床面から持ち上がる現象．
大腿直筋の拘縮の場合にのみみられ，他の大腿四頭筋では認めない．

PART 3 軟部組織損傷

下肢　問題　Ⅱ　大腿部

※⓮などは必修問題です．

A. 大腿部打撲
1．急性期にはできるだけ損傷筋を伸張させる肢位におく方がよい．　　新　□□□ ○
2．荷重開始は可能な限り遅らせる方がよい．　　新　□□□ ×

B. 大腿部の肉離れ
【大腿四頭筋肉離れ】
1．損傷程度は膝関節の他動的屈曲角度から判断できる．　　新　□□□ ○
2．特に内側広筋に多く発生する．　　新　□□□ ×
【ハムストリングスの肉離れ】
3．短縮性収縮時に発生しやすい．　　新　□□□ ×

C. 大腿部骨化性筋炎
1．安静と寒冷療法を中心に行う．　　新　□□□ ×
2．拘縮予防を目的に積極的なROM訓練が必要となる．　　新　□□□ ×

Ⅱ 大腿部

A. 大腿部打撲

筋挫傷：大腿部を強打して筋を損傷

●発生機序

大腿四頭筋の強打

コンタクトスポーツ（サッカー・ラグビーなど）に多い．

●分類 A-1

A-1	疼痛・腫脹	血腫	膝関節屈曲
軽度	弱い	—	90°以上可能
中等度	やや強い	—	90°以上不可
重度	強い	形成	45°以上不可

●症状 A-1

受傷直後	鈍痛・運動制限（程度による）	
	時間経過とともに増悪	→ 腫脹 筋肉内出血 筋内圧の上昇 皮膚：緊張し，光沢を帯びる
翌日	悪化	→ 患部の腫脹 圧痛 屈曲制限：膝関節
慢性化	骨化性筋炎 筋組織拘縮 → 膝関節屈曲制限	

●治療

保存療法が基本

急性期：**筋を伸張させる肢位をとらせ，荷重は可能な範囲で早期より行わせる．**

B. 大腿部の肉離れ

B-1 大腿四頭筋

●発生機序・好発

股関節伸展位，膝関節屈曲位で，大腿四頭筋の収縮時に発生．**大腿直筋**に好発し，寒冷時に多くみられる．

●危険因子

筋疲労，再発，柔軟性（コンディショニング低下），不適切なウォーミングアップ

●症状

疼痛：大腿前面部

重傷度に応じた症状を生じる．

皮下出血斑：24時間以降にみられる．

硬結，陥凹の触知：完全断裂

触診：腫脹により判断しにくくなるため24時間以内に確認

膝くずれ現象

●分類 B-1

B-1	Ⅰ度	Ⅱ度	Ⅲ度
損傷程度	筋腱複合体の微小損傷	筋腱移行部の損傷	筋腱移行部の断裂（非常に大きな負荷による）
症状	軽度の疼痛・炎症症状	筋力・可動域の制限	完全断裂の場合は陥凹を触知する
	重症度によって，腫脹・皮下出血斑・硬結・ROM制限などの程度が変わる		
膝関節屈曲可動域	90°以上可能	90°以上不可	45°以上不可

Ⅱ 大腿部

【参考】膝周囲の筋・靱帯・半月の関連疾患と検査法

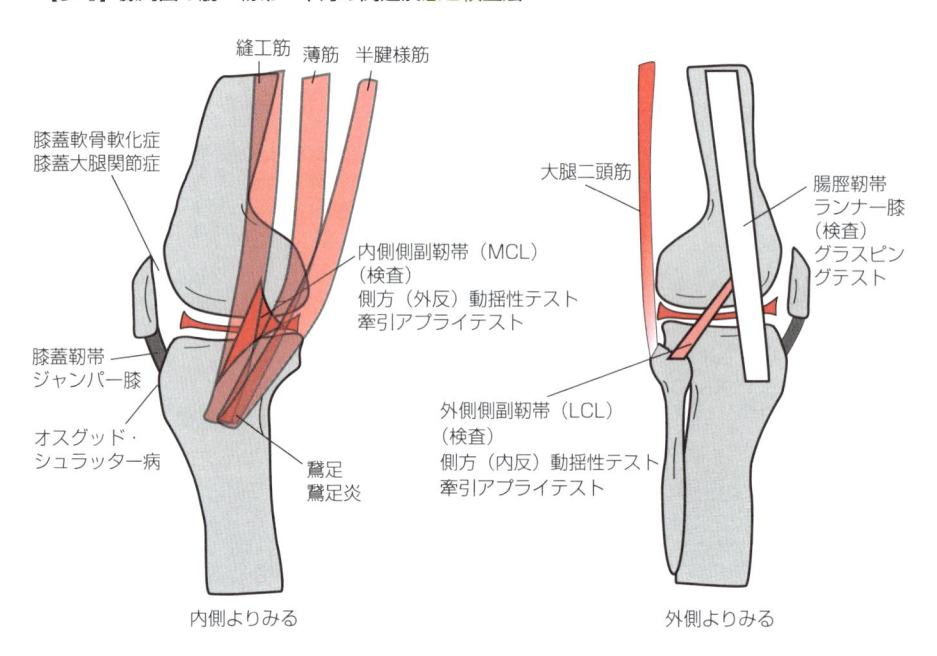

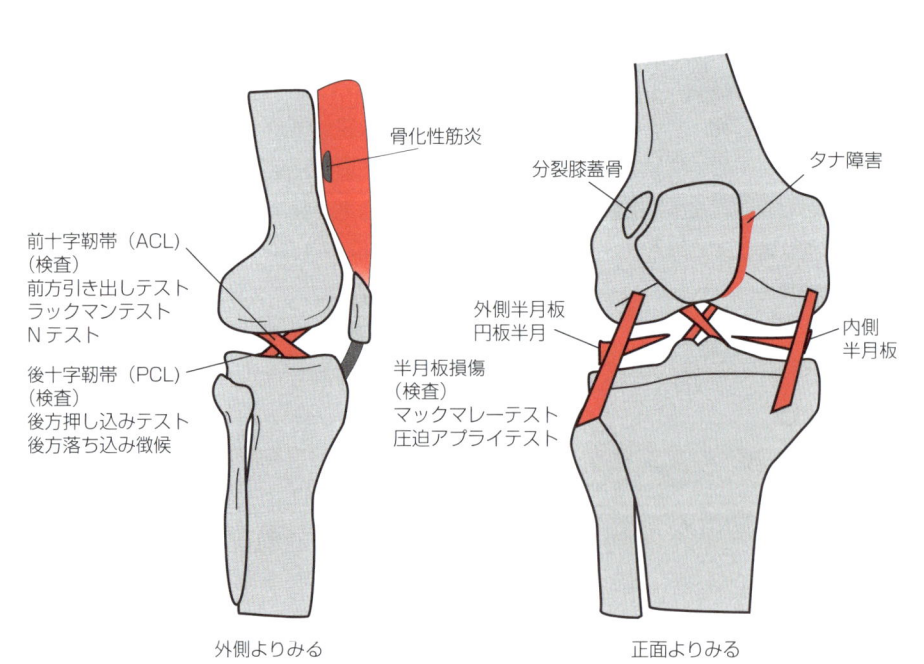

内側よりみる
- 縫工筋
- 薄筋
- 半腱様筋
- 膝蓋骨軟化症／膝蓋大腿関節症
- 内側側副靱帯（MCL）
  （検査）
  側方（外反）動揺性テスト
  牽引アプライテスト
- 膝蓋靱帯／ジャンパー膝
- オスグッド・シュラッター病
- 鵞足／鵞足炎

外側よりみる
- 大腿二頭筋
- 腸脛靱帯／ランナー膝
  （検査）
  グラスピングテスト
- 外側側副靱帯（LCL）
  （検査）
  側方（内反）動揺性テスト
  牽引アプライテスト

外側よりみる
- 骨化性筋炎
- 前十字靱帯（ACL）
  （検査）
  前方引き出しテスト
  ラックマンテスト
  Nテスト
- 後十字靱帯（PCL）
  （検査）
  後方押し込みテスト
  後方落ち込み徴候
- 半月板損傷
  （検査）
  マックマレーテスト
  圧迫アプライテスト

正面よりみる
- 分裂膝蓋骨
- タナ障害
- 外側半月板／円板半月
- 内側半月板

●検査
ROM：腹臥位で計測
Ⅲ度以上では尻上がり現象に注意(p169).

●治療
重傷度により異なる.
初期：RICE 処置
急性期後：ROM 訓練，温熱療法，ストレッチング，等尺性・等張性運動

●再発予防
筋持久力トレーニング

B-2 ハムストリングス

●発生機序
遠心性収縮：ハムストリングスが収縮しようとしている状態で伸展を強制されたとき，筋腱移行部で発生しやすい.

☆まれではあるが，膝伸展位で股関節を屈曲された際にもみられる（この場合，坐骨結節部での完全断裂）.

●症状
疼痛：損傷部に圧痛
腫脹，皮下出血斑，筋の硬結，陥凹を認める.

●検査
腹臥位での膝関節伸展：重度損傷では不可．膝関節伸展が可能であればハムストリングスのタイトネステストを行う.

●合併症
成長期：坐骨結節の裂離骨折

●治療
重傷度により異なる
初期：RICE 処置
急性期後：ROM 訓練，温熱療法，ストレッチング，等尺性・等張性運動

C. 大腿部骨化性筋炎

筋挫傷の後に起こりやすい合併症 C-1

●発生機序
大腿部打撲後の膝屈曲制限，3日以上治療が遅延するなど．また損傷外力が大きいほど発生しやすい.

●症状
膝関節：屈曲制限,運動痛,腫脹を認める.
X線像で大腿部に骨化像を認める.

●治療
安静・温熱療法を中心に行う.
炎症期以降：他動運動・**ROM 訓練**
（痛みのない程度）

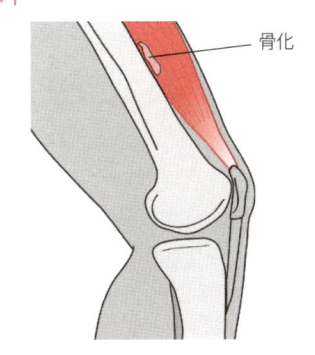

C-1 骨化

☆筋挫傷受傷時の初期処置で適切な対応がとられていれば，未然に予防または症状を最小限に留められる.

問題 Ⅲ 膝関節部 ① 発育障害 ②スポーツ障害

※⓮などは必修問題です．

A. 小児の発育障害
1. 小児における反張膝は，外方凸に変形した膝関節の形態をいう． 　新 □□□ ×
2. ブラント病は膝関節障害である． 　⑲ □□□ ○
3. ブラント病は脛骨近位骨端・骨幹端後内側の発育障害である． 　新 □□□ ○

B. オスグッド・シュラッター病
1. 膝関節障害である． 　⑲ □□□ ○
2. 骨端の骨化障害である． 　⑭ □□□ ○
3. 荷重など，大腿脛骨関節での過剰な圧迫により生じる． 　新 □□□ ×

C. ジャンパー膝
1. 膝蓋靭帯付着部の炎症である． 　⑭ □□□ ○
2. 膝伸展機構の過使用によって発生する． 　新 □□□ ○

D. 腸脛靭帯炎
1. X脚に多い． 　⑭ □□□ ×
2. 診断にグラスピングテストが有効である． 　新 □□□ ○

A. 小児の発育障害

A-1 反張膝

膝関節伸展可動域が20°を超えたもの〔正常では約20°であるが，成長とともに減少（0～10°）〕．

A-2 内反膝・外反膝

	内反膝	外反膝
形状	膝関節を中心として下肢が外方凸に変形したもの	膝関節を中心として下肢が内方凸に変形したもの
	O脚	X脚
病的な要因	くる病，ブラント病	くる病，代謝性疾患，内分泌疾患，骨端形成異常
生理的変形	生理的内反膝 新生児～3歳児くらい	幼児にみられる両側性は生理的

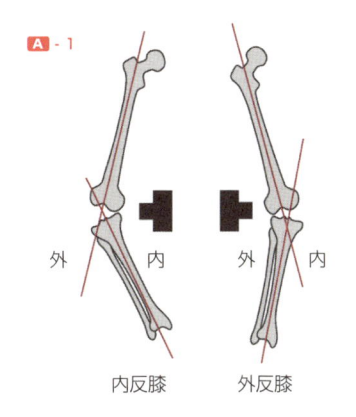

内反膝　外反膝

A-3 ブラント病

概念：脛骨近位骨幹端の後内側部での**発育障害**から脛骨の内反・内旋変形を生じるまれな疾患．原因不明で，2歳以降から高度なO脚を呈する．
明らかな原因は不明である．

●好発
幼児型：1～3歳
年長型（学童型）：8歳以降

●診断
困難：生理的O脚と鑑別が難しい．

A-4 大腿四頭筋拘縮症

先天性：胎児期に大腿四頭筋が著しく短縮した症例（先天性膝関節脱臼・先天性膝蓋骨脱臼を除く）
後天性：医原性（80～90％）
　直筋型：大腿直筋が障害
　広筋型：中間広筋が障害
　混合型：両者が障害
　外傷・炎症の後遺症

☆医原性大腿四頭筋拘縮症
大腿部に注射された薬剤の影響によって筋組織が壊死に陥り，この部位が線維化して筋組織の伸展性が減少する．

	直筋型	広筋型	混合型
尻上がり現象	あり	なし	あり
膝の屈曲障害	なし	あり	あり

Ⅲ 膝関節部 ② スポーツ障害

B. オスグッド・シュラッター病

概念：10歳代前半の小児に多くみられ、膝伸展機構による機械的刺激が脛骨粗面部に加わって発症する**骨端症**.

●好発年齢
スポーツ活動が活発な男子

●発生機序
脛骨粗面の骨化が完成する以前に、**大腿四頭筋**の収縮が繰り返し脛骨粗面を牽引することで発生.

●症状
脛骨粗面部の限局性圧痛と膨隆

●治療
安静：スポーツ活動の休止
コンディショニング指導：ウォーミングアップとクールダウン
装具：膝蓋靭帯を押さえる.

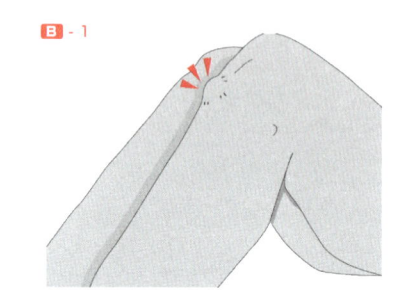

C. ジャンパー膝

概念：ジャンプを頻回に繰り返すスポーツ選手に多くみられる膝伸展機構のスポーツ障害.
(狭義) 膝蓋骨下極に生じる**膝蓋靭帯炎**

●発生機序
スポーツ動作の繰り返し外力が**膝関節伸展機構に過度の張力**を加える典型的なオーバーユース症候群.

●症状
運動痛・圧痛：膝蓋骨下極部

他動的に膝関節を屈曲→疼痛が誘発
尻上がり現象

●治療
安静：スポーツ活動の休止
筋力訓練・ストレッチング：大腿四頭筋・ハムストリングス

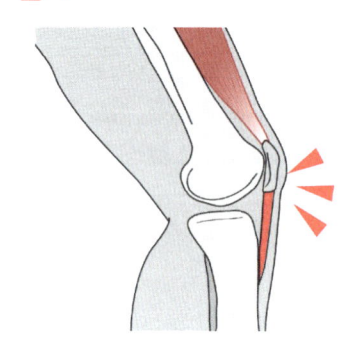

D. 腸脛靱帯炎

オーバーユース症候群の一つで，腸脛靱帯と大腿骨外側上顆間での摩擦によって生じた炎症性疾患．**O脚に多い**．

●発生機序
ランニングなど
膝関節の屈伸を繰り返す動作により発症

●検査
グラスピングテスト
膝屈曲位で大腿骨外顆よりやや近位部の腸脛靱帯を圧迫しながら膝関節を伸展させると，炎症部位（大腿骨外顆）に疼痛が誘発される．

D-1 発生機序

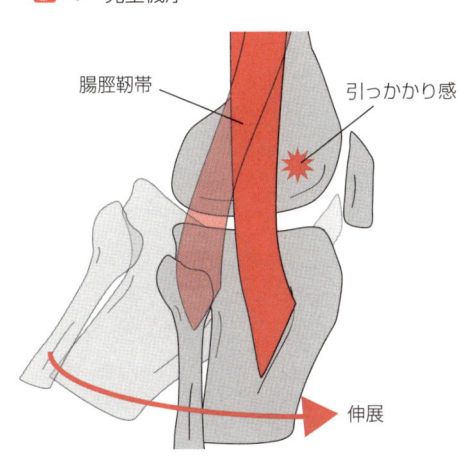

D-2 グラスピングテスト

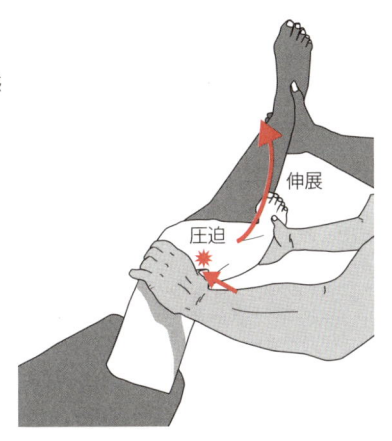

●症状
圧痛：膝関節外側部
運動痛

●治療
安静
ストレッチング：腸脛靱帯

問題 Ⅲ 膝関節部 ② スポーツ障害 ③ 靭帯・半月板損傷

※⑭などは必修問題です．

E. 離断性骨軟骨炎

1．膝関節では大腿骨内側顆に最も多くみられる． 　新 □□□ ○

F. 半月板損傷

1．膝関節に強い外反力が加わって発生する． 　新 □□□ ×
2．ラックマンテストは内側半月損傷の検査法である． 　⑮ □□□ ×
3．マックマレーテストで判定できる． 　⑮ □□□ ○

【参考】 マックマレーテスト・アプライテスト

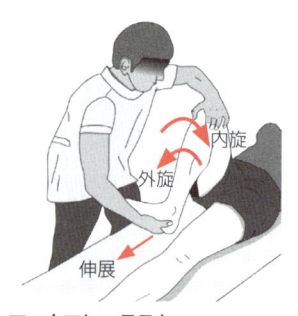

マックマレーテスト
内・外旋を加えて，膝関節を伸展していき，クリックや疼痛の有無をみる．

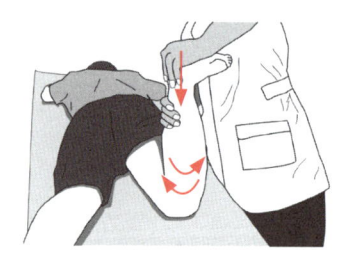

圧迫アプライテスト
膝関節を90°屈曲させ，下腿長軸方向へ圧迫し，疼痛の有無をみる．

Ⅲ 膝関節部 ② スポーツ障害 ③ 靭帯・半月板損傷

E. 離断性骨軟骨炎

概念：関節軟骨直下の骨組織（軟骨下骨）が何らかの原因で関節軟骨とともに離断し，壊死組織になる疾患．壊死部は関節遊離体となる．

●好発部位

膝関節・肘関節が多い．
（股関節や足関節にもみられる）

☆膝関節では**大腿骨内側顆**に多くみられる（60〜70%）．

●症状

主訴：膝関節痛（運動時・運動後）
疼痛：内・外側関節裂隙周辺
圧痛：軽度
夜間痛（小児）

☆離断して遊離体になると
運動時：膝の引っかかり感，クリック，ロッキング（嵌頓症状）

●治療

安静・免荷：骨端線閉鎖以前で，関節軟骨の連続性があるもの．

F. 半月板損傷

半月板とは大腿骨と脛骨の関節面間に存在する線維軟骨性の小板である．**F-1**

☆半月板の役割
・安定性
・衝撃の分散・吸収
・滑液の拡散

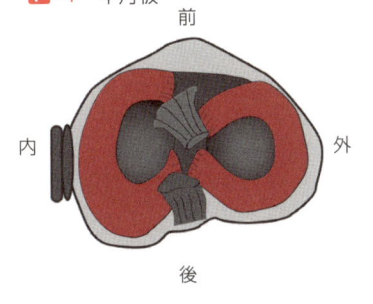

F-1 半月板

●発生機序

若年者：スポーツ活動．**膝関節屈伸時に回旋力が働き発生**．
小児：形態異常（円板状半月）
高齢者：退行変性を基盤に損傷

●症状

関節裂隙を中心とした荷重時痛
運動痛：引っかかり感を伴う．
圧痛：関節裂隙
嵌頓症状，クリック，関節血腫・水腫
大腿四頭筋の萎縮：経過の長い症例

●検査

マックマレーテスト
圧迫アプライテスト

下肢 問題 Ⅲ 膝関節部 ③ 靱帯・半月板損傷

※⑭などは必修問題です．

G．膝の靱帯損傷

【側副靱帯損傷】
1．内側側副靱帯損傷はマックマレーテストで判定できる． ⑮ □□□ ×
2．内側に多くみられる． 新 □□□ ○
3．限局性圧痛は　　　　▶ Ⅱ度の膝側副靱帯損傷ではみられない． ⑳ □□□ ×
4．関節部の腫脹は　　　｜ ⑳ □□□ ×
5．軸圧痛は　　　　　　｜ ⑳ □□□ ○
6．側方動揺性は　　　　｜ ⑳ □□□ ×

【十字靱帯損傷】
7．ラックマンテストは ▶ 前十字靱帯損傷の検査法でない． ⑮⑰ □□□ ×
8．　　　　　　　　　｜ 後十字靱帯損傷の検査法である． ⑮ □□□ ×
9．　　　　　　　　　｜ 下腿に回旋ストレスを加える検査法である． ⑲ □□□ ×
10．　　　　　　　　　｜ 痛みの出現により陽性と判断する． ⑳ □□□ ×
11．Nテストは前十字靱帯損傷の検査法でない． ⑰ □□□ ×
12．アプライテストは前十字靱帯損傷の検査法でない． ⑰ □□□ ○
13．前方引き出しテストは前十字靱帯損傷の検査法でない． ⑰ □□□ ×
14．前十字靱帯損傷は ▶ ハムストリングスの自家筋力が関与している． 新 □□□ ×
15．　　　　　　　　｜ マックマレーテストで判定できる． ⑮ □□□ ×
16．　　　　　　　　｜ 膝関節に外反が強制された接触型での発生が多い． 新 □□□ ×
17．後十字靱帯損傷は，膝屈曲位で脛骨粗面部を強打して発生する． 新 □□□ ○

●治療

急性期：RICE 処置
　↓　疼痛や腫脹が軽減
物理療法
運動療法（大腿四頭筋・ハムストリングス）

観血療法が望ましい場合
・関節水腫やロッキングを繰り返すもの
・前十字靭帯（ACL）の複合損傷
・円板状半月に起因するもの

G. 膝の靭帯損傷

靭帯損傷の分類は総論（p228）参照．

G-1　側副靭帯損傷

G-1

G-1	内側側副靭帯（MCL）	外側側副靭帯（LCL）
制御する動き	膝関節の外反と下腿の外旋	膝関節の内反と下腿の外旋
頻度	**多い**	少ない
発生機序	膝関節に強い外反力	膝関節伸展位で強い内反力
症状　共通	運動痛・**限局した圧痛，腫脹** 受傷時に断裂音（pop 音）を聞く（重症例）	
症状　個々	膝関節の外反動揺	膝関節の内反動揺
検査	**側方（外反）動揺性テスト**	**側方（内反）動揺性テスト**
	牽引アプライテスト	
治療	急性期：RICE 処置 　　　関節の動揺性を認める場合 　　　　副子固定：膝関節軽度屈曲位で免荷 疼痛の軽減 　　　物理療法 　　　運動療法：大腿四頭筋・ハムストリングス ☆装具やテーピング等で，受傷肢位にならないように注意する	

Ⅲ 膝関節部 ③ 靭帯・半月板損傷

【参考】 側副靭帯・十字靭帯と各種テスト

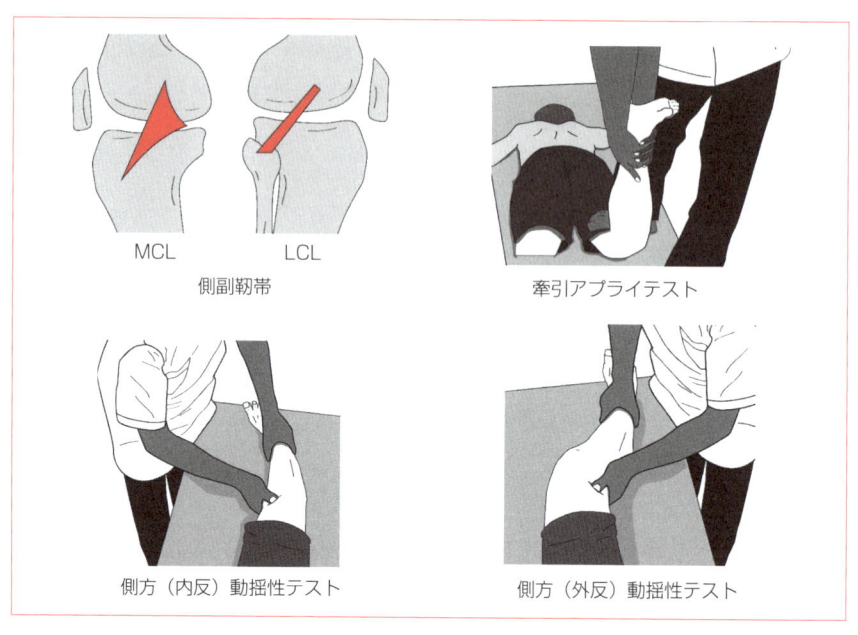

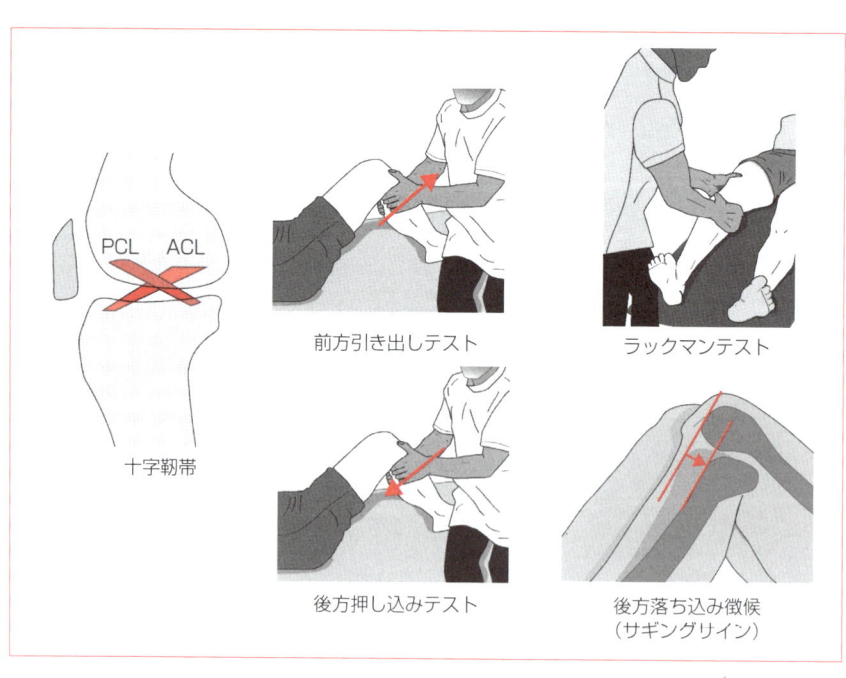

MCL　　LCL
側副靭帯

牽引アプライテスト

側方（内反）動揺性テスト

側方（外反）動揺性テスト

PCL　ACL
十字靭帯

前方引き出しテスト

ラックマンテスト

後方押し込みテスト

後方落ち込み徴候
（サギングサイン）

G-2 十字靭帯損傷

G-2	前十字靭帯（ACL）	後十字靭帯（PCL）
制御する動き	脛骨の前方偏位と下腿の内旋	脛骨の後方偏位と下腿の内旋
発生機序	非接触型：単独損傷．ジャンプの着地や急停止，急な方向転換など（大腿四頭筋が関与） 接触型：**膝関節に外反・回旋が加わり発生** 頻度：**非接触型＞接触型**	接触型：複合損傷．**膝関節屈曲位で脛骨粗面を強打して発生** ダッシュボード損傷・オートバイ事故など 非接触型：膝関節の過屈曲や過伸展で発生 頻度：接触型＞非接触型
症状 受傷時	膝がズレた感覚と断裂音（pop音）を自覚	―
症状 受傷直後	疼痛と膝の不安定感	
	―	疼痛：運動痛・立ち上がり時（膝後面）
症状 数時間後	関節血腫：膝の腫脹 屈曲制限：腫脹による	―
検査法	**前方引き出しテスト** **ラックマンテスト**	後方押し込みテスト 後方落ち込み徴候（サギングサイン）
治療法	断裂した前十字靭帯は保存療法では癒合が望めない スポーツ活動性や不安定性が高い人は観血療法 膝くずれ現象→二次的に関節軟骨や半月の損傷 保存療法の適応：活動性が低く，ADLで不安定感のないもの ☆運動療法の初期には屈曲運動からはじめ，完全伸展運動は行わない	

※⑭などは必修問題です.

H. 膝蓋大腿関節障害

【膝蓋軟骨軟化症】

1．診断に膝蓋骨グライディングテストが有効である. 新 □□□ ○

【滑膜ヒダ障害（タナ障害）】

2．膝蓋骨の内側上縁に疼痛がみられる. 新 □□□ ×

I. 膝周囲の関節包・滑液包

【鵞足炎】

1．尻上がり現象が陽性である. ⑭ □□□ ×

J. 変形性膝関節症

1．内反変形がある. ⑮ □□□ ○
2．動作開始時痛がある. ⑮ □□□ ○
3．男性に好発する. ⑮ □□□ ×
4．屈曲拘縮がある. ⑮ □□□ ○
5．多くは女性であり，その多くは外反変形を呈する. 新 □□□ ×

【参考】 膝蓋骨グライディングテスト

膝関節軽度屈曲位で，膝蓋骨を大腿骨に圧迫しながら上下・左右に動かすとザラザラした感じを触知し，疼痛が誘発される.

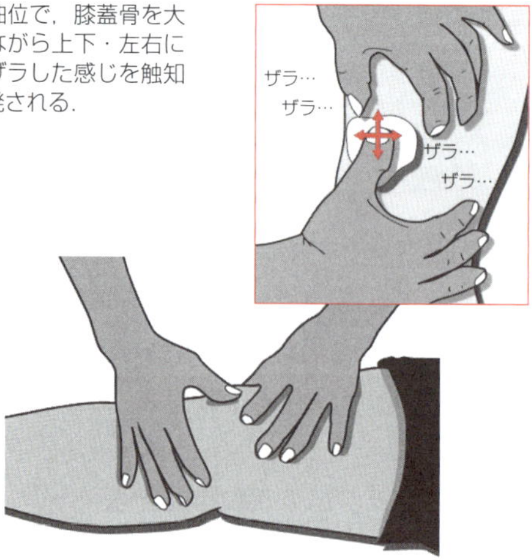

H. 膝蓋大腿関節障害

H-1 膝蓋軟骨軟化症

概念：膝蓋骨の関節軟骨の一部が軟化，膨隆，亀裂などをきたした疾患．

●好発年齢
比較的若年者：15～30歳

●発生機序
不明．なんらかの力学的異常が関与する．

●症状
運動痛：階段の昇降時に，膝前面部

●検査 【参考】
膝蓋骨グライディングテスト

●治療
安静：膝蓋大腿関節に負荷がかかる動作を禁止
筋力訓練：大腿四頭筋
温熱療法
観血療法：強い疼痛，跛行など（ADLに支障がある場合）．

H-2 滑膜ヒダ障害（タナ障害）

概念：膝関節屈伸時に滑膜ヒダ（タナ）が内側膝蓋大腿関節にはさまれ，疼痛や違和感を生じる疾患．
滑膜ヒダとは，胎児期に存在する滑膜隔壁の遺残（4か所）であり，臨床的には膝蓋内側滑膜ヒダ（タナ障害）が重要である．

●好発
若い女性

●症状
疼痛・違和感・圧痛：運動時に**膝蓋骨内下縁部**
クリック：膝関節屈伸運動時（症状が強い場合は雑音を聞くことがある）．

●治療
安静：包帯固定・運動の中止
症状の改善がなく，疼痛や嵌頓症状が残遺する場合は観血療法

H-3 膝蓋大腿関節症

概念：膝蓋大腿関節に限局した関節症をいう．大腿脛骨関節における変形性関節症とは異なる．

●発生機序
一次性：明らかな原因のないもの
二次性：膝蓋骨骨折や脱臼などの外傷後に発生

●症状
疼痛：膝蓋骨周囲部（坂道や階段昇降時）
軋音：動作時
困難動作：しゃがみ込みや立ち上がり動作

●検査
膝蓋骨グライディングテスト 【参考】

●治療
安静：運動の中止
筋力訓練：大腿四頭筋
ストレッチング：大腿周囲筋
難治性は観血療法の適応

I. 膝周囲の関節包・滑液包

I-1 膝蓋前皮下包

部位：膝蓋骨前面の皮下

膝蓋骨前面の強打により炎症を生じる．滑液包に限局した腫脹を生じ，ROM制限をきたす．

I-2 脛骨粗面皮下包

部位：膝蓋靭帯付着部から脛骨粗面前方にかけての皮下．

膝をついて長時間作業をする労働者に起こりやすい．

I-3 鵞足包

部位：脛骨内側面と鵞足の間

スポーツなどの激しい運動により，過剰な刺激や外傷が加わって炎症が発生する．（鵞足炎，p173参照）

I-4 腓腹筋半膜様筋包

部位：腓腹筋の内側頭と半膜様筋の間

膝窩囊腫（ベーカー囊腫）とも呼称され，膝窩部に存在する巨大な腫瘤である．

I-5 側副靭帯滑液包

部位：内側・外側側副靭帯の下

図 I-1 膝周囲の滑液包

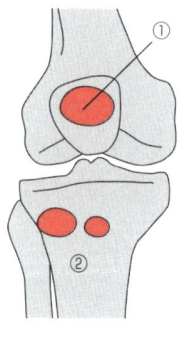

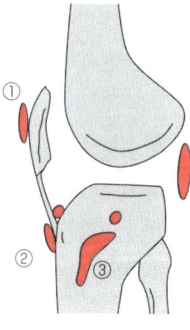

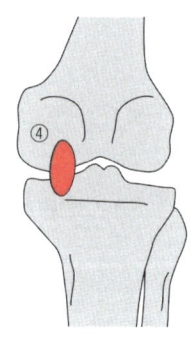

前面　　内側　　後側

① 膝蓋前皮下包
② 脛骨粗面皮下包
③ 鵞足包
④ 腓腹筋半膜様筋包

J. 変形性膝関節症

膝関節は最も変形性関節症が発生しやすい.

内反変形（85％）＞外反変形

●**好発**

50歳代　男：女＝1：3

●**症状**

〈初期〉

疼痛：**動作開始時**

〈進行期〉

疼痛：動作中

階段昇降時痛：特に降りるとき

荷重時痛：膝関節内側部（**内反変形が明らかな場合**）

平地歩行も困難になる.

症状悪化：寒冷や湿潤の時期

●**治療**

安静

体重指導：減量

筋力訓練：大腿四頭筋（疼痛のある場合は膝関節の屈伸運動を避ける）

観血療法：経過が中期・末期で, 内反変形や**屈曲拘縮**がある場合

※[14]などは必修問題です.

A. コンパートメント症候群

【下腿コンパートメント症候群】

1．前方コンパートメント症候群には浅腓骨神経が関与する.　[16] □□□ ×
2．後方区画に発生しやすい特徴がある.　新 □□□ ×

B. アキレス腱炎・アキレス腱周囲炎

1．アキレス腱炎は，周囲を包むパラテノンの炎症といえる.　新 □□□ ×

C. アキレス腱断裂

1．患側の爪先立ちは可能である.　[20] □□□ ×
2．足関節の内反強制で外果下部の裂隙が拡大する.　[20] □□□ ×
3．腱の修復力が旺盛であり，予後はよいといえる.　新 □□□ ○
4．診断にはトンプソンテストが有効である.　新 □□□ ○
5．トンプソンテストは痛みの出現により陽性と判断する.　[20] □□□ ×

D. 腓骨筋腱脱臼

1．足関節を内がえしすることで再現できる.　新 □□□ ×

E. 過労性脛部痛

【シンスプリント】

1．脛骨内側後縁の疼痛を主訴とする.　新 □□□ ○
2．過使用が原因といわれている.　新 □□□ ○

Ⅳ 下腿部

A. コンパートメント症候群

●下腿のコンパートメント

前方区画，後方浅区画，後方深区画，外側区画の4区画が存在する．

☆コンパートメント症候群の病態：筋区画の内圧が筋内の細動脈圧より上昇する．しかし，動脈本幹以上にはならない．

☆ 前方区画→**深腓骨神経**が圧迫．

A-1 下腿中央での横断面

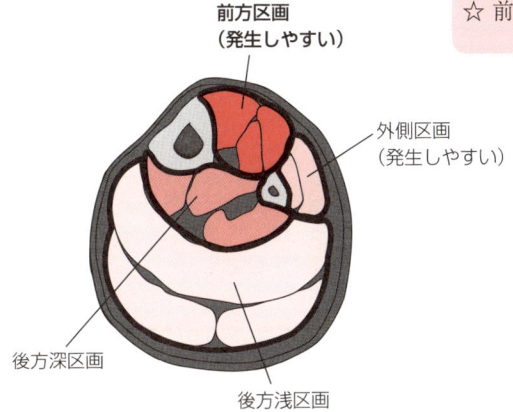

- 前方区画（発生しやすい）
- 外側区画（発生しやすい）
- 後方深区画
- 後方浅区画

A-1 下腿のコンパートメント症候群

	急性型	慢性型
発生機序	外傷→組織の浮腫が生じて発生	運動→筋区画内圧が上昇して発生
症状	疼痛（自発痛・圧痛・運動痛：筋伸張時） 感覚障害 運動障害 動脈本幹の拍動は触知可能 （筋区画内圧は，筋への細動脈圧より上昇する．しかし，動脈本幹より低いため）	疼痛（圧痛・運動痛） 下腿の緊張感
治療	観血療法（筋膜切開）	安静：運動の中止
リスク	RICE処置：圧迫と挙上は筋への血流減少を助長させる可能性がある	

B. アキレス腱炎・アキレス腱周囲炎

●分類
アキレス腱炎：腱実質の炎症
アキレス腱周囲炎：パラテノンの炎症
臨床的に鑑別は困難

●発生機序
運動により，アキレス腱部に繰り返し外力が加わり発生．

●原因
踵骨軸の外反
足部のアライメント不良（外反扁平足など）
下腿三頭筋の伸長性低下

●治療
足底板
ストレッチング：下腿三頭筋
運動制限

C. アキレス腱断裂

●好発年齢
中年以降

●発生機序
アキレス腱に強い張力（ジャンプの着地時など）が加わって発生．

●分類
不全断裂
完全断裂（臨床的に多い）

●断裂部位
アキレス腱狭窄部＞筋腱移行部

●症状
断裂音：受傷時に断裂音（pop 音）を聴取
陥凹：アキレス腱断裂部
歩行困難：踵接地からつま先立ちで床をける歩行は不可能
足指・足関節の底屈は可能
つま先立ち不可能

●検査
トンプソンテスト C-1

●固定
受傷初期は足関節最大底屈位とする．

●予後
良好

C-1　トンプソンテスト

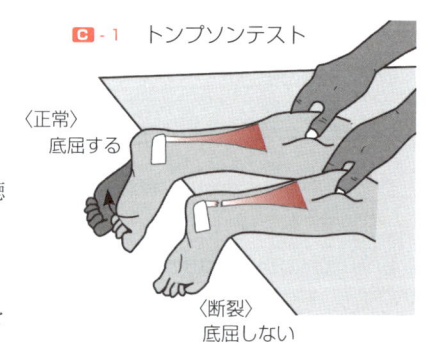

〈正常〉底屈する
〈断裂〉底屈しない

下腿三頭筋を把持すると健側では反射的に底屈が起こるが，患側では起こらない．

D. 腓骨筋腱脱臼

外果後方を通過する腓骨筋腱が外果を乗り越え前方へ脱転する． D-1

長腓骨筋腱＞短腓骨筋腱

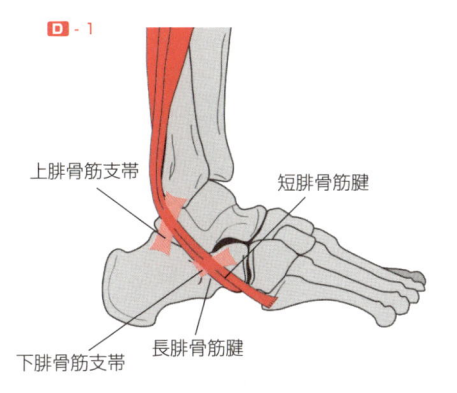

D-1

- 上腓骨筋支帯
- 短腓骨筋腱
- 下腓骨筋支帯
- 長腓骨筋腱

●発生
外傷性脱臼：主に足関節の外がえしにて発生．支帯の損傷

非外傷性脱臼：足関節の外がえしにて発生．支帯の形成不全などが素因

●鑑別
・足関節の外側側副靱帯損傷
・外果骨折

☆足関節の**外がえし**を加えることで腱脱臼を再現できる．

E. 過労性脛部痛（シンスプリント）

脛骨過労性骨膜炎ともいう．

●発生機序
足関節の反復性底背屈により，疲労が起こり，ショック吸収能の低下が起こる．その結果，下腿後面内側筋群に疲労が起こり脛骨骨膜に損傷や炎症が起こる（オーバーユース）．

●症状
疼痛・圧痛：**脛骨内側後縁部**に沿って生じる．

単純X線では異常所見なし

●評価
伸張時痛・抵抗運動時痛の有無

●鑑別
疲労骨折：発症からの時間経過により鑑別可能である．

☆過労性骨膜炎を引き起こす可能性が高い要因：アライメント異常
　・扁平足
　・回内足
　・外反膝　など

[問題] V 足関節・足部

※[14]などは必修問題です.

A. 足関節捻挫

1．外がえし捻挫の発生が多い.　[17]　□□□　×

2．内がえし捻挫では内側靭帯損傷がみられる.　[17]　□□□　×

3．内がえし外力によって発生することが多い.　[16]　□□□　○

4．踵腓靭帯の損傷が多い.　[16]　□□□　×

5．前距腓靭帯断裂は足関節の内反強制で外果下部の裂隙が拡大する.　[20]　□□□　○

6．後距腓靭帯断裂が起きると前方引き出しが著明となる.　[17]　□□□　×

7．距骨傾斜角の増大は重度損傷でみられる.　[17]　□□□　○

8．前方不安定性がみられる.　[16]　□□□　○

9．果部骨折との鑑別を要する.　[16]　□□□　○

10. 捻挫後は, ″外がえし運動″が弱くなるため, 長・短腓骨筋の強化が必要である.　新　□□□　○

11. 前距腓靭帯断裂は, 距骨傾斜角と足関節の後方引き出しを増加させる.　新　□□□　×

12. 二分靭帯損傷は, その損傷部位から理論上はショパール関節損傷といえる.　新　□□□　○

13. 二分靭帯断裂は足関節の内反強制で外果下部の裂隙が拡大する.　[20]　□□□　×

B. 扁平足障害

1．成人期扁平足に関与する筋は後脛骨筋である.　新　□□□　○

【参考】 検査法

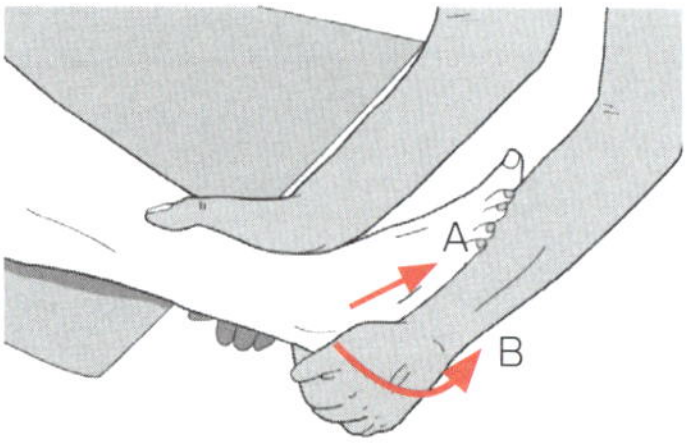

A 前方引き出しテスト
B **内反ストレステスト**

V 足関節・足部

A. 足関節捻挫

A-1 外側側副靱帯損傷

前距腓靱帯が最も損傷を受けやすい.

図A-1 足関節外側の靱帯

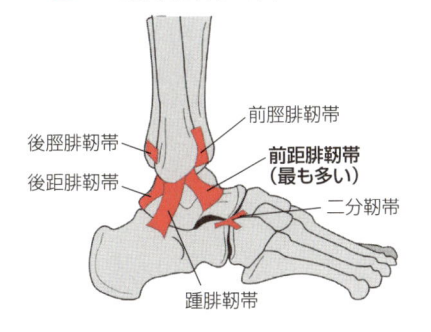

前脛腓靱帯
後脛腓靱帯
後距腓靱帯
前距腓靱帯（最も多い）
二分靱帯
踵腓靱帯

● 発生機序

足関節を**内がえし**にすることで発生

● 症状

運動痛：受傷時の肢位をとらせると疼痛が誘発される.

足関節の前方引き出し症状：**前距腓靱帯損傷以上の重傷例**【参考】

距骨傾斜角の異常：**前距腓・踵腓靱帯損傷以上の重傷例**

☆疼痛や腫脹は損傷程度と必ずしも一致はしない.

図A-2

受傷
↓
急性症状が消退
後療法：
　物理療法・手技療法
　固定中から足関節の等尺性収縮運動
☆**長・短腓骨筋**, 第3腓骨筋の強化によって外がえし運動の回復を図る.

3〜6か月

スポーツ選手はサポーターやテーピングで固定してスポーツをさせる：再発予防

● 治療

初期は RICE 処置
（アイシング, 圧迫；外果部, 高挙）

● 後療法 図A-2

● 固定

固定の不備や固定期間の不足：外傷性関節症（足関節に動揺性を残す）

A-2 内側側副靱帯損傷

内側側副靱帯（三角靱帯）：全体としては三角形を呈し, 脛舟部, 前脛距部, 脛踵部, 後脛距部の4つに分類.

● 発生機序

足関節を外がえし強制で発生

● 鑑別

内果の裂離骨折（三角靱帯が比較的強靱なため）

A-3 遠位脛腓靱帯損傷

● 発生機序

足関節の外転, 外旋が強制＋距骨に強い回旋＝脛骨と腓骨の離開→遠位脛腓靱帯損傷

A-4 二分靱帯損傷

二分靱帯：踵骨の前方突起と舟状骨―立方骨を結ぶ靱帯

● 発生機序　外側側副靱帯損傷と同様, 足関節を内がえしにすることで発生

● 症状

圧痛点：外果〜第5中足骨基部を結ぶ線の中点から2横指前方

二分靱帯は踵立方関節の構成に関与→**ショパール関節損傷は二分靱帯損傷として扱われる.**

PART 3 軟部組織損傷

V 足関節・足部

【参考】 足部周囲の筋・靭帯の関連疾患と検査法

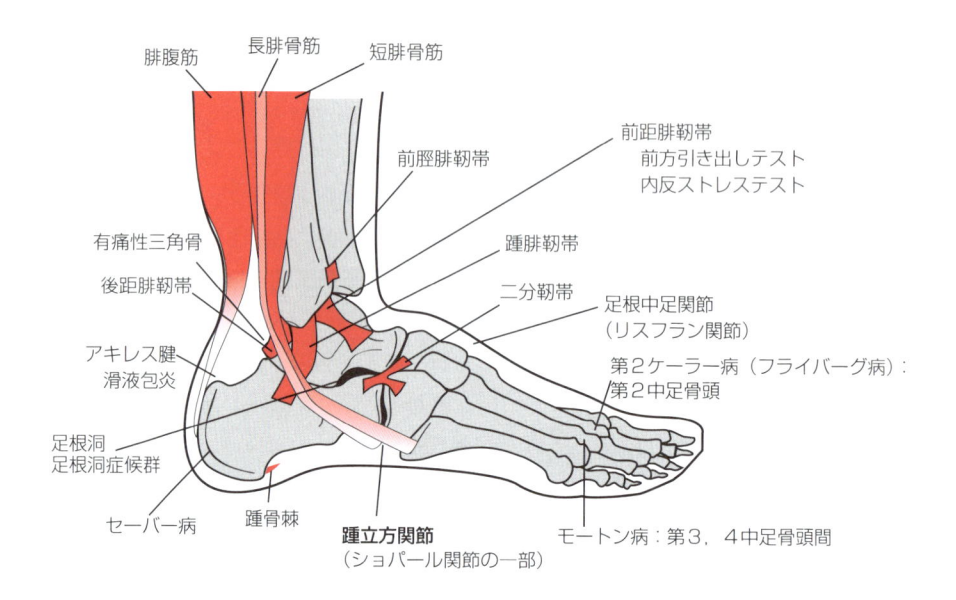

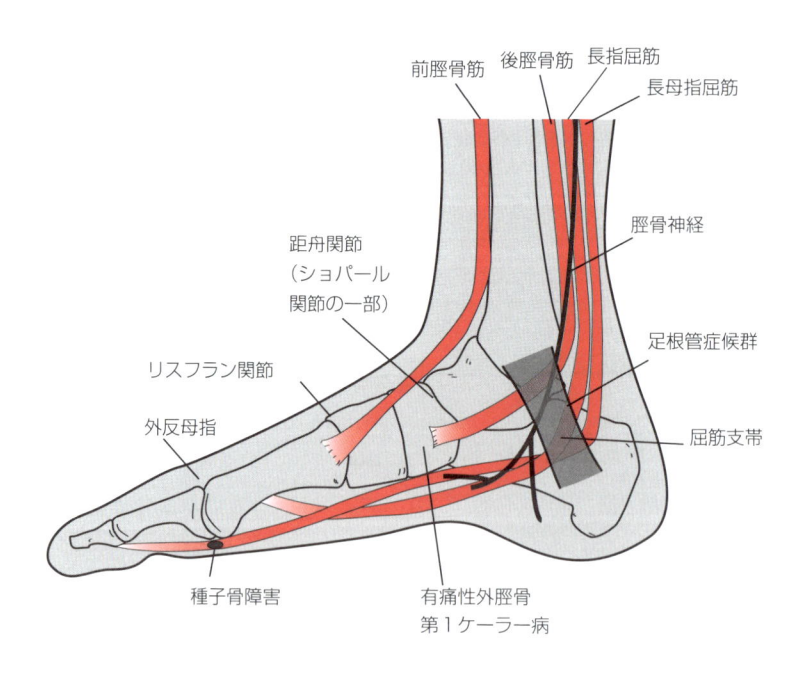

腓腹筋
長腓骨筋
短腓骨筋
前脛腓靭帯
前距腓靭帯
　　前方引き出しテスト
　　内反ストレステスト
有痛性三角骨
踵腓靭帯
後距腓靭帯
二分靭帯
足根中足関節（リスフラン関節）
アキレス腱滑液包炎
第2ケーラー病（フライバーグ病）：第2中足骨頭
足根洞
足根洞症候群
セーバー病
踵骨棘
踵立方関節（ショパール関節の一部）
モートン病：第3，4中足骨頭間

前脛骨筋
後脛骨筋
長指屈筋
長母指屈筋
距舟関節（ショパール関節の一部）
脛骨神経
足根管症候群
リスフラン関節
屈筋支帯
外反母指
種子骨障害
有痛性外脛骨
第1ケーラー病

A-5 ショパール関節損傷

ショパール関節：距舟関節と踵立方関節からなる複合関節で，いずれかの関節損傷をいう．
頻度は少ない．

A-6 リスフラン関節損傷 A-3

リスフラン関節：楔状骨・立方骨と中足骨との間の複合関節．足根中足関節

● **発生機序**

前足部に捻転力などの外力で発生

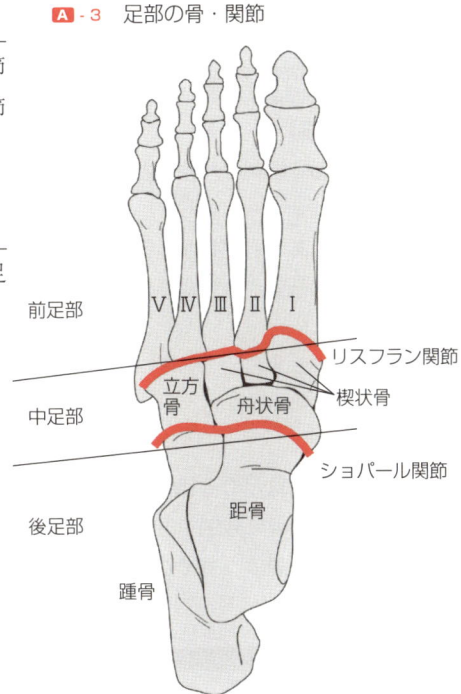

A-3 足部の骨・関節

前足部 — V IV III II I
中足部 — 立方骨，舟状骨，楔状骨
後足部 — 距骨，踵骨

リスフラン関節
ショパール関節

B. 扁平足障害

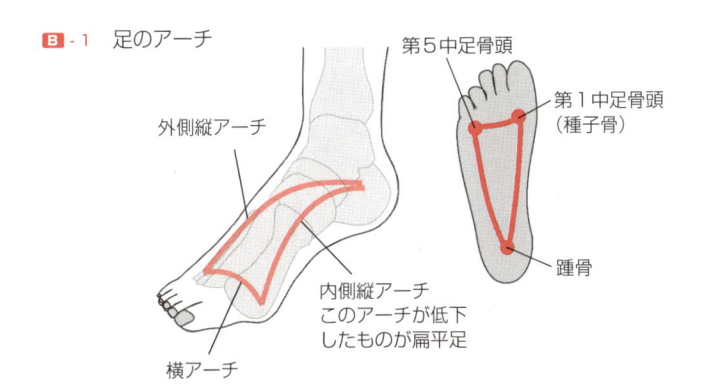

B-1 足のアーチ

- 外側縦アーチ
- 内側縦アーチ　このアーチが低下したものが扁平足
- 横アーチ
- 第5中足骨頭
- 第1中足骨頭（種子骨）
- 踵骨

B-1	小児期扁平足	思春期扁平足	成人期扁平足
原因	アーチを保持する筋・骨・靱帯などの発育が未熟	運動量・強度の増加に伴うアーチ低下	加齢による筋力低下，肥満による体重増加
症状	無症状	足根骨癒合症の合併	**後脛骨筋**の炎症・変性・断裂 ↓ 痙性扁平足

問題 V 足関節・足部

※⓮などは必修問題です.

C. 後足部の有痛性疾患

【有痛性三角骨障害】
1. 距骨後方にある過剰骨が原因となって発生する.　　　　　新 □□□ ○

【有痛性外脛骨】
2. 舟状骨内側にある過剰骨が原因となって発生する.　　　　新 □□□ ○
3. 内側アーチの低下や後脛骨筋の影響が考えられている.　　新 □□□ ○

【足根管症候群】
4. 脛骨神経が関与する.　　　　　　　　　　　　　　　　　⑯ □□□ ○
5. 足背の感覚異常を訴える.　　　　　　　　　　　　　　　新 □□□ ×

【その他の障害】
6. 第1ケーラー病は足の舟状骨に発生する骨端症といえる.　新 □□□ ○
7. セーバー病は距骨に発生する骨端症である.　　　　　　　新 □□□ ×
8. 足底腱膜炎の圧痛は, 主に外側アーチ部に存在する.　　　新 □□□ ×

参考問題

1. 図に示す▶ eは足根洞症候群が起きる部位である.　　　　□□□ ○
2. 　　　　　 bは足根管症候群が起きる部位である.　　　　□□□ ○
3. 　　　　　 fは有痛性外脛骨障害が起きる部位である.　　□□□ ×
4. 　　　　　 gは有痛性三角骨障害が起きる部位である.　　□□□ ×

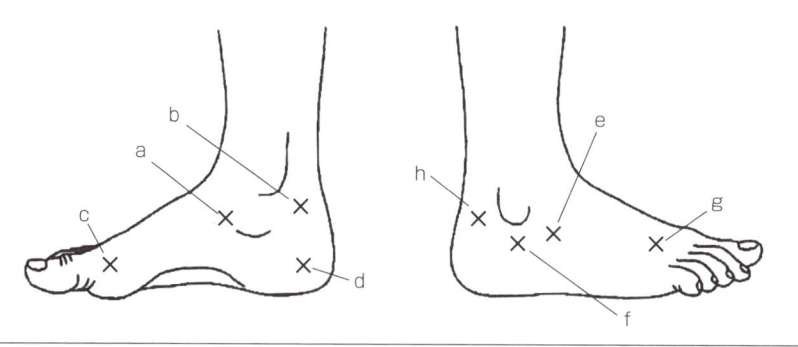

●参考問題の解説
a.有痛性外脛骨, b.足根管症候群, c.外反母指, d.セーバー病, e.足根洞症候群, f.踵腓靭帯損傷, g.モートン病, h.有痛性三角骨障害

C. 後足部の有痛性疾患

C-1 セーバー病：踵骨骨端症
概念：踵骨後方にみられる骨端症であり，アキレス腱の強力な牽引力により発生する．

●好発
10歳前後の男子

●症状
運動制限により改善

●予後
一般的に良好

C-2 アキレス腱滑液包炎
アキレス腱滑液包は腱部の摩擦を軽減する役割．

アキレス腱皮下滑液包：アキレス腱の背側に存在

踵骨後部滑液包：腹側に存在

●発生機序
長時間の歩行など
滑液包がアキレス腱との摩擦や圧迫刺激を受け炎症を起こし発症

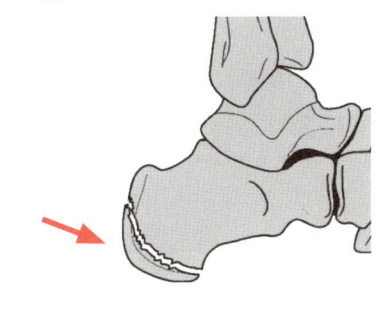

●症状
圧痛・歩行時痛：アキレス腱付着部
症状悪化因子：不適合な靴
腫瘤：アキレス腱付着部に母指頭大

●治療
保存療法が原則
・物理療法
・安静
・靴の指導

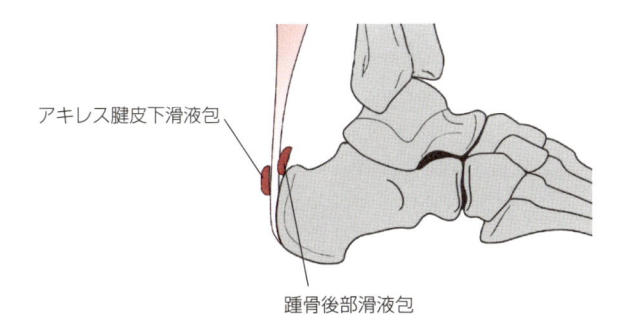

C-3 有痛性三角骨障害 (三角骨症候群)

概念：三角骨が足関節の最大屈曲（底屈）時に脛骨後下縁と踵骨結節部に挟まれる有痛性の疾患．

三角骨とは距骨の後外側にある過剰骨（副骨）であり，出現率は 8〜13% である．

●発生機序
外傷（捻挫など）に起因することがある．

●症状
疼痛：**足関節後外側部**
足関節屈曲にて同部位での疼痛を誘発

●鑑別
骨折・靱帯損傷

C-3 有痛性三角骨障害
三角骨

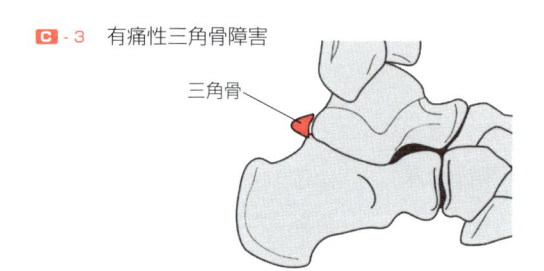

C-4 有痛性外脛骨

概念：スポーツ後に内果の前下方部（外脛骨）に疼痛を訴える疾患．

外脛骨は**足舟状骨内側の過剰骨**（副骨）をいい，多くは後脛骨筋腱内に存在して，出現率は 10〜20% である．

●好発
10〜15 歳の女性

●要因
体重増加
運動量の増加
扁平足：**後脛骨筋（内側縦アーチに関与）**

●発生機序
運動量の増加により疼痛が徐々に出現．
外傷を契機に出現することもある（成人期では多い）．

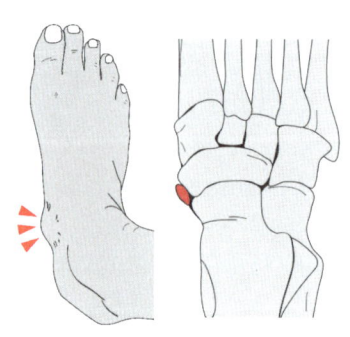

C-4 外脛骨

V 足関節・足部

●症状
骨性隆起：足部内側部
圧痛・発赤・熱感
靴を履いたときに圧迫されて疼痛

●治療
〈保存療法〉
運動制限，物理療法，足底板挿入（内側縦アーチのサポート）
〈観血療法〉
外脛骨の摘出手術

C-5 踵骨棘および足底腱膜炎 C-5

踵骨隆起にみる棘状の骨増殖
足底腱膜炎の発生に踵骨棘の直接的な関連性はない． C-1

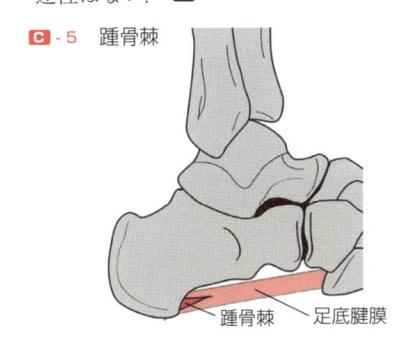

C-5 踵骨棘

C-6 第1ケーラー病

概念：足の舟状骨に発生する骨端症

●好発
3～7歳，小児

●検査
舟状骨の硬化像と圧潰（X線像）

C-7 足根管症候群

概念：**脛骨神経**がガングリオン等によって足根管内で絞扼されて発生する．

C-6

足根管は脛骨内果後下方の骨壁と屈筋支帯で囲まれた骨線維性トンネルをいう．

●原因
外傷（骨片・仮骨・腫脹・浮腫），ガングリオン，足根骨癒合症，過度の回内足

●症状
感覚異常：**足底部**にみられる．
放散痛（チネル徴候）

●治療
保存療法が原則

C-6

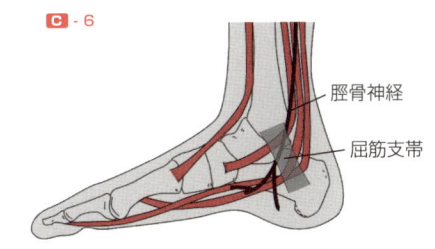

足根管の内腔を狭め，脛骨神経枝が絞扼されて発生

C-1	踵骨棘	足底腱膜炎
概要	X線側面像で踵骨隆起内側突起に棘状の骨増殖を認める疾患	足底腱膜の炎症
好発	中年以降，性差なし	40～50歳
発生機序	―	外力の繰り返し
圧痛点	骨棘の存在部位	**内側縦アーチ部**

※[14]などは必修問題です.

D. 前足部の有痛性疾患

【外反母指，種子骨障害，第2ケーラー病】

1．外反母指は内側縦アーチの低下が大きな要因となる.　新 □□□ ○

2．足の種子骨障害は，第 1 指 MTP 関節遠位部での荷重痛を訴える.　新 □□□ ×

3．フライバーグ病は，第 2 中足骨頭に発生する骨端症であり，女性に多くみられる.　新 □□□ ○

【モートン病】

4．総底側指神経が関与する.　[16] □□□ ○

5．第 4,5 中足骨間で足底神経が絞扼される疾患である.　新 □□□ ×

D. 前足部の有痛性疾患

D-1 外反母指

概念：第1指のMTP関節が外反・内旋する足指部の変形をいう．相対的に中足骨は内反位をとる．

●好発
女性＞男性

●要因
ハイヒールなどの靴，扁平足など

●症状
第1MTP関節の疼痛と外反変形
滑液包の炎症と肥厚：中足骨頭の内側突出（肥厚：バニオン＝腱膜瘤） D-1

変形が強くなると，第1指が第2指の底側に入り込む．第2，第3のMTP関節底側に胼胝を形成 D-1

●治療
〈保存療法〉
運動療法，物理療法
足底板の挿入：**内側縦アーチ**の形成
靴の指導
〈観血療法〉
変形が進行したものに適応

D-1 バニオン / 胼胝

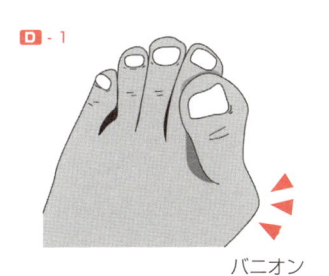

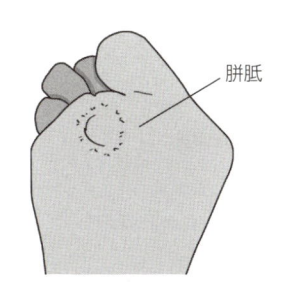

D-2 種子骨障害

概念：第1指MTP関節近位に発生する疼痛性疾患の総称をいい，内側種子骨に多くみられる．

種子骨は第1指MTP関節底側の内側・外側に1つずつ存在する． D-2

●病態
種子骨の外傷性骨折
疲労骨折
分裂種子骨障害
骨軟骨炎
種子骨周囲炎，など

●症状
疼痛：圧痛・荷重痛・運動痛

D-2 （長母指屈筋）／外側種子骨／内側種子骨／母指内転筋（横頭）／短母指屈筋（内側頭）／短母指屈筋（外側頭）／母指外転筋／母指内転筋（斜頭）

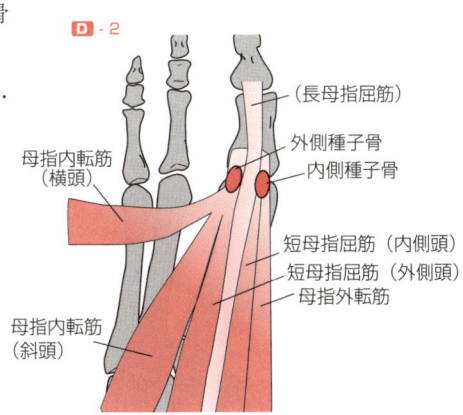

D-3 第2ケーラー病
（フライバーグ病）

概念：中足骨骨頭の無腐性骨壊死（**骨端症**）である．

●好発
10歳代女性で，第2中足骨頭に多く見られる．

D-4 モートン病

概念：**足底指神経（総底側指神経）**が中足骨頭間（骨頭や中足間靱帯）で絞扼されて指末梢にしびれを生じる疾患．絞扼された部位に疼痛・神経症状を呈する．

欧米人に多い．

●好発部位
第3，第4中足骨頭間

●症状
疼痛：中足骨頭間
チネル徴候，感覚障害

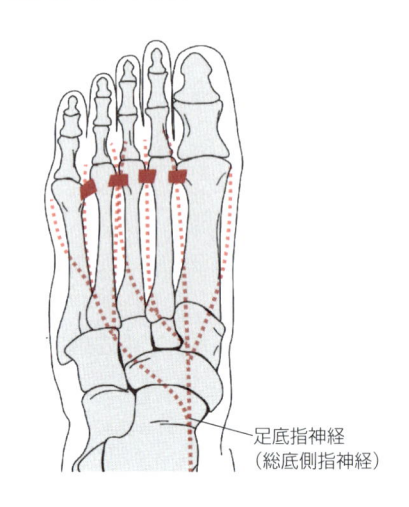

D-3 モートン病

PART 3　軟部組織損傷

体　幹

- I　頭部・顔面部・胸部損傷……………204
  - A. 外傷性顎関節損傷……………204(205)
  - B. 頭部・顔面部打撲……………204(205)
  - C. 顎関節症……………………204(205)
  - D. 胸部損傷………………………204(206)
    - D-1　胸肋関節損傷
    - D-2　肋間筋損傷
    - D-3　胸部・背部打撲傷
- II　脊椎部損傷………………………………208
  - ①　頚部
  - A. 頚部捻挫……………………208(209)
    - A-1　寝違え
    - A-2　むちうち損傷
- B. 頚椎部の神経損傷…………208(210)
  - B-1　外傷性腕神経叢麻痺
  - B-2　副神経麻痺
  - B-3　長胸神経麻痺
  - B-4　分娩麻痺
  - B-5　頚髄損傷
- ②　胸背部・腰部
- C. 胸背部・腰部の軟部組織損傷
  ……………………………212(213)
  - C-1　胸背部捻挫
  - C-2　腰部損傷

[問題] Ⅰ 頭部・顔面部・胸部損傷

※⓮などは必修問題です.

A. 外傷性顎関節損傷

1．関節円板を損傷すると，開口運動のみが障害される.　新 □□□ ×
2．顎関節症Ⅱ型とは異なるものである.　新 □□□ ○

B. 頭部・顔面部打撲

1．皮下出血が著明である.　新 □□□ ○

C. 顎関節症

1．関節円板の障害である.　⑯ □□□ ○
2．マウスピースが治療に使われる.　⑭ □□□ ○
3．咬合異常は原因の１つである.　⑭ □□□ ○
4．Ⅱ型は関節円板の異常が原因である.　⑭ □□□ ×
5．顎関節運動時に弾発現象がみられる.　⑭ □□□ ○
6．Ⅳ型は精神的因子によるものである.　新 □□□ ×

D. 胸部損傷

【胸肋関節損傷】

1．鑑別疾患にティーチェ病がある.　新 □□□ ○

I 頭部・顔面部・胸部損傷

A. 外傷性顎関節損傷

急激な外力による顎関節の損傷で，**顎関節症Ⅱ型とは区別する**．

●発生機序
強力な外力が顔面部，特に下顎部および下顎角付近に作用し，介達性に関節構成組織に損傷を受ける．

顎関節単独損傷：外力が働いた反対側か同側

両側損傷：両側同時に損傷

●症状
腫脹・圧痛：顎関節部
運動制限：疼痛のため
開口・閉口制限：関節円板の偏位を伴う場合

B. 頭部・顔面部打撲

●発生機序
直達外力：スポーツ，転倒，暴力行為など

●症状
皮下出血：小動脈損傷（頭部・顔面部は血行が盛んなため）
腫脹：損傷部を中心

●治療
アイシング：一般的に短期間で軽快する．

●注意点
開放創→外科
強大な外力→脳神経外科
眼窩付近→眼科
耳介・鼻部付近→耳鼻咽喉科

C. 顎関節症　C-1

概念：顎関節症とは，顎関節や咀嚼筋の疼痛，関節雑音，開口障害，または顎関節運動制限を主要症状とする慢性疾患であり，その病態には咀嚼筋障害，関節包・靭帯障害，**関節円板障害**，変形性関節症などが含まれる．

PART 3 軟部組織損傷

Ⅰ 頭部・顔面部・胸部損傷

C-1 顎関節症

	Ⅰ型	Ⅱ型	Ⅲ型	Ⅳ型	Ⅴ型
	咀嚼筋障害	関節包・靱帯損傷	顎関節内症	変形性顎関節症	精神的因子による
概念	筋症状	靱帯損傷,関節包損傷,円板の挫滅,関節捻挫など	顎関節症の主体病変 円板の前内方転位,円板変性穿孔,線維化など	主病変は下顎頭 Ⅱ型・Ⅲ型の合併や相互の移行あり	心因性顎関節症
原因	咬合異常:咀嚼筋群の調和の乱れ,筋スパズム ストレス	オトガイ部の強打・過度の開口・硬いものの咀嚼など	咬合異常	軟骨破壊,骨増殖,下顎頭変形	精神心理的要因
症状	顎関節運動時の咀嚼筋群に限局した疼痛	圧痛:顎関節部運動時の疼痛	*相反性クリック(Ⅲa型)円板の前方転位が復位するもの *クローズドロック(Ⅲb型)前方転位が復位しない ・開口障害:開口時に下顎頭が円板の肥厚部を乗り越えられない	顎関節雑音:クレピタス(捻髪音) 開口障害	顎関節部の違和感 不定愁訴:咀嚼に関して
診断	圧痛 咬合不全:歯ぎしりなど	画像診断:異常所見は認めない.開口障害:強制的な開口は可能	単純X線撮影 CT検査 関節内視鏡検査	単純X線撮影	除外診断
治療法	疼痛対策:投薬→効果がない時はスプリント療法(マウスピース) 理学療法:筋の手技療法	疼痛の除去:投薬,安静→経過によって理学療法 スプリント療法	クリック,顎関節痛,開口障害などを目標に治療する. 相反性クリック→下顎前方整位型スプリント クローズドロック→整復(マニピュレーション),パンピング,ピボットスプリント	保存療法:対処療法 スプリント療法,理学療法	心理面からのアプローチ 抗不安剤で症状改善

D. 胸部損傷

D-1　胸肋関節損傷
概念：上位7対の肋軟骨と，胸骨との間にある胸肋関節に起こる捻挫

●発生機序
外力：胸郭の前後・左右方向からの衝撃や打撲
自家筋力：身体の捻転時（まれ）

●症状
腫脹
疼痛：圧痛，動揺痛（深呼吸や咳・くしゃみなどで激化）

●予後
良好

> ☆損傷原因のないものは**ティーチェ病との鑑別**
> ☆ティーチェ病
> 上部肋軟骨（2, 3肋軟骨）の腫脹と疼痛を生じる疾患．一過性で治癒に至る．

D-2　肋間筋損傷
胸部損傷の中で最多

●発生機序
介達外力：大部分
疲労の蓄積に加え，無理な身体の捻転時に発生

●症状
疼痛：運動痛，圧痛，動揺痛（深呼吸，咳・くしゃみにより激化）
内出血・腫脹は著明でない．

D-3　胸部・背部打撲傷
●発生機序
直達外力
近年増加したもの：コンタクトスポーツ，ハンドル損傷，シートベルト損傷，エアバック損傷など
従来より多いもの：転倒（オートバイや自転車），車による接触事故など

●症状
腫脹：受傷局所は軽度
皮下出血斑
疼痛：圧痛，動揺痛（深呼吸，咳・くしゃみにより激化）
運動痛：体幹の運動に伴い軽度の運動痛
ROM制限：一般的にみられない．

[問題] II 脊椎部損傷 ①頸部

※⑭などは必修問題です.

A. 頸部捻挫

1. スパーリングテストは神経症状を誘発する検査法でない. ⑮ □□□ ×
2. むちうち損傷にはバレ・リーウー型が含まれる. 新 □□□ ○

B. 頸椎部の神経損傷

1. C5 の頸神経根の障害高位に上腕二頭筋腱反射減弱がある. ⑮ □□□ ○
2. C6 の頸神経根の障害高位に小指球筋の萎縮がある. ⑮ □□□ ×
3. C7 の頸神経根の障害高位に肩甲骨の挙上障害がある. ⑮ □□□ ×
4. C8 の頸神経根の障害高位に前腕外側部の感覚障害がある. ⑮ □□□ ×
5. 外傷性腕神経叢麻痺は▶ オートバイによる交通事故で起こりやすい. ⑱ □□□ ○
6. ホルネル徴候は下位損傷で生じる. ⑱ □□□ ○
7. 弛緩性麻痺がみられる. ⑱ □□□ ○
8. 節前損傷は予後良好である. ⑱ □□□ ×
9. 腕神経叢損傷のうち, 節後損傷は引き抜き損傷ともいわれる. 新 □□□ ×
10. 節前損傷は自律神経に影響を及ぼす. 新 □□□ ○
11. 副神経麻痺では僧帽筋と肩甲挙筋の麻痺がみられる. 新 □□□ ×
12. 翼状肩甲骨とは, 肩甲骨が外転をした状態といえる. 新 □□□ ○

【参考】 **神経症状誘発検査**

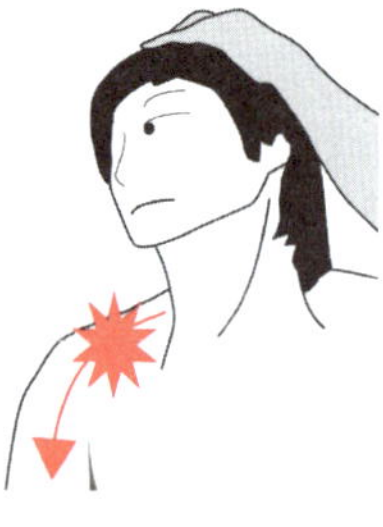
スパーリングテスト

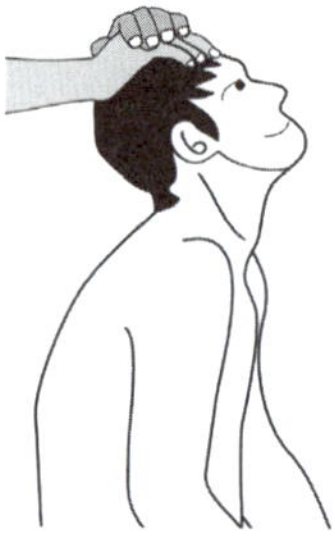
ジャクソンテスト

A. 頚部捻挫

A-1 寝違え

概念：急に頚部や肩甲帯部に疼痛を生じ，頚椎の運動性が制限された状態．

●原因

一過性の筋痛で，長時間の不自然な姿勢保持，寒冷の暴露，急激な頚椎の動きで起こる．

●症状

運動制限：あらゆる方向に起こる（特に捻転・側屈）．

疼痛：僧帽筋，菱形筋，胸鎖乳突筋，肩甲上神経部（これら圧痛部に小指頭大のしこりを触知することもある）．

放散痛：頚部〜肩甲間部

●予後

比較的良好（数日〜数週間で全快）ときに数か月以上も疼痛が残存する．

A-2 むちうち損傷

追突事故等で頚椎に急激な伸展，屈曲力が作用し，損傷が骨折・脱臼まで至らず軟部組織に留まったもの．

1）頚椎捻挫型

むちうち損傷の80％を占める．

概念：頚椎周囲の筋（胸鎖乳突筋，斜角筋，僧帽筋など）・靱帯・関節包の損傷や椎間関節部の障害

●症状：疼痛：圧痛・運動痛

不定愁訴：感覚異常・頭重感・頭痛・項部痛・上肢の疲労脱力感，など

二次的に発症した前斜角筋症候群では前腕と手のC7〜8領域に感覚異常がみられることがある．

2）根症状型

概念：頚椎椎間孔内外における神経根の圧迫障害

●症状：神経症状（頭部〜上肢まで）

咳・くしゃみ，頚椎の過伸展，側屈回旋により症状が増悪し，**スパーリングテスト，ジャクソンテスト**が陽性となる．【参考】

分節性感覚異常，深部反射の減弱，筋力低下

3）頚部交感神経症候群（バレ・リーウー型）

概念：頚部交感神経が緊張し，椎骨動脈神経の緊張によって，椎骨動脈の攣縮とその分布領域の症状を生じる．

●症状：他覚所見：ほとんどなし

不定愁訴：後頭部・項部痛，めまい，耳鳴り，視力障害，感覚異常（顔面・上肢・咽喉頭部），しびれ感（夜間，上肢）など

4）脊髄症状型

概念：脊髄が損傷されることによって脊髄症状を伴うもの．

●症状

上肢＞下肢

上位頚髄が障害された場合は横隔神経が損傷され，呼吸麻痺により死の転帰をとることがある．

☆保存療法の効果がない場合は，心理的アプローチが必要である．

B. 頚椎部の神経損傷

頚部に強大な外力や持続的な外力，あるいは上肢帯の強制運動や圧迫されることなどによって，頚部の神経損傷を起こすことがある．腕神経叢，頚神経叢，頚髄などが損傷される．

B-1 外傷性腕神経叢麻痺

腕神経叢：C5～Th1の前枝により形成される．肩甲帯周囲筋へ運動枝を分枝して末梢神経に分かれる．

●分類

〈損傷高位〉

節前損傷（引き抜き損傷）：予後不良
節後損傷

〈麻痺型〉
- 上位型：節後損傷が多い．
- 下位型（少ない）：しばしばホルネル徴候を生じる．
- 全型（多い）節前損傷が多い．

●発生機序

交通事故（オートバイ）によるのもが多い．

高所よりの転落，労働災害，リュックサックなどによる圧迫，不良肢位，切刺創，手術など

●症状

感覚麻痺・筋麻痺：損傷された神経と一致した部位（**弛緩性麻痺**）

☆ホルネル徴候
下位（Th1）の交感神経系の障害で，縮瞳，発汗低下などを生じる．

麻痺型の決定は容易．変性型の損傷の判断が重要．

●治療

変性を免れた神経損傷→保存療法
自然整復が望めないもの→観血療法

B-1 腕神経叢損傷（C5～Th1）により障害される運動と反射

	運動	反射
C5	肘屈曲，肩外転	**上腕二頭筋腱**
C6	手伸展	腕橈骨筋腱
C7	指伸展，手掌屈	上腕三頭筋腱
C8	指屈曲	―
Th1	指外転	

B-1

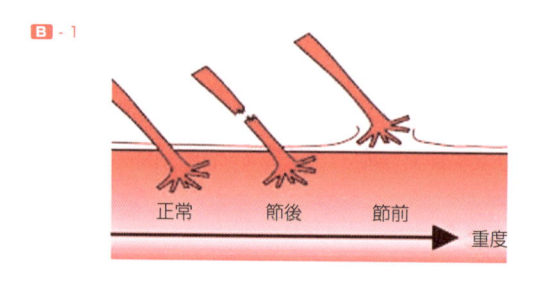

正常　節後　節前　→重度

B-2　副神経麻痺

副神経：第11脳神経で純運動神経（胸鎖乳突筋・**僧帽筋上・中部**を支配）.
第3, 4頸神経の枝とも合流

◉発生機序
後頸三角の外科的操作や切刺創による.
外傷性腕神経叢損傷と合併

◉症状
肩甲帯の下垂に伴う疼痛
運動制限：肩関節（特に外転運動）
僧帽筋の萎縮：僧帽筋上部線維の膨隆消失, 肩甲挙筋のみが浮き上がる.
肩関節屈曲運動時に肩甲骨内側縁と脊椎の棘突起の間隔が拡大し肩甲骨が外転する（前鋸筋麻痺の翼状肩甲骨とは異なる）.

◉治療
外傷損傷→観血療法
代償機能訓練：肩関節外転運動, 肩すくめ運動, 肩甲骨内転運動

B-3　長胸神経麻痺

長胸神経：C5～7の神経根からでる.
中斜角筋の貫通部位で固定され, 牽引を受けやすい.

◉発生機序
頸部の反対方向への回旋, 側屈運動, 上肢の挙上, 肩の前方突出などを急激に行った場合や慢性的牽引刺激などで発生する.
中斜角筋と鎖骨間, 烏口突起と第1, 2肋骨間での絞扼性障害としても発生する.

◉症状
翼状肩甲骨　B-2：肩関節屈曲運動時に**肩甲骨内側縁と下角が後方に突出する**.
運動制限：肩関節の屈曲運動（肩甲骨を胸郭に押し付けると可能）
放散痛：鈍痛, 肩を中心に頸部・上肢疲労感・脱力感（上肢挙上時）

◉治療
保存療法を原則とする.
回復がない場合, 観血療法

B-4　分娩麻痺

分娩の際に腕神経叢が牽引損傷を受け, 上肢に麻痺をきたす.

B-5　頸髄損傷

整形外科分野であり, 柔道整復で扱うことはない.

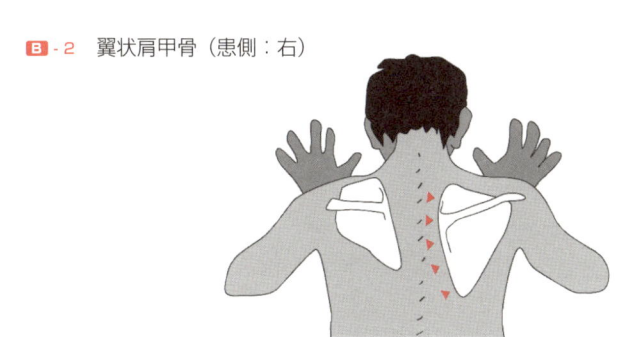

B-2　翼状肩甲骨（患側：右）

※[14]などは必修問題です．

C. 胸背部・腰部の軟部組織損傷

【腰痛】

1．原因には，靭帯性と筋・筋膜性の２つがある．	新	□□□	×

【ヘルニアとの鑑別】

2．SLR テスト偽陽性のときに追加する検査は▶	ブラガードテストである．	[19]	□□□	○
3．	FNS テストである．	[19]	□□□	×
4．	ケンプテストである．	[19]	□□□	×
5．	ニュートンテストである．	[19]	□□□	×

6．ラセーグテストは	▶神経症状を誘発する検査法でない．	[15]	□□□	×
7．ケンプテストは		[15]	□□□	×
8．ニュートンテストは		[15]	□□□	○

C. 胸背部・腰部の軟部組織損傷

C-1 胸背部捻挫

頚椎に比べ，胸背部は運動性が小さく，筋に覆われており障害されることは少ない．

●症状
疼痛

●治療
発生機序と疼痛部位から損傷か所を推定する．

固定：安静

●鑑別
単純な外傷のほかに類似の症状を呈する疾患が多い．
症状は疼痛が唯一であることから，疼痛の発生部位から分類される．　C-1

C-1	脊椎部の疼痛	傍脊椎性の疼痛	神経根性の疼痛
疼痛	疲れたときや立位で脊椎の奥深いところに感じる疼痛 臥床により軽快	脊柱起立筋群に生じる疼痛．疼痛部位は拡散し，部位がはっきりしない 筋性か靭帯性の疼痛	胸郭の神経根に発する疼痛
疾患	悪性腫瘍：持続性で安静にしても軽快せず，持続する夜間痛 脊椎カリエス：夜間痛のみ持続する	背部の筋の結合織炎や脊柱側弯症でみられる	胸郭を斜め前下方に走り腹壁にまで達する （専門医に委ねる疾患） 胸部の外傷 脊椎カリエス 脊椎腫瘍 椎間関節症

C-2 腰部損傷

●分類
関節性：椎間関節・椎体間関節（連結）
靭帯性：椎骨部の靭帯・仙腸関節部の靭帯
筋・筋膜性：起立筋・殿部筋・大腿部（ハムストリングス）

1）関節性

●椎間関節
椎間関節のひずみにより，臨床上罹患椎棘突起のひずみ（ねじれ）として現れる．
下肢症状や所見は少ない．

●椎体間関節（連結）
境界が判然としない両側性腰部鈍痛
下肢への関連痛はあるが，根障害の所見は少ない．

椎間板ヘルニア：髄核が後外側へ脱出して神経根を圧迫し，ときに強い腰痛と坐骨痛を訴える．

各種テスト法　C-2

2）靭帯性

仙腸関節部の靭帯：前仙腸靭帯・骨間靭帯・後仙腸靭帯

仙腸関節は姿勢状態の変化に伴いねじれのストレスが発生しやすい．

補強する靭帯にねじれのアンバランスが加わり損傷する．

3）筋・筋膜性

急性・慢性外力による皮下線維および脂肪組織の無菌性炎症性病変

起立筋：特に多裂筋，腰腸肋筋など
殿部筋：特に深層の梨状筋
大腿後面筋：特にハムストリングス

●症状

一側の腰部や下肢痛：深い坐位や下肢内旋，重量物挙上で出現し，梨状筋部に圧痛

疼痛：痛みは肛門・腟に響き，下肢，足部に放散することがある．

C-2　腰部椎間板ヘルニアの各種テスト法

検査名	目的	方法
SLR（下肢伸長）テスト	腰部椎間板ヘルニア	背臥位で，膝関節伸展位のまま下肢を挙上させる．
FNSテスト	上位腰部椎間板ヘルニア	腹臥位で，股・膝関節直角位とし股関節を伸展させる．
ブラガードテスト	神経根緊張症状の有無	SLRテストで疼痛が誘発された角度を少し減じ，足関節の背屈強制で症状の再現をみる．
ケンプテスト	椎間孔圧迫試験	立位で，体幹の回旋と後屈（伸展）で疼痛の再現をみる．

PART 4　総　論

Ⅰ　骨・関節の損傷 …………216
　A.　骨損傷（骨折）の概説・分類
　　　　………………………216(217)
　　　A-1　骨損傷（骨折）の概説
　　　A-2　骨折の分類
　B.　骨折の症状・合併症 ……220(221)
　　　B-1　骨折の症状
　　　B-2　骨折の合併症
　C.　小児の骨折・高齢者の骨折
　　　　………………………224(223)
　　　C-1　小児の骨折
　　　C-2　高齢者の骨折
　D.　骨癒合に影響を与える因子
　　　　………………………226(225)
　　　D-1　骨折の癒合日数
　　　D-2　骨折の治癒経過
　D-3　骨折の治療に影響を与える因子
　E.　関節損傷 ……………230(227)
　　　E-1　関節の構造
　　　E-2　関節損傷の概説
　　　E-3　関節構成組織損傷
Ⅱ　脱臼 …………………………230
　A.　脱臼の概説・分類 ………230(231)
　　　A-1　脱臼の概説
　　　A-2　脱臼の分類
　B.　脱臼の症状 ………………232(233)
　C.　脱臼の合併症 ……………232(233)
　D.　脱臼の整復障害・予後 …232(233)
　　　D-1　脱臼の整復障害
　　　D-2　脱臼の経過と予後

Ⅲ　筋・腱・神経損傷，血管・
　　皮膚の損傷 ………………234
　A.　筋損傷 ………………234(235)
　　　A-1　筋損傷の概説
　　　A-2　筋損傷の分類
　　　A-3　筋損傷の症状
　B.　腱損傷 ……………… ―(236)
　　　B-1　腱損傷の概説
　　　B-2　腱損傷の症状
　C.　神経損傷 …………… ―(237)
　　　C-1　神経損傷の分類
　　　C-2　神経損傷の症状
　D.　血管損傷 …………… ―(238)
　　　D-1　血管損傷の概説
　　　D-2　血管損傷の分類
　　　D-3　血管損傷の症状
　E.　皮膚損傷 …………… ―(239)
　　　E-1　皮膚損傷の概説
　　　E-2　創傷の治癒機序
Ⅳ　評価・治療法 ………………240
　A.　評価 …………………240(241)
　　　A-1　評価の原則と分類
　　　A-2　評価時の注意点
　　　A-3　評価手順
　B.　治療法 ………………240(241)
　　　B-1　整復法
　　　B-2　初期処置
　　　B-3　固定法
　　　B-4　後療法

総論 問題 I 骨・関節の損傷

※⑭などは必修問題です.

A. 骨損傷（骨折）の概説・分類

【骨折の分類】

1. 疲労骨折は ▶	高齢者に多い.	⑰ □□□ ×
2.	骨腫瘍との鑑別が容易である.	⑰ □□□ ×
3.	衝撃外力の集積で発生する.	⑰ □□□ ○
4.	骨膜反応がみられる.	⑰ □□□ ○
5. 複数骨折は	▶ 骨折数による分類である.	⑯ □□□ ○
6. 複雑骨折は		⑯ □□□ ×
7. 重複骨折は		⑯ □□□ ○
8. 多発骨折は		⑯ □□□ ○
9. 頭蓋骨の陥没骨折は介達外力で発生する.		⑭ □□□ ×
10. 複合骨折は屈曲骨折の第1型である.		⑲ □□□ ○
11. 骨片骨折は屈曲骨折の第1型である.		⑲ □□□ ○
12. 斜骨折は屈曲骨折の第2型である.		⑲ □□□ ○
13. 圧迫骨折は屈曲骨折の第3型である.		⑲ □□□ ×
14. 屈曲骨折の ▶	2型では骨の一側が固定されて他側に屈曲力が発生する.	⑰ □□□ ○
15.	2型では骨折線は凸側から固定された方向へ斜めに走る.	⑰ □□□ ○
16.	3型では骨輪を形成する部位では一方向の外力で発生する.	⑰ □□□ ×
17.	1型では第3骨片を生じる.	⑰ □□□ ○
18. 各骨折型で最も高い	横骨折である.	⑲ □□□ ×
19. 　エネルギーによる損傷は ▶	斜骨折である.	⑲ □□□ ×
20.	粉砕骨折である.	⑲ □□□ ○
21.	螺旋骨折である.	⑲ □□□ ×

I 骨・関節の損傷

A. 骨損傷（骨折）の概説・分類

A-1 骨損傷（骨折）の概説

●定義
骨折とは，骨の生理的連続性が完全あるいは部分的に離断された状態

●骨損傷に関わる外力
急性：突発的に加わる直達・介達外力．亜急性と比べ，損傷程度は高度

亜急性：反復・継続される直達・介達外力

A-2 骨折の分類

1) 骨の性状による分類
骨の性質や状態による分類
- **外傷性骨折**：正常な骨に外力が作用
- **疲労骨折**：正常な骨に**軽度な外力が繰り返し作用．骨膜反応あり**．

10歳代男子のスポーツ選手に多い．

骨腫瘍との鑑別を要する（**鑑別は容易でない**）．

- **病的骨折**：基礎的疾患の上に，軽微な外力が加わる．

A-1 主な不全骨折

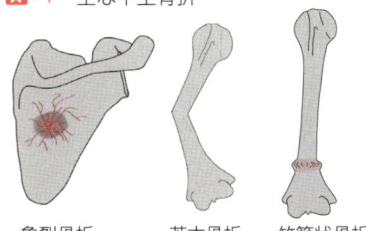

亀裂骨折　若木骨折　竹節状骨折

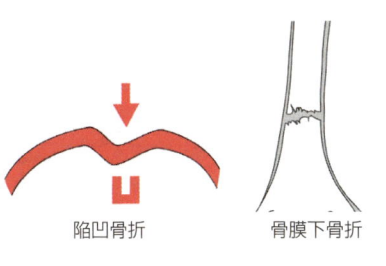

陥凹骨折　骨膜下骨折

2) 骨損傷の程度による分類　A-1
- **●完全骨折**：骨組織の連続性が完全に離断
- **●不全骨折**：骨の一部が離断
- 亀裂骨折（氷裂骨折）：氷やガラスに入るヒビ様の骨折
- 若木骨折（緑樹骨折，生木骨折）：長管骨が屈曲した骨折
- 急性塑性変形：長骨の全長にわたる弯曲の変化
- 陥凹骨折：ピンポン玉をつぶしたような骨折

☆**陥没骨折**は完全骨折であり，**直達外力**で起こる．

- 竹節状骨折：長軸上の圧迫にて骨折部が輪状に隆起した骨折
- 骨膜下骨折：骨膜は正常のまま骨部に骨折線を認める．
- 骨挫傷：海綿骨の微細な骨折．単純X線やCTでは判断できず，MRIでのみ診断可能

3) 骨折線の方向による分類　A-2
- 横骨折①：骨長軸に対して垂直
- 縦骨折②：骨長軸に対して平行

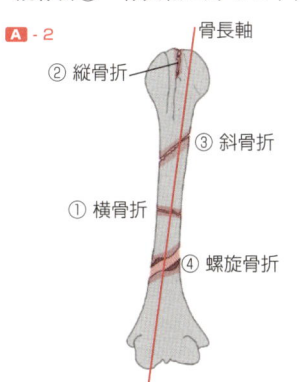

A-2
骨長軸
② 縦骨折
③ 斜骨折
① 横骨折
④ 螺旋骨折

PART 4 総論

- 斜骨折③：骨長軸に対して斜め
- 螺旋骨折④：骨長軸に対して螺旋状
- 複合骨折：種々の方向
- 骨片骨折（T字状，V字状，Y字状）：上腕骨遠位端部，大腿骨遠位端部，また高齢者に好発 **A-3**
- 粉砕骨折：骨折により多数の小骨片を有する．**高エネルギーによる**．

A-3 骨片骨折と粉砕骨折

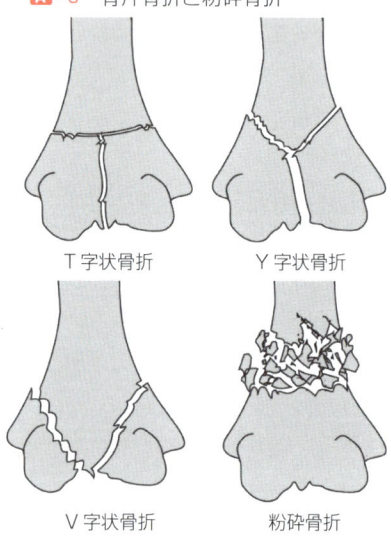

T字状骨折　　Y字状骨折

V字状骨折　　粉砕骨折

4）骨折の数による分類 **A-4**

- 単数骨折（単発骨折）：**1本の骨が1**か所で骨折
- 複数骨折（二重骨折）：2か所で骨折
- 重複骨折：3か所以上で骨折
- 多発骨折：2本以上の骨が骨折

5）骨折部と創部の交通の有無による分類

- 閉鎖性骨折（皮下骨折，単純骨折）：創部と骨折部との交通がないもの
- **開放性骨折（複雑骨折）**：創部と骨折部の交通があるもの

6）外力の働いた部位による分類

- 直達性骨折：外力が作用した部位での骨折
- 介達性骨折：外力が作用した部位と離れた部位での骨折．自家筋力によっても起こる．

7）外力の働き方による分類

①裂離骨折と剥離骨折
- 裂離骨折：筋・腱・靱帯などの牽引力によって，付着する骨部が引き剝がされたもの
- 剥離骨折：骨の衝突や摩擦によって発生するもの

②**屈曲骨折**：骨が屈曲力の作用を受けて骨折したもの．第1型，第2型，第3型に分けられる．**A-5** **A-1**

A-4 1本の骨のみと2本以上の骨

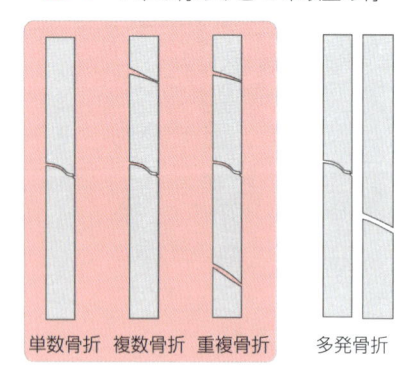

単数骨折　複数骨折　重複骨折　　多発骨折

A-5

第1型　　第3型

第2型

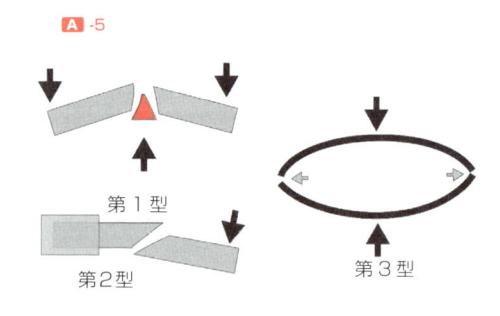

I 骨・関節の損傷

A-1 屈曲骨折の分類

第1型	中央を支点とし両側から力を加えて骨折する．**複合骨折**となり，**骨片骨折**となる．**第3骨片を生じる**．
第2型	一側を固定し，他側に屈曲力が働き骨折する．**斜骨折**となる．
第3型	輪が両手で押しつぶされるような骨折（2方向の外力）．歪んだ部位にて1〜2か所が骨折する．

- 圧迫骨折：骨が圧迫によって押しつぶされるもの
  軸圧骨折：長軸に軸圧
  圧潰骨折：短骨の圧平
  嚙合骨折・咬合骨折・楔合骨折：骨折端が相互に嚙み合う．
- 剪断骨折：2つの力が平行に反対方向に，力が働いて骨折．横骨折
- 捻転骨折：長骨の一方が固定され，他方に捻転する外力が働いて発生
- 粉砕骨折：強大な外力にて発生
  開放性骨折になることが多い．
- 陥没骨折：扁平骨に好発．外力を受けた部位に円形状に陥没．頭蓋骨骨折，腸骨骨折に好発

A-6 部位による分類

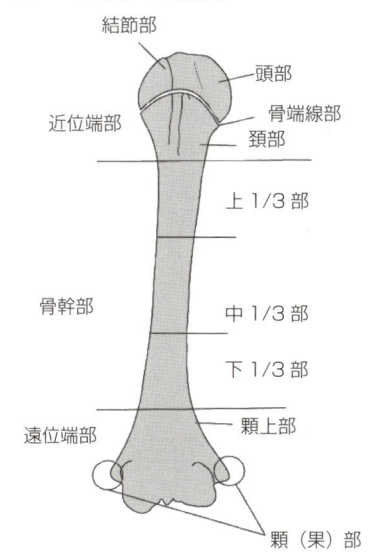

結節部／頭部／骨端線部／頸部／近位端部／上1/3部／中1/3部／下1/3部／骨幹部／遠位端部／顆上部／顆（果）部

- 破裂骨折：強い圧迫を受けて破裂粉砕する．頭蓋骨や椎骨に好発

8）骨折の部位による分類　A-6

9）骨折の経過による分類
- 新鮮骨折：骨折直後〜仮骨形成期
- 陳旧性骨折：仮骨形成期以降

10）発生機序による分類
- 一次性転位
- 二次性転位

11）転位による分類　A-7

A-7 転位による分類

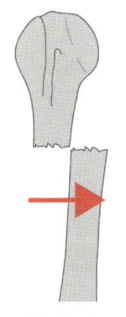

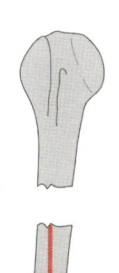

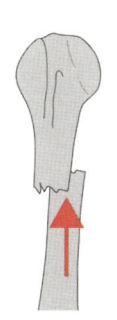

側方転位　屈曲転位　捻転転位　延長転位　短縮転位

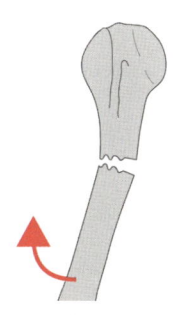

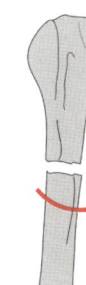

※⓮などは必修問題です.

B. 骨折の症状・合併症 ①

1.	陥没骨折では	▶ 異常可動性が認められる.	⓯	□□□	○
2.	亀裂骨折では		⓯	□□□	×
3.	若木骨折では		⓯	□□□	×
4.	骨膜下骨折では		⓯	□□□	×
5.	限局性圧痛は	▶ 骨折の固有症状である.	⓮	□□□	×
6.	患部の腫脹は		⓮	□□□	×
7.	外観の変形は		⓮	□□□	○
8.	感覚異常は		⓮	□□□	×
9.	皮下出血斑は		⓲	□□□	×
10.	鎖骨中・外 1/3 境界部に限局性圧痛がみられた.	▶ 骨折の確定所見である.	⑳	□□□	×
11.	上腕中央部に異常可動性がみられた.		⑳	□□□	○
12.	肘関節部に発赤がみられた.		⑳	□□□	×
13.	手関節部に局所熱感がみられた.		⑳	□□□	×

【骨折の合併症：ズデック骨萎縮】

14.	骨膜反応がみられる.		⑲	□□□	×
15.	骨萎縮は有痛性である.		⑲	□□□	○
16.	上腕骨遠位部に好発する.		⑲	□□□	×
17.	骨萎縮は短期間で回復する.		⑲	□□□	×
18.	橈骨遠位端骨折の合併症でない.		⑱	□□□	×
19.	発汗異常は	▶ ズデック骨萎縮の症状ではない.	⑳	□□□	×
20.	関節拘縮は		⑳	□□□	×
21.	爪の萎縮は		⑳	□□□	×
22.	病的反射の出現は		⑳	□□□	○

【骨折の合併：その他】

23.	過剰仮骨形成は関節内骨折で合併する.		⓮	□□□	×
24.	関節拘縮は骨折の固定後，早期に現れる.		⑲	□□□	×
25.	関節拘縮は早期固定除去で合併する.		⓮	□□□	×
26.	複雑骨折では	▶ 偽関節が起こりやすい.	⑲	□□□	○
27.	骨折部に多量の血腫がある場合は		⑲	□□□	×
28.	過度の持続牽引固定を行うことは		⑲	□□□	○
29.	筋萎縮は骨折の固定後，早期に現れる.		⑲	□□□	×
30.	骨萎縮は骨折の固定後，早期に現れる.		⑲	□□□	×
31.	骨化性筋炎は骨折後，早期に起こしやすい.		⓱	□□□	×

I 骨・関節の損傷

B. 骨折の症状・合併症

B-1 骨折の症状

◉全身症状

ショック

発熱（吸収熱）：骨折数時間後に37〜38℃の発熱，数日で平熱に戻る．

◉外傷の局所症状

1．一般外傷症状

①疼痛：自発痛，直達性局所痛（**限局性圧痛**），介達痛

②腫脹

③**機能障害・神経症状**

2．骨折の**固有症状**

①異常可動性（異常運動）

②軋轢音

③転位と**変形**

3．固有症状を認めにくいケース B-1

B-1 固有症状を認めにくいケース

異常可動性	軋轢音
● **不全骨折** ● 圧迫骨折 ● 嚙合骨折 ● 関節付近での骨折	● 異常可動性の存在しない骨折 ● **骨折端が離開している骨折** ● 骨折端間に軟部組織が介在する骨折

B-2 骨折の合併症

◉分類 B-2

B-2 合併症の分類

併発症 →	続発症 →	後遺症
● 関節損傷 ● 筋・腱など軟部組織損傷 ● 内臓損傷 ● 脳脊髄損傷 ● 血管損傷 ● 末梢神経損傷 ● **細菌感染（開放性骨折）**	● 外傷性皮下気腫 ● **脂肪塞栓症候群** ● 仮骨の軟化および再骨折 ● **遷延治癒** ● コンパートメント症候群 ● 長期臥床による続発症（褥瘡，深部静脈血栓症など）	● **過剰仮骨形成** ● **偽関節：複雑骨折**，粉砕骨折，**過度の持続牽引固定**など ● 変形治癒 ● 骨萎縮（ズデック骨萎縮） ● 阻血性骨壊死 ● 関節運動障害(強直・**拘縮**) ● **外傷性骨化性筋炎** ● **フォルクマン拘縮**

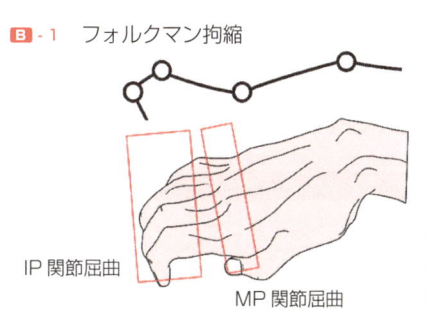

B-1 フォルクマン拘縮

IP関節屈曲
MP関節屈曲

フォルクマン拘縮：前腕屈筋が障害されて**3〜24時間**で症候が現れる（症候出現で速やかに固定を除去する）．

☆フォルクマン拘縮の症候
①**自発痛** ②**感覚異常** ③**蒼白** ④**脈拍微弱** ⑤**麻痺** ⑥**浮腫** ⑦**水疱形成**

PART 4 総論

221

※⓮などは必修問題です.

B. 骨折の症状・合併症 ②

32. 骨髄炎は開放性骨折で合併する. ⓮ □□□ ○
33. 骨癒合遷延は長期間固定で合併する. ⓮ □□□ ×
34. 脂肪塞栓症は▶ 骨折後，早期に起こしやすい. ⓱ □□□ ○
35. 多発骨折に合併することが多い. ⑭ □□□ ○
36. 肺や脳が侵される. ⑭ □□□ ○
37. 点状出血がみられる. ⑭ □□□ ○
38. 症状は一過性で予後は良い. ⑭ □□□ ×
39. 循環障害は骨折の固定後，早期に現れる. ⑲ □□□ ○
40. 大腿骨骨折受傷 3 日後に前胸部に点状出血斑が現れた場合には病院へ緊急搬送を必要とする. ⑲ □□□ ○
41. 無腐性骨壊死は骨折後，早期に起こしやすい. ⓱ □□□ ×
42. 骨端離開では軋轢音を触知しない. ⓲ □□□ ×
43. 下肢の長期固定は▶ 深部静脈血栓症の原因となる. ⑳ □□□ ○
44. 過剰仮骨形成の原因となる. ⑳ □□□ ×
45. 骨化性筋炎の原因となる. ⑳ □□□ ×
46. 脂肪塞栓の原因となる. ⑳ □□□ ×

【フォルクマン拘縮】

47. 浮腫は ▶ フォルクマン拘縮の症状である. ⑲ □□□ ○
48. 自発痛は ⑲ □□□ ○
49. 感覚麻痺は ⑯⑲ □□□ ○
50. フォルクマン拘縮は手関節伸展位となる. ⑲ □□□ ×
51. 皮膚に水疱形成がみられる. ⑰ □□□ ○
52. 末梢の脈拍が触知困難である. ⑯⑰ □□□ ○
53. 主徴に発赤がある. ⑯⑰ □□□ ×
54. 主徴に激痛がある. ⑯⑰ □□□ ○

参考問題

下図①〜④に示す手の変形のうち，フォルクマン拘縮はどれか. ⑱ □□□ ①

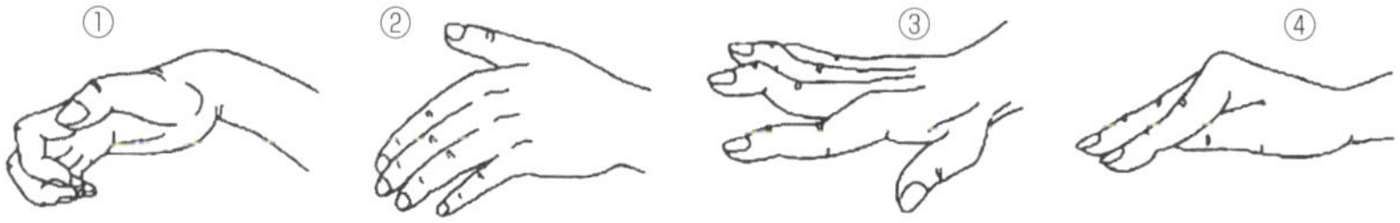

I 骨・関節の損傷

☆ズデック骨萎縮：**有痛性**の骨萎縮で，交感神経が関与．※骨萎縮は短期間で回復しない．
コーレス骨折，踵骨骨折後によくみられる．
発症部：**疼痛，関節拘縮，腫脹，発汗異常，爪の萎縮**を生じる．
X線：骨の希薄化，斑点状の脱灰像

☆脂肪塞栓症候群
多発骨折時にみられ，**受傷後1～3日に肺や脳が侵される**．皮膚では**点状出血斑**がみられ，ときとして**死の転帰**をとることがある．

C. 小児の骨折・高齢者の骨折

C-1 小児の骨折

●特徴

骨の成長完了時
　女子：15～16歳，男子：17～18歳
小児骨折：12歳頃まで（新生児期・幼児期・学童期）

・**骨膜は厚く強靭**で，血行は豊富であり，骨は柔軟性に富んでいるため，**不全骨折（若木骨折）**となりやすい．

・骨端成長軟骨板が存在し，**長軸方向の成長に関与**　C-1

・長期の固定は不要

・リモデリングが盛んであり，自家矯正されやすい（屈曲・側方・短縮転位）．
　※回旋転位は矯正されない．

・骨の治癒過程で骨に**過成長**が起こる．

●治療：保存療法が原則

☆Ⅰ型は肥大層の損傷に限局．
Ⅱ・Ⅲ型は正しく整復されれば予後良好．
Ⅳ・Ⅴ型は予後が悪く，**成長障害に注意**が必要．
Ⅰ・Ⅴ型はX線像では判別困難

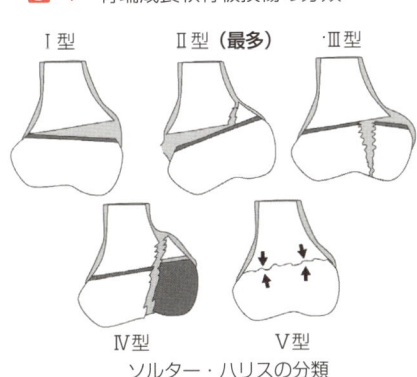

C-2 高齢者の骨折

●特徴

・高齢のための転倒が多くなる．

・骨粗鬆症による変化が著しく，外力に弱くなる．

・長期臥床となると認知症，肺炎，**尿路感染，褥瘡，拘縮，萎縮**を起こす．

●好発

上腕骨外科頸骨折・橈骨遠位端部骨折・大腿骨頸部骨折・腰胸椎椎体圧迫骨折など

海綿質の多い部位→骨粗鬆症

C-1　骨端成長軟骨板損傷の分類
Ⅰ型　Ⅱ型（最多）　Ⅲ型
Ⅳ型　Ⅴ型
ソルター・ハリスの分類

問題 I 骨・関節の損傷

※⑭などは必修問題です．

C. 小児の骨折・高齢者の骨折 ①

【小児の骨折】

1. 骨端軟骨損傷後の経過では ▶ 過剰仮骨形成は最も注意を要する． ⑭ □□□ ×
2. 骨の成長障害は最も注意を要する． ⑭ □□□ ○
3. 無腐性骨壊死は最も注意を要する． ⑭ □□□ ×
4. ズデック骨萎縮は最も注意を要する． ⑭ □□□ ×
5. 骨端軟骨板損傷は骨の横径成長障害を伴う． ⑱ □□□ ×
6. ソルター・ハリスの分類 ▶ Ⅰ型は肥大層の損傷に限局する． ⑲ □□□ ○
7. Ⅲ型が最も多い． ⑲ □□□ ×
8. Ⅳ型は成長障害を起こしにくい． ⑲ □□□ ×
9. Ⅴ型は受傷直後のＸ線像で判別が容易である． ⑲ □□□ ×
10. 小児骨折では ▶ 不全骨折を生じやすい． ⑲ □□□ ○
11. 長期の固定を要する． ⑲ □□□ ×
12. 過成長がみられる． ⑲ □□□ ○
13. リモデリングが盛んである． ⑲ □□□ ○
14. 粉砕骨折が多い． ⑱ □□□ ×
15. 骨癒合に長期間を要する． ⑱ □□□ ×
16. 屈曲転位は自家矯正が期待できる． ⑱ □□□ ○
17. 第3骨片を伴うことが多い． ⑱ □□□ ×
18. 骨癒合が成人より早い． ⑮ □□□ ○
19. ソルター・ハリスⅣ型が多い． ⑮ □□□ ×
20. 骨膜が厚く，若木骨折になる． ⑮ □□□ ○
21. 骨端線離開となることがある． ⑮ □□□ ○
22. 5歳児の長管骨骨幹部骨折では ▶ 短縮変形が永続する． ⑰ □□□ ×
23. 回旋変形は自然矯正される． ⑰ □□□ ×
24. 側方転位は永続する． ⑰ □□□ ×
25. 屈曲変形は自然矯正される． ⑰ □□□ ○

参考問題

ソルター・ハリスの分類で，予後において関節内変形をきたす可能性が高いものは，下図の①～④のうちどれか． ⑯ □□□ ④

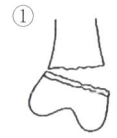

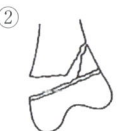

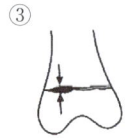

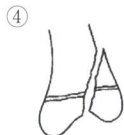

D. 骨癒合に影響を与える因子

D-1

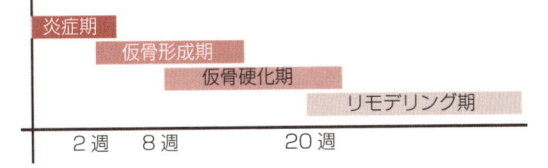

炎症期			
	仮骨形成期		
		仮骨硬化期	
			リモデリング期
2週	8週	20週	

D-1 骨折の癒合日数

☆グルトの骨癒合日数
- 中手骨　　　　　　　　2週間
- 肋骨　　　　　　　　　3週間
- 鎖骨　　　　　　　　　4週間
- 前腕部（橈骨・尺骨）　5週間
- **腓骨　　　　　　　　5週間**
- 上腕骨骨幹部　　　　　6週間
- **脛骨　　　　　　　　7週間**
- **下腿両骨　　　　　　8週間**
- **大腿骨骨幹部　　　　8週間**
- 大腿骨頚部　　　　　 12週間

機能回復には骨硬化に要した日数の2〜3倍は必要（小児では2〜3割早い）．

固定期間の短縮と早期運動療法の開始が必要

D-2 骨折の治癒経過　D-1

1）炎症期

骨折部に血腫が出現し，それが肉芽組織となり，骨が形成されるまで炎症は続く．

血腫の形成→浮腫→線維素網：後に肉芽組織の土台

骨折部の出血：24時間で止血する（24〜48時間が骨折治癒を運命づける）．

2）仮骨形成期

骨折後1週間〜：骨芽細胞は有糸分裂を行い，層状の骨形成が始まり，その組織の中に骨細管ができて骨の栄養を供給する．　D-2

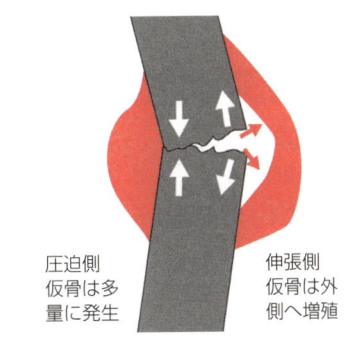

D-2 仮骨の発生

圧迫側　仮骨は多量に発生
伸張側　仮骨は外側へ増殖

骨折後3週間〜：白血球・リンパ球・血管芽細胞・破骨細胞などの再編成が起こる．

X線像では，この時期，周囲の軟部組織とほとんど区別できない．

☆骨折部が不安定な場合や転位が残存する場合では仮骨量は**多くなる**．

3）仮骨硬化期

骨折後4週間〜：仮骨は成熟した骨梁となって新しい緻密質を作り，骨化する．

X線像では，この時期，明瞭に仮骨が骨折部を紡錘形に取り巻き，炎症反応は消退する．

4）リモデリング期

仮骨硬化期で紡錘形の仮骨を日常生活に有利な形態にする．

自家矯正は若年者ほど顕著に現れる．

捻転転位は自家矯正されない．

※⓮などは必修問題です.

C. 小児の骨折・高齢者の骨折 ②

【高齢者の骨折】

26. 高齢者の長期臥床による続発症に▶ 気胸がある. ⑯ □□□ ×
27. 筋萎縮がある. ⑯ □□□ ○
28. 褥瘡がある. ⑯ □□□ ○
29. 尿路感染がある. ⑯ □□□ ○
30. 高齢者では偽関節が起こりやすい. ⑲ □□□ ○

D. 骨癒合に影響を与える因子 ①

【グルトの骨癒合日数】

1. 腓骨は 5 週間である. ⑯ □□□ ○
2. 骨癒合日数で▶ 脛骨は 6 週間である. ⑯ □□□ ×
3. 下腿は 7 週間である. ⑯ □□□ ×
4. 大腿骨は 8 週間である. ⑯ □□□ ○

【骨折の治癒経過】

5. 仮骨は力学的に脆弱である. ⓲ □□□ ○
6. 骨折部が不安定な場合は仮骨量が少ない. ⓲ □□□ ×
7. リモデリング期では骨吸収が起こらない. ⓲ □□□ ×
8. 高齢であるほど自家矯正が働きやすい. ⓲ □□□ ×

【骨折の治療に影響を与える因子】

9. 噛合した骨折は ▶ 骨折の癒合に有利な条件である. ⓮⑮⑰ □□□ ○
10. 関節内の骨折は ⓮ □□□ ×
11. 骨折端の広い離開は ⓮ □□□ ×
12. 緻密質が多い部位の骨折は ⓮ □□□ ×
13. 圧迫力は ▶ 骨癒合に良好な影響を与える. ⓳ □□□ ○
14. 剪断力は ⓳ □□□ ×
15. 捻転力は ⓳ □□□ ×
16. 牽引力は ⓳ □□□ ×
17. 関節包内で骨折した場合は骨折の癒合の不利な条件である. ⓲ □□□ ○
18. 骨折部に圧迫力が作用する場合は ▶ 骨折の癒合の不利な条件である. ⑰⓲ □□□ ×
19. 海綿骨部で骨折した場合は ⑮⑰⓲ □□□ ×
20. 骨折線が螺旋状になった場合は ⑮⓲ □□□ ×
21. 骨折部の血腫が消失している場合は骨折の骨癒合で不利である. ⓱ □□□ ○
22. 粉砕骨折は骨癒合の遷延因子である. ⓯ □□□ ○

I 骨・関節の損傷

D-3 骨折の治療に影響を与える因子

●好適条件
1. 軟部組織の損傷が少なく，**両骨折端が血腫内**にある場合
2. 両骨片への血行が良好な場合
3. 骨折部にかかる力がすべて**圧迫力**となり，**剪断力**が働いていない場合
4. 細菌感染のない場合
5. **海綿質の骨折の場合**
6. **嚙合した骨折の場合**
7. **骨折面の密着した**骨折線の長い**螺旋状骨折**，または斜骨折の場合
8. 年齢が若い場合
9. 栄養状態が良好な場合
10. 骨疾患や全身疾患のない場合

好適条件の反対が不適条件となる．

E. 関節損傷

E-1 関節の構造

線維性の連結：縫合，釘植，靱帯結合
軟骨性の連結：軟骨結合，線維軟骨結合
滑膜性の連結：一般的に関節と呼称
・関節頭と関節窩からなる．
・関節包に包まれる．
・間隙には関節腔（必要に応じて，靱帯・関節円板・関節唇・滑液包）が構成される．

●関節構成組織
1. 軟骨組織：ほとんどが硝子軟骨
   1) 線維軟骨
   2) 弾性軟骨
   3) 硝子軟骨
2. 関節包
3. 滑液
4. 靱帯
5. 関節円板・関節半月：膠原線維の多い線維軟骨性の結合組織
6. 滑液包：筋または腱と骨との間にある結合組織性の囊包
7. 関節唇：軟骨細胞の散在する膠原線維性結合組織
8. 関節の血管・神経
   1) 関節への血行：関節包外より供給
   2) 神経分布：感覚神経・自律神経が分布

E-2 関節損傷の概説

●関節損傷に加わる力
1. 急性：瞬発的な力によって，正常の可動域を超えた関節運動を強制され発生
2. 亜急性：損傷しないような弱い外力を繰り返し受けて発生

●関節損傷の分類
1. 関節損傷の性状による分類
   1) 外傷性関節損傷
   2) その他の関節損傷
2. 関節損傷部位と創部との交通の有無による分類
   1) 閉鎖性関節損傷（単純関節損傷・皮下関節損傷）

2）開放性関節損傷（複雑関節損傷）
3．外力の働いた部位による分類
　1）直達外力による損傷
　2）介達外力による損傷
4．外力の働き方による分類
　1）正常 ROM を超えた外力の場合
　2）異常運動を強制する外力の場合
　3）正常 ROM 内でも，繰り返し加わる外力の場合
　4）直接外力が作用した場合
5．関節損傷の経過による分類
　1）新鮮関節損傷：炎症症状（＋），受傷後数日以内
　2）陳旧性関節損傷：受傷後数週間経過したもの

●鑑別診断を要する疾患　E-1

E-1

関節疾患	関節リウマチ・関節リウマチ類似疾患
全身	代謝性疾患・腫瘍
感染	細菌感染

E-3　関節構成組織損傷

1）靱帯・関節包損傷　E-2

関節部の損傷としては，最も発生頻度が高い．

2）筋・腱損傷

急性＜亜急性
就労やスポーツ活動による反復外力
腱の骨への付着部や，腱が骨との摩擦を強いられる部位で高率に発生

3）関節軟骨損傷

関節軟骨部に限局した骨軟骨損傷

●**発生機序**

直達外力＜介達外力
直達外力：関節軟骨が直接外力を受ける状態で発生
介達外力　E-3

4）関節唇損傷

肩関節や股関節に好発

●**発生機序**

ほとんどが介達外力

E-2　靱帯・関節包損傷の分類，症状，合併症，治療

分類	Ⅰ度	Ⅱ度	Ⅲ度
損傷	靱帯の微小損傷	靱帯の部分断裂	靱帯の完全断裂
不安定性	なし	軽度〜中等度	著明
機能障害	なし	あり	あり（高度）
症状	疼痛，腫脹，皮下出血斑，限局性圧痛，**関節血腫，陥凹**		
合併症	関節周囲の筋・腱損傷，神経・血管損傷		
治療法	的確な施術で治癒	的確な施術をしても，症状の長期残存，関節の動揺性，アライメントの異常，関節変形を残す	観血療法の適応になりやすい

I 骨・関節の損傷

E-3 関節軟骨損傷の特徴・その他

分類	介達外力	
	骨損傷を合併していない	骨損傷を合併している
発生機序	関節相互面での衝突	関節相互面の離開（靭帯・筋・腱の牽引力）
特徴	急性期以降では，骨軟骨の一部（遊離体）が関節面より分離することもある	・圧迫骨折：対向する骨端部の衝撃により生じる ・骨軟骨骨折：関節軟骨の一部が薄い軟骨下骨組織を伴って剥離したもの ・裂離骨折：靭帯や腱の牽引力によって付着部の骨が裂離したもの
軟骨の自己修復力	ほとんど修復反応はない	骨髄からの細胞の流出で修復反応が起こる
症状	初期：臨床症状は乏しい 急性期以降：遊離体がみられるものは関節の著しい疼痛，腫脹，ROM制限，嵌頓症状 慢性期：鈍痛，違和感，関節水腫	関節部に疼痛，腫脹 骨髄性出血（関節血腫：脂肪滴）
後遺症と予後	関節拘縮・強直，持続性関節痛，外傷性関節炎，変形性関節症 ※骨損傷の場合は変形癒合	

PART 4 総論

◉予後

関節変形の原因となることが多い．

5）関節半月・関節円板損傷

膝の半月・腰部椎間板に好発

◉発生機序

ほとんどが介達外力

◉予後

関節変性の原因となる．

6）滑液包損傷

肩関節，膝関節に好発

◉発生機序

直達外力の繰り返し：踵部

介達外力の繰り返し：鵞足部

◉予後

問題を残すことは少ない．

7）関節部に分布あるいは通過する神経・血管の損傷

◉発生機序

関節部に正常運動範囲を超える過度の運動，異常運動が加わり損傷

直達外力による．

関節の反復運動によって牽引力が作用し損傷

◉症状

末梢部の機能・感覚障害を生ずる．

◉予後

損傷程度に大きく左右される．

総論　問題　I 骨・関節の損傷／II 脱臼

※⑭などは必修問題です．

D. 骨癒合に影響を与える因子 ②

23. 回旋力は　　　▶ 偽関節発生の局所要因でない．　　⑳ □□□ ×
24. 圧迫力は　　　　　　　　　　　　　　　　　　　　⑳ □□□ ○
25. 牽引力は　　　　　　　　　　　　　　　　　　　　⑳ □□□ ×
26. 剪断力は　　　　　　　　　　　　　　　　　　　　⑳ □□□ ×

E. 関節損傷

1. 関節捻挫では ▶ 関節血腫はみられない．　　　　　　⑳ □□□ ×
2. 　　　　　　　関節の不安定性はみられない．　　　　⑳ □□□ ×
3. 　　　　　　　弾発性固定はみられない．　　　　　　⑳ □□□ ○
4. 　　　　　　　靭帯部に陥凹の触知はみられない．　　⑳ □□□ ×

A. 脱臼の概説・分類 ①

1. 直達性脱臼は骨折を伴うものが多い．　　　　　　　⑯ □□□ ○
2. 先天性脱臼は顎関節に多くみられる．　　　　　　　⑯ □□□ ×

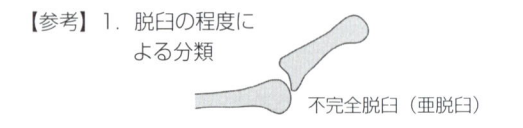

【参考】1. 脱臼の程度による分類
　　　　　不完全脱臼（亜脱臼） 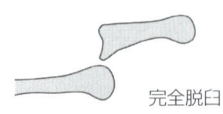　　完全脱臼

【参考】2. 関節面相互の位置による分類 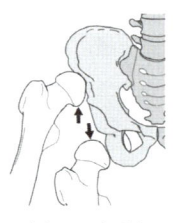
　　　　　上方・下方脱臼 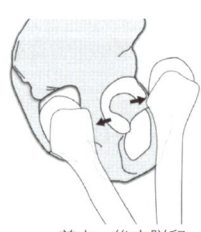　　前方・後方脱臼 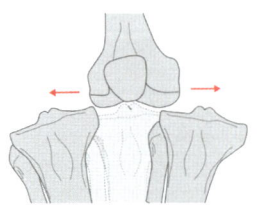　　側方脱臼 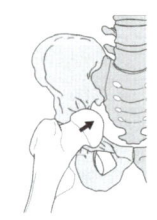　　中心性脱臼

【参考】3. 脱臼数による分類 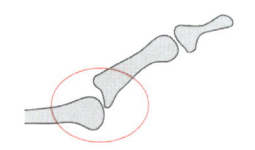
　　　　　1）単数脱臼（単発脱臼）　2）複数脱臼（二重脱臼） 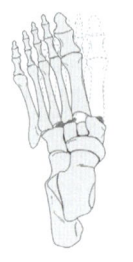　3）多発脱臼

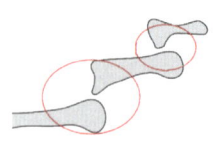

A. 脱臼の概説・分類

A-1 脱臼の概説

概念：脱臼とは，関節包が損傷や弛緩することで，関節面の生理的相対関係が失われ，適合性が悪くなった状態

外傷性脱臼の概念：生理的運動範囲を超えて，関節端の一方が関節包を破り，その裂口から関節外にでた状態．

☆顎関節脱臼と股関節中心性脱臼は例外となる．

●発生頻度

外傷を受ける機会の多い**青壮年男子に多い**（特にスポーツ選手，肉体労働者に多発）．

男性＞女性（顎関節は除く）

小児・高齢者に少ない：同外力にて骨折するため

1位：肩関節，2位：肘関節，3位：顎関節，4位：肩鎖関節

A-2 脱臼の分類 【参考】1〜3

1) 関節の性状による分類

1) **外傷性脱臼：青壮年に多い**．
2) 病的脱臼：関節の基礎的疾患が原因．
   ①**麻痺性脱臼：片麻痺患者**にみられる．
   ②**拡張性脱臼：急性化膿性股関節炎**，股関節結核が原因
   ③**破壊性脱臼：関節リウマチが原因**

2) 脱臼の程度による分類 【参考】1

3) 関節面相互の位置による分類
【参考】2

1) 前方脱臼・後方脱臼
2) 上方脱臼・下方脱臼
3) 側方脱臼（内側脱臼・外側脱臼）
4) 中心性脱臼（内方脱臼）

4) 脱臼数による分類 【参考】3

5) その他の分類

1. 脱臼部と創部との交通の有無による分類
   1) 閉鎖性脱臼（単純脱臼）
   2) 開放性脱臼（複雑脱臼）

2. 外力の働いた部位による分類
   1) 直達性脱臼：**骨折を伴いやすい**．
   2) 介達性脱臼

3. 脱臼の時期による分類
   1) **先天性脱臼：股関節に多い**．
   2) 後天性脱臼

4. 脱臼の経過による分類
   1) 新鮮脱臼：数日以内のもの
   2) **陳旧性脱臼：数週間経過したもの**

5. 脱臼の頻度と機序による分類
   1) **反復性脱臼**：外傷性脱臼に続発（肩，顎関節など）
   2) **習慣性脱臼：外傷に起因せず**，先天的素因が基盤
   3) 随意性脱臼：自由意志で脱臼を起こし，また，原位置に復することができる．

※⓮などは必修問題です．

A．脱臼の概説・分類 ②

3．陳旧性脱臼は脱臼後 3 か月以上経過したものをいう．　⑯ □□□ ×
4．同側の胸鎖関節と肩鎖関節の同時脱臼は二重脱臼に分類される．　⑯ □□□ ○
5．外傷性脱臼は青壮年に多い．　⑮ □□□ ○
6．習慣性脱臼は外傷後に続発する．　⑮ □□□ ×
7．外傷性脱臼で▶ 関節包の損傷は必発である．　⑰ □□□ ×
8．　関節軸は骨頭の方向に転位する．　⑰ □□□ ○
9．拡張性脱臼では急性化膿性股関節炎が原因疾患である．　⑳ □□□ ○
10．破壊性脱臼では関節リウマチが原因疾患である．　⑳ □□□ ○
11．麻痺性脱臼では脳血管障害が原因疾患である．　⑳ □□□ ○
12．発育性脱臼では血友病が原因疾患である．　⑳ □□□ ×

B．脱臼の症状

1．固有症状に▶ 弾発性固定がある．　⓰ □□□ ○
2．　関節腔が空虚となる．　⓰ □□□ ○
3．　関節血腫がみられる．　⓰ □□□ ×
4．　関節に特有な変形がある．　⓰ □□□ ○
5．異常可動性はみられない．　⓮ □□□ ○
6．介達痛はみられない．　⓮ □□□ ×
7．関節腔の空虚はみられない．　⓮ □□□ ×
8．関節部の変形はみられない．　⓮ □□□ ×

C．脱臼の合併症

1．脊椎の脱臼で脊髄損傷がみられる．　⑭ □□□ ○
2．末梢神経損傷ではニューロトメーシスが多くみられる．　⑭ □□□ ×
3．靭帯断裂の放置で動揺関節がみられる．　⑭ □□□ ○
4．関節窩縁骨折の放置で反復性脱臼がみられる．　⑭ □□□ ○

D．脱臼の整復障害・予後

1．関節包の弛緩は ▶ 脱臼の整復障害でない．　⑮ □□□ ○
2．ボタン穴機構は　⑮⑰ □□□ ×
3．軟部組織の介在は　⑮ □□□ ×
4．支点となる骨の欠損は　⑮ □□□ ×
5．外傷性脱臼で掌側板の嵌入は整復障害となる．　⑰ □□□ ○

Ⅱ 脱臼

B. 脱臼の症状

1. 一般外傷症状
   1) 疼痛：自発痛，圧痛，運動時痛，**介達痛**
   2) 腫脹および**関節血腫**
   3) 機能障害
2. 脱臼の固有症状
   1) **弾発性固定（弾発性抵抗）**

2) **関節部の変形**
   ① 関節軸の変化：**関節軸は骨頭の方向に転位**
   ② 脱臼関節自体の変化
   ③ 脱臼肢の長さの変化
   ④ **関節腔の空虚**および骨頭の位置異常

C. 脱臼の合併症

1. 骨折
2. 血管・神経損傷
3. 軟部組織損傷
   1) 開放性脱臼：細菌感染
   2) 関節包損傷
3) 靱帯・腱損傷：靱帯断裂の未治療は**動揺関節**の原因となる．
4) その他：筋・筋膜・関節軟骨・関節唇などの損傷
4. 内臓器の損傷

☆脊椎の脱臼では**重篤な脊髄損傷**がみられる．

☆末梢神経損傷の場合**ニューラプラキシア，アクソノトメーシス**になることが多い．

D. 脱臼の整復障害・予後

D-1 脱臼の整復障害

1. 関節包による整復路の閉鎖（**ボタン穴機構**）
2. **掌側板または種子骨の嵌入**
3. **軟部組織**，骨片による整復路の閉鎖
4. 整復に際して支点となるべき骨部の**骨折による欠損**
5. 筋ならびに補強靱帯および**関節包の緊張**
6. 陳旧性脱臼

D-2 脱臼の経過と予後

●脱臼の経過

整復・固定→出血は吸収，断裂した関節包は肉芽形成後に瘢痕治癒され滑膜で被覆される．

肩関節・顎関節→反復性脱臼

陳旧性脱臼（3〜4週間経過）→関節包が萎縮し仮性関節窩が生じる．

徒手整復可能例はあるが，無理な整復は軟部組織損傷の可能性がある．

●脱臼の予後

新鮮単純脱臼であれば，予後は良好

問題 III　筋・腱・神経損傷，血管・皮膚の損傷

※⑭などは必修問題です．

A．筋損傷

【肉離れ】
1．直達外力によって発生する．　　　　　　　　　　　⑭ □□□ ×
2．ハムストリングスに好発する．　　　　　　　　　　⑰ □□□ ○
3．再発することはまれである．　　　　　　　　　　　⑭ □□□ ×
4．患部に陥凹を認めるものは重症である．　　　　　　⑭ □□□ ○
5．観血療法が優先される．　　　　　　　　　　　　　⑭ □□□ ×

【筋挫傷】
6．コンタクトスポーツに多くみられる．　　　　　　　新 □□□ ○
7．自家筋力では生じない．　　　　　　　　　　　　　新 □□□ ○

【予後】
8．損傷で生じた血腫は骨化性筋炎の原因となる．　　　⑰ □□□ ○
9．損傷後は壊死部が延長して再生する．　　　　　　　⑰ □□□ ×

III 筋・腱・神経損傷，血管・皮膚の損傷

A. 筋損傷

A-1 筋損傷の概説

直達外力—筋打撲（筋挫傷）
介達外力—肉離れ

肉離れ

筋の収縮力や応力が筋の強度を上回った場合に損傷し，**ハムストリングス**に好発する．

スポーツ活動・就労時の活動にて加速期や減速期に生じやすい．特に強烈な遠心性収縮時に生じやすい（**筋損傷**に加わる力）．

☆筋損傷は基礎的状態（疲労性・筋力低下）が関与する．

急性：一度の外力として損傷
・過度の筋緊張
・不意に加わった荷重
・直接的な外力
・運動時の急激な抵抗

亜急性：繰り返しあるいは継続した外力による．臨床症状は突然に，あるいは徐々に現れる．

A-2 筋損傷の分類

1）筋の性状による分類
1) 外傷性筋損傷
2) 病的筋損傷

2）筋損傷の程度による分類　A-1
一般的には完全断裂・部分断裂に分類される．

3）筋損傷の部位による分類
1) 長軸での分類
2) 浅深での分類
3) バスの分類
   ① 筋間損傷：筋線維束間の結合組織の損傷
   ② 筋内損傷：部分断裂損傷，瘢痕形成．

4）外力の働いた部位による分類
1) 直達外力による分類
2) 介達外力による分類

5）外力の働き方による分類
1) 筋線維の正常な伸張範囲を超えた場合（いわゆる肉離れ）

A-1 筋損傷の分類

	Ⅰ度	Ⅱ度	Ⅲ度
程度による分類	筋線維の微小断裂	部分断裂（肉離れ）	完全断裂
症状	筋力やROM制限をきたすことは少ないが，自動あるいは他動運動の際に損傷部に不快感や違和感，疼痛などがある	圧痛，腫脹がある．筋収縮は可能であるが，疼痛のため収縮させられないことがある．局所に陥凹を確認するものもある	筋腹に**陥凹**がある．強い疼痛．断裂端が縮み，腫瘤を形成．筋の収縮はみられない．受傷後24時間前後に損傷部より末梢に皮下出血斑がみられる

2) 圧迫力が働いた場合（筋挫傷）：**コンタクトスポーツに多い**(サッカー，ラグビー)．
3) 大きな負荷に対する急激な収縮が起こった場合
4) 反復荷重が加わった場合
5) 持続的な緊張状態におかれた場合
6) 持続的な伸張状態におかれた場合
7) 激しい運動による場合

6）筋損傷部と創部との交通の有無による分類

1) 閉鎖性（皮下）筋損傷
2) 開放性筋損傷

A-3　筋損傷の症状

程度により症状が異なる　A-1
保存療法が主体となる．

● 筋損傷の予後

1．瘢痕組織による治癒
瘢痕組織を残して治癒→再発の危険性
2．骨化性筋炎
損傷時の血腫が原因となって発生する．
骨化により筋内に弾性の異なる部位ができることから損傷しやすい状況になる．

B. 腱損傷

B-1　腱損傷の概説

腱断裂：アキレス腱断裂，棘上筋腱断裂など
腱の炎症：腱実質炎，アキレス腱炎など
腱鞘炎：ド・ケルバン病など

退行変性にて腱の弾力性低下となり，外力が加わり損傷が発生する．
柔軟性やコンディション（疲労度）にも大きな影響を受ける．

B-2　腱損傷の症状　B-1

B-1　腱損傷の症状

第Ⅰ度	第Ⅱ度	第Ⅲ度
一定の動作，負荷で疼痛を訴える．ほとんどが原因除去で軽快する	関節運動および負荷により疼痛を訴え，腫脹，圧痛，血腫形成，陥凹がみられる	損傷部に陥凹，強い圧痛があり，その腱によって行われる運動が不能あるいは筋力低下を認める．早期から腫脹と皮下出血斑が出現する

Ⅲ 筋・腱・神経損傷，血管・皮膚の損傷

C. 神経損傷

C-1 神経損傷の分類

1）神経の性状による分類
1）外傷性神経損傷
2）その他の神経疾患

2）末梢神経損傷の程度による分類
サンダーランドの分類　C-1, 2

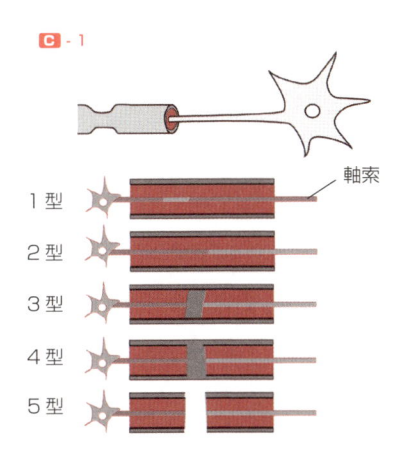

3）外力の働いた部位による分類
1）直達外力による損傷
2）介達外力による損傷

4）外力の働き方による分類
1）牽引力による神経損傷
2）圧迫力による神経損傷
3）持続的な牽引・圧迫・絞扼力による神経損傷
4）薬物注射による神経損傷

5）神経損傷部と創部との交通の有無による分類
1）閉鎖性神経損傷
2）開放性神経損傷

C-2 神経損傷の症状

運動・感覚・自律神経の脱落がみられるが，神経の種類・高位・損傷の程度により異なる．

C-1

C-2

サンダーランドの分類	1型	2型	3型	4型	5型
髄鞘	×	×	×	×	×
軸索		×	×	×	×
神経内膜			×	×	×
神経周膜				×	×
神経外膜					×
セドンの分類	ニューラプラキシア	アクソノトメーシス	アクソノトメーシス	アクソノトメーシス	ニューロトメーシス

×は損傷

D. 血管損傷

D-1 血管損傷の概説
一般的には開放性損傷と閉鎖性損傷に分類されるが，ここでは主に閉鎖性損傷について述べる．

●**血管損傷に加わる力**
1. 急性：一度の外力による．
2. 亜急性：弱い外力の繰り返しによる．

D-2 血管損傷の分類
1. 血管の性状による分類
   1) 外傷性血管損傷
   2) その他の出血病変
2. 外力の働いた部位による分類
   1) 直達外力による損傷
   2) 介達外力による損傷
3. 血管損傷部と創部との交通の有無による分類
   1) 閉鎖性（皮下）血管損傷
   2) 開放性血管損傷

D-3 血管損傷の症状
1. 出血
   1) 開放性損傷：外出血
   2) 閉鎖性損傷：皮下出血
      ①皮下出血斑
      ②変色
      ③膨張
      ④波動
      ⑤血腫（腫脹）
      ⑥圧痛
2. 阻血症状

末梢の阻血症状（5P 徴候）が重要
- 疼痛：pain
- 蒼白：paleness
- 拍動消失：pulselessness
- 感覚異常：paresthesia
- 麻痺：paralysis

その他，腫脹：puffiness，他動的伸長テスト：passive stretch test などを加え，6P，7P とすることもある．

3. 全身症状

出血程度によって，
- 血圧低下　・脈拍数増加
- 尿量減少　・冷汗
- 呼吸数増加・意識状態の変化，など

E. 皮膚損傷

E-1 皮膚損傷の概説

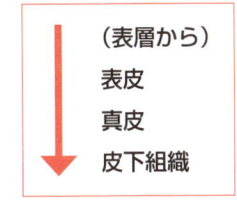

(表層から)
表皮
真皮
皮下組織

通常は「機械的開放性損傷」

外力の大きさにより筋，筋膜，動脈，静脈，骨，関節，内臓などが種々の程度に損傷される．

●皮膚の役割
身体の機械的な保護
体温調節

●分類
- 切創
- 刺創
- 割創
- 裂創
- 射創
- 銃創
- 裂離創
- 咬創

E-2 創傷の治癒機序

・炎症期
時期：受傷直後〜3日
主要細胞：炎症性細胞
局所動態：侵襲→炎症反応→フィブリン網形成，局所清浄化→線維芽細胞誘導

・増殖期
時期：3日〜2週
主要細胞：線維芽細胞
局所動態：毛細血管新生→血流再開→線維芽細胞増殖→コラーゲン産生→マトリックス形成

・瘢痕期
時期：2週〜10か月
主要細胞：線維細胞
局所細胞：線維化→瘢痕形成

問題 Ⅳ 評価・治療法

※⓮などは必修問題です．

A. 評価

1．施術に際して▶ 初期評価では治癒までの治療プログラムを設定する． ⑱ □□□ ○
2． 中間評価では回復の限界を判定する． ⑱ □□□ ×
3． 中間評価は繰り返し行う． ⑱ □□□ ○
4． 最終評価では業務範囲であるか否かを判定する． ⑱ □□□ ×
5．施術録は▶ 施術日を記載する． ⑳ □□□ ○
6． 損傷部の経過を記載する． ⑳ □□□ ○
7． 骨折・脱臼では医師の同意を得た旨を記載する． ⑳ □□□ ○
8． 保存期間は3年間である． ⑳ □□□ ×

B. 治療法 ①

1．中周波は ▶ 通電療法でない． ⑳ □□□ ×
2．干渉波は ⑳ □□□ ×
3．超音波は ⑳ □□□ ○
4．低周波は ⑳ □□□ ×

【指導】

5．受傷後2週で前腕近位からの固定に変更した右コーレス骨折患者が，
職場復帰するにあたり▶
組み立て作業から管理業務への変更を指導した． ⑳ □□□ ○
6． 職場内では右手指を使用しないように指導した． ⑳ □□□ ×
7． 自家用車通勤をしないように指導した． ⑳ □□□ ○
8． 休憩時間に右肩関節振り子運動をするように指導した． ⑳ □□□ ○

【整復法】

9．屈曲整復法の目的は▶ 整復動作を阻害する筋の緊張を取り除くことである． ⓱ □□□ ○
10． 持続的牽引力を与えることである． ⓱ □□□ ×
11． 側方転位に対して矯正力を発揮することである． ⓱ □□□ ×
12． 整復動作中の皮下組織の損傷を防ぐことである． ⓱ □□□ ×
13．脱臼の徒手整復では▶ 槓杆作用を応用する． ⓮ □□□ ○
14． 筋緊張を取り除くことが重要である． ⓮ □□□ ○
15． ボタン穴機構は整復障害となる． ⓮ □□□ ○
16． 骨折を合併するときは骨折から整復する． ⓮ □□□ ×
17．長骨骨折では，遠位骨片の長軸方向に十分な牽引力を加えることは
骨折整復の一般原則である． ⓮ □□□ ×

Ⅳ 評価・治療法

A. 評価

A-1 評価の原則と分類

信頼性（普遍性・再現性），妥当性，確実性

施術の基本を理解して実行し，正確に評価・記録することが原則となる．

●**評価の時期による分類**

1. **初期評価**：治癒までの**治療プログラム**を設定
2. **中間評価**：治療が的確に行われているか．変更の必要性がないかを評価
3. **最終評価**：治癒に到達できているか．継続治療が必要であるかなどを評価

A-2 評価時の注意点

1. 評価環境の配慮
2. 評価時の身だしなみ
3. 言葉遣い

A-3 評価手順

1. 問診の進め方
   1) 患者との位置・距離・姿勢
   2) 患者の体位
   3) 問診の流れ
      ①導入
      ②主訴の把握
      ③患者の希望・懸念の把握
      ④既往歴・生活歴・家族歴の把握
   4) まとめ
2. 身体評価の流れ
   1) 視診
   2) 触診
   3) 計測評価
   4) 動的な評価
   5) 神経学的な評価
   6) 各種徒手検査
   7) その他

●**施術録（カルテ）の記載と保管**

原則として，
- 調査照会に耐えうる記載・作成が不可欠
- 施術完結から **5年間**は保管しなければならない．

記載事項として，
- **来院した日付**，受傷機序，日時，症状や所見，判断と治療内容，治療計画，**経過**，患者や家族に対する説明
- 医師の同意を得た場合，施術に同意の旨

B. 治療法

柔道整復師の治療を整復，固定，後療法に分けて示す．

B-1 整復法

整復とは，骨折や脱臼などにみられる転位を生理的な状態に復する手技

1) 骨折の整復法

① 非観血的整復法

　a. 徒手整復法
　　ⅰ. 牽引直圧整復法
　　ⅱ. 屈曲整復法
　b. 牽引整復法
　　ⅰ. 介達牽引法

② 観血的整復法
　　ⅰ. 直達牽引法

※**[14]**などは必修問題です．

B. 治療法 ②

18. 骨片転位を生理的状態に復する方向に力を加えることは骨折整復の一般原則である． **[14]** □□□ ○
19. 小児では骨膜損傷を把握し損傷していない骨膜を利用することは骨折整復の一般原則である． **[14]** □□□ ○
20. 近位骨片の位置に応じて遠位骨片を合わせることは骨折整復の一般原則である． **[14]** □□□ ○

RICE 処置では▶
21. 積極的な自動運動を行わせることである． [18] □□□ ×
22. 損傷組織周囲の細胞の代謝を下げることである． [18] □□□ ○
23. 重力作用によって浮腫発生を抑えることである． [18] □□□ ×
24. 損傷した患部の安静をはかることである． [18] □□□ ○

大腿部肉離れ（筋断裂）の応急処置には▶
25. 安静がある． **[17]** □□□ ○
26. 冷却がある． **[17]** □□□ ○
27. 圧迫がある． **[17]** □□□ ○
28. 牽引がある． **[17]** □□□ ×

骨折の非観血療法には▶
29. 解剖学的整復が容易であるという利点がある． **[19]** □□□ ×
30. 関節拘縮が残りにくいという利点がある． **[19]** □□□ ×
31. 感染のリスクが少ないという利点がある． **[19]** □□□ ○
32. 固定期間が短いという利点がある． **[19]** □□□ ×

骨折の持続牽引整復法は▶
33. 管理が容易である． [18] □□□ ×
34. 骨折部に対する固定力を期待できる． [18] □□□ ○
35. 屈曲転位に対する矯正力がある． [18] □□□ ○
36. 牽引には重錘が用いられる． [18] □□□ ○

【固定法】

37. 解剖学的基本肢位が原則である． **[19]** □□□ ×
38. 再転位防止を目的が原則である． **[19]** □□□ ○
39. 硬性材料を用いることが原則である． **[19]** □□□ ○
40. 上下各一関節を含めることが原則である． **[19]** □□□ ○

長期の固定が原因で▶
41. 関節拘縮が発生する． [14] □□□ ○
42. 筋萎縮が発生する． [14] □□□ ○
43. 骨化性筋炎が発生する． [14] □□□ ×

【外固定の目的】

44. 骨萎縮を防止する． **[16]** □□□ ×

Ⅳ 評価・治療法

●非観血療法の要点

① 早期の整復：時間が経過すると困難となる．
② 整復は損傷前の状態に復することを目的として行う（特に関節内）．
③ 整復が不必要な場合
　a. 骨片転位がないか，ごく軽度のもの（噛み合ったものを含む）
　b. 乳幼児で自家矯正が期待できるもの

☆非観血療法のメリット
感染が起こらない．

④ 整復が適応しない場合
　a. 徒手整復が不可能な骨折
　　ⅰ．粉砕骨折
　　ⅱ．筋力による著しい延長転位のある骨折
　　ⅲ．骨片間に軟部組織が介在している骨折
　b. 整復位の保持が困難な骨折
　c. 関節内にあって解剖学的整復が要求される骨折

●整復位を得るための一般原則

・長骨骨折の場合，**近位骨片の長軸方向に十分な牽引力を加える．**
・**骨片転位を生理的状態に復する方向に力を加える．**
・受傷機序を考察し，骨折部周辺の軟部組織や**骨膜損傷を的確に把握**し，損傷されていない組織を利用する．
・**近位骨片の位置に応じて，遠位骨片をあわせる．**

●整復法の分類

1）牽引直圧整復法：一般的骨折に適応

B-1 屈曲整復法

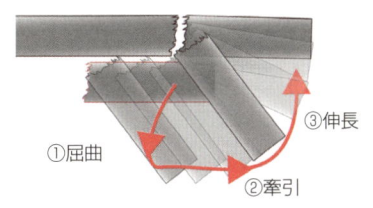

①屈曲　②牽引　③伸長

2）屈曲整復法：短縮転位が強く整復困難な横骨折などに適応 **B-1**
　骨膜や**筋の緊張を取り除き**，整復を容易にする．
3）牽引整復法：**重錘**または牽引装置を用いて，側方転位や**屈曲転位に対して矯正力を発揮**できる．持続牽引では骨折部に対する**固定力が期待**できるが，**管理が容易でない．**

2）脱臼の整復法

①非観血的整復法
　a. 槓杆作用
　b. 牽引作用―介達牽引法
②観血的整復法

●非観血的整復の要点

①脱臼の整復は骨折と同様に緊急を要する．
②脱臼は解剖学的整復を必要とする．
③整復が適応しない場合
　a. **ボタン穴機構**
　b. 軟部組織や骨片が整復路に介在している
　c. 整復の支点となるべき骨部が骨折によって欠損している

☆骨折と脱臼が同時に発生した場合，**まず脱臼から整復する．**

※⓮などは必修問題です．

B．治療法 ③

45.	変形を防止する．	⓰	□□□	○
46.	整復位を保持する．	⓰	□□□	○
47.	安静を保持する．	⓰	□□□	○
48.	骨折では固定によって自発痛は軽減する．	⓲	□□□	○

【後療法】

49.	後療法では▶ 物理療法が用いられる．	⓳	□□□	○
50.	固定除去後から開始する．	⓳	□□□	×
51.	手技療法は軽擦法から始める．	⓳	□□□	○
52.	誘導マッサージは患部から離れた中枢側に施す．	⓳	□□□	○
53.	手技療法の開始と終了の際には▶ 振戦法を用いる．	⓲	□□□	×
54.	揉捏法を用いる．	⓲	□□□	×
55.	軽擦法を用いる．	⓲	□□□	○
56.	圧迫法を用いる．	⓲	□□□	×
57.	等速性収縮は ▶ 関節運動を伴わない．	⓰	□□□	×
58.	等尺性収縮は	⓰	□□□	○
59.	遠心性収縮は	⓰	□□□	×
60.	求心性収縮は	⓰	□□□	×
61.	高血圧患者に寒冷療法は禁忌である．	⓰	□□□	○
62.	皮膚感覚欠損のある患者に温熱療法は禁忌である．	⓰	□□□	○
63.	心臓ペースメーカーが埋め込まれている患者に極超短波療法は禁忌である．	⓰	□□□	○
64.	体内に金属のある患者に超音波療法は禁忌である．	⓰	□□□	×
65.	超短波療法は ▶ 変換熱療法である．	⑮	□□□	○
66.	ホットパック療法は	⑮	□□□	×
67.	超音波療法は	⑮	□□□	○
68.	局所浴療法は	⑮	□□□	×
69.	骨折の後療法では▶ 整復・固定処置後，速やかに開始する．	⓮	□□□	○
70.	固定中，固定されない関節の自動運動は積極的に行う．	⓮	□□□	○
71.	固定除去後，拘縮した関節は早期に他動的な矯正を行う．	⓮	□□□	×
72.	温熱療法は運動療法の補助として行う．	⓮	□□□	○

Ⅳ　評価・治療法

●整復位を得るための一般原則
①末梢牽引を行い筋の緊張を取り除く．
②脱臼の発生した経路を逆に導く．
③関節包の裂孔部から整復する．

●整復法の分類
①槓杆作用を応用した方法
②牽引方法を応用した方法

B-2　初期処置

1) 軟部組織損傷の初期処置

損傷組織周囲の細胞代謝を下げ，炎症を最小限に抑える．

●基本原則

> ☆ RICE の基本原則
> 安静：Rest
> 冷却：Icing
> 圧迫：Compression
> 挙上：Elevation

痛みを和らげ，出血・浮腫による腫れを抑え，患部の安静を保つ．
初期処置が予後を決定する．

2) 捻挫（靱帯損傷）の初期処置

関節に応じた処置が必要

●初期処置の要点
① RICE を原則とする
②当該関節の臨床症状を確認し，程度により治療法を決定（固定等）．
③固定，免荷歩行
④損傷を説明して理解させる

3) 筋損傷の初期処置

注意が必要なもの：コンパートメント症候群

●初期処置の要点
①捻挫の要点に準ずる．

②損傷後 48 〜 72 時間後には下記のチェックを行う．
・腫脹の状態
・出血の状態
・筋機能回復の状態

4) 神経損傷の初期処置

外傷によるものと，絞扼によるものとを正確に把握する．

●初期処置の要点
①麻痺筋が関与する関節の良肢位保持
②損傷直後あるいは急性症状が消退した時期から拘縮予防に理学療法
③急性症状が消退→後療法

5) 血管損傷の初期処置

骨折，脱臼，捻挫，打撲などに合併
循環障害は阻血性拘縮
内出血による血腫形成→急性コンパートメント症候群

●初期処置の要点
① RICE を原則
②臨床症状（5P）に注意
③固定・安静
④皮膚損傷の初期処置
あくまで応急処置．処置目的は止血と感染防止と疼痛緩和

B-3　固定法

●固定の目的
・骨折や脱臼などの**整復位保持**と**再転位の防止**
・患部の**安静保持**
・患部の可動域を制限し，損傷組織の良好な治癒環境の確保
・**変形の防止**と矯正

Ⅳ 評価・治療法

・その他

> ☆骨折では固定によって**自発痛は軽減**される.

● **固定の種類**
内固定：観血的な固定（体内から固定）
外固定：非観血的な固定（体外から固定）

● **固定の肢位**
機能的肢位（良肢位） が原則
・骨折―初期から良肢位で固定できない場合，初期には整復位で固定し，状況に従って良肢位に変える．
・脱臼―損傷組織端が密着するような肢位での固定．

● **固定期間**
損傷の程度・年齢・健康状態によって異なる．
標準：グルトの骨癒合日数（p225）

● **固定範囲**
おのおのの損傷程度，年齢など，損傷組織の修復能から決定することが重要である．
原則としては，最低限の範囲の関節固定に留め，必要以上に固定しない．
・骨折部を中心とした**上下1関節を含めた範囲（2関節固定）** が原則．

> ☆症例によって異なる．

● **固定の材料**
外固定の条件
・固定力　・軽量　・安価　・衛生的

● **固定材の種類**　B-1
硬性材料，軟性材料，装具がある．骨折では**原則，硬性材料**を用いる．

B-1

硬性材料	軟性材料
・金属副子 ・副木 ・合成樹脂副子 ・厚紙副子 ・ギプス	・巻軸帯 ・三角巾 ・絆創膏（テーピング） ・ガーゼ ・綿花 ・サポーター ・その他

● **装具の目的**
・関節運動制限もしくは免荷による疼痛緩和
・筋骨格系の弱化，疼痛もしくは治癒過程にある運動器の固定と保護
・荷重軸方向での負荷の軽減
・変形の予防と矯正
・機能改善

B-4　後療法

損傷組織を回復させる治療法．手技療法，運動療法，**物理療法**がある．
各療法を用いて生体反応を相乗的に作用させる．
↓
早期に社会復帰

> ☆後療法は一次的障害に対してではなく，固定などによる二次的障害を対象とする．
> 後療法は固定を除去した日から始まるのではなく，**固定を施した直後から開始**される．

1）手技療法

1. 基本型
・**軽擦法**　・強擦法　・叩打法
・振戦法　・圧迫法　・伸長法

Ⅳ 評価・治療法

☆手技の始まりと終わりは**軽擦法**を用いる.

2. 応用
- 局所的な応用
- 遠隔部への応用（誘導マッサージ：患部から離れた近位に施す）

3. 禁忌
- 創傷部　・発疹部　・腫瘍部
- 妊娠中の腹部と生理中の腰腹部
- 神経炎の急性期

2）運動療法

1. 運動の基本型
- 力源からみた運動基本型
  1. 他動運動
  2. **自動運動**：固定中，固定されていない関節に対して積極的に行わせる．
     1) 自動介助運動
     2) 自動運動
     3) 自動抵抗運動
- 筋収縮からみた運動基本型

  等尺性収縮，等張性収縮，**等速性収縮**がある． B-2

2. 開始時期

局所の疼痛，発熱などの著明時には実施しない．

B-2

	等尺性収縮	等張性収縮	
		求心性	遠心性
筋長	不変	変化	
		短縮	延長
運動	なし	あり	

3. 禁忌
  1. 発熱（38℃以上）
  2. 安静時脈拍数が 100 回／分以上
  3. 高血圧・低血圧
  4. 急性症状あり
  5. 重度の心疾患・その他

3）物理療法

1. 分類　B-3
2. 安全対策
- 危険性：加熱による熱傷，冷却による凍傷
  1. 各物理療法の禁忌と適応を把握
  2. 使用法の厳守
  3. 機器のメンテナンス
3. 主要な物理療法の適応と禁忌
- 電気療法
  1. 効果
     1) 疼痛緩和
     2) 疼痛性機能障害
     3) 筋力改善（リコンディショニング）

B-3 物理療法

電気療法	**低周波・中周波**
寒冷療法	冷罨法・氷冷療法・冷却ガス療法
光線療法	赤外線療法・レーザー療法
温熱療法	伝導熱療法（表面加熱）：パラフィン浴療法・**ホットパック療法**・局所浴療法 **変換熱療法**（深部加熱）：超短波療法・極超短波療法・**超音波療法**
脊椎牽引	頚椎介達牽引・腰椎介達牽引

2. 禁忌
　1）一般的禁忌事項

☆一般的禁忌
・急性炎症・外傷・出血のある患者,高度の血行障害・急性心不全・出血傾向・止血異常・感覚脱失・意識障害・瘢痕組織

・寒冷療法
　1. 適応
　　1）受傷後48時間以内
　2. 効果
　　1）損傷組織の代謝減少
　　2）疼痛緩和
　　3）筋スパズムの緩解
　　4）感覚神経伝導抑制
　　5）運動療法の効果助長
　3. 禁忌
　　1）一般的禁忌事項
　　2）凍傷,レイノー病,寒冷アレルギー
　　3）消耗性疾患(癌など),心肺機能障害(喘息など),**高血圧**

・光線療法
　1. 禁忌
　　1）眼球

・温熱療法:**運動療法の補助**としても行う.
　1. 効果
　　1）疼痛の抑制
　　2）筋スパズムの緩解
　　3）拘縮の緩解
　　4）関節可動域の拡大
　　5）代謝機能の促進
　　6）血腫の消退
　　7）低出力超音波は骨形成を促進し

骨折癒合期間の短縮
　2. 禁忌
　　1）一般的禁忌事項:**皮膚感覚欠損**など
　　2）パラフィン浴:開放創
　　3）**超短波・極超短波:ペースメーカー,体内金属**,眼球,補聴器
　　4）超音波:眼球
　　※**体内金属があっても使用できる**.
　　5）消耗性疾患(癌など),心肺機能障害(喘息など)

・脊椎牽引法(介達牽引法)
　1. 効果
　　1）軟部組織の伸長
　　2）椎間孔の開大
　　3）椎間板内圧の減少
　　4）安静・固定効果
　2. 禁忌
　　1）一般禁忌事項

・間欠的圧迫法
　1. 効果
　　1）浮腫液の還流を促進
　2. 禁忌
　　1）一般的禁忌事項

・物理療法の禁忌と注意点
　1. 一般的に妊婦(胎児),体表に近い内分泌(生殖器,甲状腺など),感覚器(眼)には用いない.
　2. ホットパック(特に湿性タオル)の皮膚疾患局所への使用は,感染のおそれがある.
　3. ポケット内の金属などの加熱に注意する.

【監修者・著者略歴】

竹内義享
- 1977年　医学博士（現：福井大学医学部）
- 2000年　帝京大学短期大学助教授
- 2002年　帝京大学短期大学教授
- 2003年　明治鍼灸大学リハビリテーション科助教授
- 2004年　明治鍼灸大学医療技術短期大学教授
- 2005年　明治鍼灸大学保健医療学部教授
- 2008〜2013年　明治国際医療大学保健医療学部教授
- 　　　　　元明治国際医療大学保健医療学部教授
- （資格）柔道整復師，鍼灸師，理学療法士

上村英記
- 2005年　仏眼医療学院専任教員
- 2009年　明治国際医療大学保健医療学部助教
- 2013年　東亜大学大学院総合学術研究科人間科学専攻修士課程修了
- 　　　　宝塚医療大学保健医療学部講師
- 　　　　大阪大学大学院歯学研究科高次脳口腔機能学講座受託研究員
- （資格）柔道整復師

田口大輔
- 2003年　明治鍼灸大学研究生
- 2004年　明治鍼灸大学医療技術短期大学部助手
- 2008年　明治国際医療大学保健医療学部助教
- 2009年　修士（人間科学）
- 2010年　明治国際医療大学保健医療学部講師
- 2013年　帝京大学医療技術学部講師
- （資格）柔道整復師，鍼灸師

柔道整復師国家試験　実戦マスター　柔道整復理論

ISBN978-4-263-24287-2

2012年9月20日　第1版第1刷発行
2016年1月15日　第1版第3刷発行

監修者　竹　内　義　享
著　者　田　口　大　輔
　　　　上　村　英　記
発行者　大　畑　秀　穂
発行所　医歯薬出版株式会社

〒113-8612　東京都文京区本駒込1-7-10
TEL.（03）5395-7641（編集）・7616（販売）
FAX.（03）5395-7624（編集）・8563（販売）
http://www.ishiyaku.co.jp/
郵便振替番号　00190-5-13816

乱丁，落丁の際はお取り替えいたします　　印刷・壮光舎印刷／製本・愛千製本所
© Ishiyaku Publishers, Inc., 2012. Printed in Japan

本書の複製権・翻訳権・翻案権・上映権・譲渡権・貸与権・公衆送信権（送信可能化権を含む）・口述権は，医歯薬出版（株）が保有します．

本書を無断で複製する行為（コピー，スキャン，デジタルデータ化など）は，「私的使用のための複製」などの著作権法上の限られた例外を除き禁じられています．また私的使用に該当する場合であっても，請負業者等の第三者に依頼し上記の行為を行うことは違法となります．

JCOPY　＜（社）出版者著作権管理機構　委託出版物＞

本書をコピーやスキャン等により複製される場合は，そのつど事前に（社）出版者著作権管理機構（電話03-3513-6969，FAX 03-3513-6979，e-mail:info@jcopy.or.jp）の許諾を得てください．

●過去7年間の国試問題を網羅し、コンパクトにまとめた国試対策参考書の決定版(2分冊)!

柔道整復師国家試験 重要ポイント
柔道整復学 上肢・体幹編 第4版

◆竹内義享・小林直行・小川 勝 著
◆B5判 204頁 2色刷 定価(本体3,000円+税)
ISBN978-4-263-24273-5

◆おもな目次

I 骨折
　頭部・顔面　脊椎　胸・肋部　上肢
II 脱臼
　顎関節・頸椎　上肢
III 軟部組織損傷

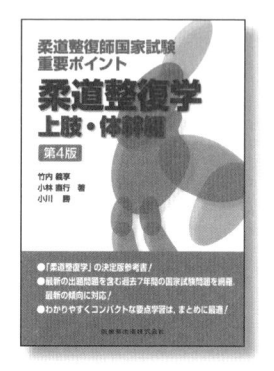

柔道整復師国家試験 重要ポイント
柔道整復学 下肢・総論編 第4版

◆竹内義享・小林直行・小川 勝 著
◆B5判 202頁 2色刷 定価(本体3,000円+税)
ISBN978-4-263-24274-2

◆おもな目次

I 骨折
　下肢
II 脱臼
　下肢
III 軟部組織損傷
　下肢

IV 総論
　骨の損傷(骨折)
　関節構成組織の損傷(捻挫・脱臼)
　脱臼
　筋の損傷(肉ばなれ・筋打撲)
　血管系・リンパ系の損傷
　評価・治療法・後療法

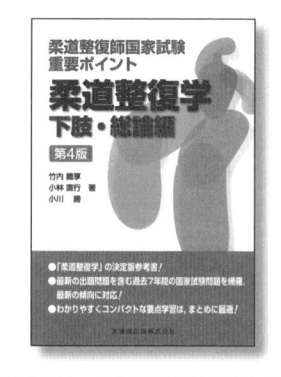

医歯薬出版株式会社　〒113-8612 東京都文京区本駒込1-7-10　TEL03-5395-7610　FAX03-5395-7611　http://www.ishiyaku.co.jp/